Eugen Ortner
Sebastian Kneipp

Eugen Ortner

Sebastian Kneipp

Seine Lebensgeschichte

Ehrenwirth

Die Deutsche Bibliothek – CIP-Einheitsaufnahme
Ortner, Eugen:
Sebastian Kneipp : seine Lebensgeschichte / Eugen Ortner. –
12. Aufl. – München : Ehrenwirth, 1994
Bis 11. Aufl. u.d.T.: Ortner, Eugen: Ein Mann kuriert Europa
ISBN 3-431-02659-1

ISBN 3-431-02659-1

Schwanthalerstraße 91, 80336 München
Umschlag: Rainald Schwarz, München
Druck: Wiener Verlag, Himberg
Printed in Austria 1994

Der Hüterbub von Stephansried

Es fiel schon die Nacht herein. Über die Türme der Abtei von Ottobeuren fuhr der Frühlingswind in schroffen und langen Stößen, fegte nach Norden über die Straße von Sontheim hin, prallte gegen die Höhe, daß die knorrigen Tannen ächzten und stöhnten.

Ein Mann rannte mit dem Wind ächzend bergauf, lief dann schneller, stand plötzlich still und stemmte sich gegen den Sturm, hob die Hände, zog den breiten, runden Hut, den er über der Zipfelmütze trug, noch fester über die großen Ohren. Mitten auf der Straße nach Sontheim bog der Mann dann scharf nach links von der Straße ab und gelangte auf einen Feldweg, der nah an den Tannen vorbeiführte. Nun war er dem Sturm entwischt, schnaufte sich aus, lüftete den Hut und reckte den langen Hals, als wolle er irgend etwas erspähen.

Dort auf der Höhe funkelten ein paar Fenster justament mit den Sternen um die Wette. Dorthin zielte der Mann. Wie ein Besessener streckte er die Hände weit voraus, als wolle er durch den Schatten nach etwas greifen. Nun rannte er am ersten Haus vorbei, am zweiten, am dritten. Dann aber riß er eine Türe auf und rief ein paar Worte hinein, die der Wind in Fetzen zerriß. Der Mann rannte weiter auf eine Hütte zu, die am Berghang stand.

„Was ischt, Bernhardus?"

„Xaver, der Napolium ischt gschtorbe akkurat vor zwölf Täg in Sankt Helena drunt!"

„Der Napolium?" Der mit Xaver Angeredete drängte den Ankömmling wieder zur Türe, fuhr sich selbst mit der Hand über den breiten Mund und zeigte hinter sich.

„Kummt ebbes?" fragte Bernhardus.

„Helfs Gott!“ murmelte der Xaver und drängte den Freund aus der Hütte.
Am Bett der flachsgelben Rosina, die in dieser stürmischen Nacht in den Wehen lag, stand Magdalena Mayr, die Hebamme von Stephansried. Und noch ehe die Mitternachtsglocke der kleinen Kapelle ihre Schläge herauftönte, war dem Xaver Kneipp ein Knabe geboren.
„A Bub!“ sagte der dunkelhaarige Xaver verlegen zu Frau Mayr, als sie das Kind an den Ofen trug und mit Wasser netzte.
„'s ischt a Bub!“ antwortete die Frau.
Xaver trat wieder ans Bett zu seiner Rosina, er, der jüngere Teil dieser Ehe. Ein paar Jahre jünger war er als seine Frau.
Draußen in der Kammer schliefen die anderen Kinder, die fünfjährige Maria und die vierjährige Magdalena, die die Witwe Rosina Schalber dem Xaver mit in die Ehe gebracht hatte, als er vor drei Jahren nach Stephansried heiraten mußte, weil die Not im Haus in Kammlach so drückend war. Die flachsgelbe Rosina hatte damals ein Auge auf den jungen Leineweber gehabt und er wohl auch auf sie. Dann bekamen sie das erste Kind, die dunkeläugige Viktoria, ein zartes, niedliches Mädchen. Und nun war eben der Bub gekommen ...
Am Türpfosten zwischen der schlummernden Frau und den schlummernden Kindern hingen der blaue Waffenrock und der Tschako mit dem Federbusch. Xaver Kneipp hatte erst vor einer Woche seiner Militärpflicht Genüge getan; so jung hatte er geheiratet. Jetzt hieß es drauflosarbeiten für sechs Mäuler.
„Etz hascht an Helfer!“ sagte Rosina plötzlich und nahm seine Hand.
„Eijo!“ sagte der Xaver und verzog den breiten Mund.
„Wie soll denn der Bub heiße?“ fragte Rosina.
„Der soll heiße wie mei Vatter selig – Anton Sebastian.“
„Und merkts euch, des Kind ischt gebore den 17. Mai Anno 1821 nachts um halb zwölfe!“ sagte gewichtig Frau Mayr und wünschte gute Nacht.

Im Winter hat der sechsjährige Baschtl einen alten Mantel vom Großvater Kneipp selig, mit dem er sich nachts zudecken kann.

Ist auch das Kleidungsstück oben und unten zerrissen und einem Lumpensack ähnlicher als einer menschlichen Hülle, so hält es doch die allergrößte Kälte ab.
Der Baschtl schläft unter dem Dach. Das ganze Häuschen am Berg hat ja nur zwei Kammern, Küche und Stall, kaum Platz für ein paar Stück Vieh, für die Eltern und die vier Mädchen. Denn nach dem Baschtl ist „no ebbes kemma", die rotblonde Therese nämlich, die muntere Theres. Der Baschtl muß also nachts auf den Dachboden hinauf; gleich hinter der Dachluke schläft er. Ist der Sommer heiß, dann kann er braten; aber wenn einmal der Eiswind die Schindeln hebt, stößt der Schnee gleich schüttweise herein.
So war es im Jahre 1827, als der Baschtl das erste Jahr in die Schule ging; da lag der Schnee eines Morgens wie eine weiße Decke auf Großvaters Mantel. Fein war das! Denn als die Magdalena, die flachsgelbe Stiefschwester, die er am liebsten hatte, durch die Treppe wie alle Morgen den Kopf heraufstreckte, wupps, da hatte sie schon einen lockeren Ballen auf der roten Wange. Es gab eine Balgerei. Die drei großen Mädchen halfen zusammen und rieben den Baschtl tüchtig mit Schnee ein. Aber die Jüngste, die vierjährige Theres, heulte und schrie der Mutter, die alsbald erschien und mit harten Händen, so wie es ihre Gewohnheit war, schallende Ohrfeigen austeilte.
Die fünf schlichen zum Frühstück hinunter an den großen Tisch. Da stand für jedes ein Blechnapf mit einer Suppe aus Wasser und Brot, sonst nichts.
Ta tak – huit – kla klak! . . . machte der Webstuhl im Keller. Der Vater war schon bei der Arbeit. –
Bernhardus Zettler mit den abstehenden Ohren war nicht nur der Schuster, sondern auch der Lehrer von Stephansried. Die sechzehn Kinder, die er unter seiner Fuchtel hatte, während er seine Bauerntrittlinge zimmerte, liebten ihn alle. Bernhardus Zettler war kein böser Schulmeister; er blieb bei seinem Leisten und war dabei ein weltkundiger und freigeistiger Mann. Sein Lieblingsfach war die Geschichte, und er erzählte den Kindern von den Griechen und Römern und von den deut-

schen Kaisern und dem alten Deutschen Reich und zuletzt von dem großen Napolium und seinem Marsch nach Moskau, auf dem dreißigtausend Bayern und Schwaben elendiglich umkamen. Dann holte Zettler Atem und erzählte vom Deutschen Bund und vom Bundestag in der Stadt Frankfurt, in welcher Bernhardus einst als Handwerksgeselle sein Brot verdient hatte. Über Metternich aber wußte der gute Zettler nur Schlechtes zu berichten und schilderte ihn wie den leibhaftigen Teufel. Aber dann weinte er Tränen der Begeisterung, wenn er auf den „Vater Max", den Bayernkönig selig, zu sprechen kam und seinen großen Sohn Ludwig weiland König von Bayern, den Freund der Griechen und der Antike, der aus seiner Residenz München die schönste Stadt des Reiches und aus dem Königreich Bayern das freieste Land machen wollte. –

Ta tak – huit – kla klak! . . . macht der Webstuhl im Keller. Der Vater ist schon wieder an der Arbeit. Der Winter, der Winter – Webernot und Webertod! Nachmittags dürfen die Kinder nicht aus dem Haus, und wenn der Schnee noch so hell blitzt. Viktoria und Sebastian müssen grobes Werg auskämmen und die Hede der Mutter in die dürren Hände legen. Maria und Magdalena sitzen an der Spindel.

„Wir sind halt Weberleut!" sagt der Vater, wenn er zum Abendläuten vom Webstuhl kommt und in den Kreis der Seinen tritt. Heut hat er Namenstag. Erdäpfel und gestockte Milch sind ein feines Abendbrot. Brennsuppe, die gab es gestern. Brot und Wasser, das gibt es morgen. –

Im Sommer ist alles anders. Wenn auch viele Handwerksburschen in den letzten Jahren durch das Dorf kommen und sonst unruhige Gesellen, die von Republik und Rebellion wie alte Jakobiner faseln und nach der Schweiz und nach Amerika auswandern wollen, im Dorf selbst ist lustige Zeit. Meist fällt die Schule aus, weil der Zettler viel unterwegs ist. Und der Baschtl ist Hüterbub für vierzehn Gehöfte.

Vieh hüten, das kann er. Mit seiner Herde zieht er an den Hängen entlang, jodelt und singt, knallt hinauf in die blaue Luft, läßt den Blick hüpfen von Hügel zu Hügel bis hin zu den Dächern von Hawangen. Oder er sitzt am Rauschbächle mit verträumtem Blick und hängt die Füße ins Wasser. Dort drüben schiebt sich Wald neben Wald, als hätte jede Höhe ihr dunkelgrünes Käpple auf und wollte sich feierlich dem Tal zuneigen.

Im Tal fließt neben dem Rauschbächle das Mühlbächle munter um die Wette der Günz zu, die mit ihren Silberspiegeln aus der Ferne herüberblinkt. Näher bei Stephansried liegt der Sumpfweiher im Gestrüpp der Erlen und Weiden, an dessen Ufern die Mutter allsommerlich die Magenwurz, den Kalmus, schneidet, um für die Winterszeit einen Wein anzusetzen für Vaters Verdauung.

Der Vetter Funk aus Unterkammlach, das Geschwisterkind, kommt jetzt aus der Volksschule, und ein Pfarrherr schickt ihn aufs Gymnasium und läßt ihn studieren. Der Vetter Funk, der lacht über den Hüterbuben von Stephansried, weil er bald in die große Stadt Augsburg darf.

Es begab sich eines Tages, daß Handwerksburschen dem Baschtl aus Übermut das Vieh verjagten, so daß die schönste Kuh des Bürgermeisters quer durch die sumpfigen Wiesen lief und sich in einem Erdloch ein Bein vertrat. Mit Herzklopfen brachte der Baschtl seine Kuh wieder auf den rechten Weg; aber das Tier hinkte böse, als die Herde am Abend ins Dorf zurückkehrte. Gott sei Dank! Der Bürgermeister merkte nichts, wie die Kuh in den Stall kam. Anderntags holte der Bub sein Vieh zur guten Stunde zusammen, und es gelang ihm wieder, die lahme Kuh unbemerkt aus dem Stall und aus dem Dorf zu bringen. Draußen nahm er den Weg nach einer schönen Weide, wo der Tritt recht weich und das Fressen reichlich war. Die Kuh ging willig mit. Am Mühlbach aber, der sich am Rand der Weide wohlig im Kies dahinwälzte, trat die Kuh plötzlich in das seichte Wasser, beschaute sich in seinem Spiegel, soff und beleckte das lahme Bein. Der Baschtl sah das alles, und es kam ihm gar nicht wunderlich vor, daß die Kuh im Wasser blieb und gar nicht mehr von der Stelle ging. Es tut ihr gut, dachte der Bub und ließ die Kuh stehen, solang sie wollte. Am Mittag dann holte er sein Stück Brot aus dem Ranzen, trank auch aus dem Mühlbach, legte sich auf den Rücken und träumte. Am

Abend auf dem Heimweg sah er, daß die Kuh sehr viel leichter ging. Wenn man nicht mit Absicht nach ihr schaute, merkte man nicht einmal mehr, daß ihr etwas fehlte.
Am nächsten Tag trieb der Baschtl die Kuh selbst ins Wasser, näßte ihr selbst das lahme Bein. Das Muckele schaute ihn mit seinen Kuhaugen so freundlich an, als wollte es auf schwäbisch sagen: „Bischt a gueter Bub, Baschtl!" Zum Dank lief das Tier dann am Abend ganz lustig nach Hause, daß der Baschtl vor Freude zu jodeln anfing, wie es sonst zur Heimkehr seine Gewohnheit war. –
Im Herbst ging es wieder in die Schule. Der Winter von 1831 auf 1832 war ein Hungerwinter nach einem trockenen Sommer. Der Kalmus war zwar prächtig gediehen und lieferte einen guten Schnaps, aber das Brot war dafür um so rarer. Und was die einzige Kuh gab, durfte nicht auf den Tisch; das erlaubte die Mutter nicht. Die Käserei war ihr Gebiet; hier verdiente sie ihr Hausgeld. Die Leineweberei ging schlecht in ganz Schwaben. Man zahlte sechs Kreuzer für die Elle, das waren drei Kreuzer Verdienst. Ein Fünfpfundbrot aber kostete achtzehn Kreuzer.
„Es wird doch koi Hungerjahr gebe wie Anno siebezehn!" meinte unwirsch die Mutter.
„Will's Gott, net!" sagte gutmütig der Vater und schaute sorgenvoll zur Kellerluke empor.
Es gab ein Salzfaß im Hause Kneipp, das stand an der Seite des Tisches, an der Vater und Mutter saßen. Als es nun wieder einmal recht schöne und große Kartoffeln zum Abendessen gab, da packte den Baschtl ein Gelüste, und er titschte seine dritte Kartoffel nach der Art des Vaters schnell in das Salz. Die Antwort der Mutter war eine schallende Ohrfeige. Der Vater schaute weg, die vier Mädchen schwiegen betreten. „Hascht dir no koi Salz verdeant, Bub, borschtiger!" sagte die Mutter. So ging der Winter.
Im Sommer war wieder alles anders. Baschtl hütete sein Vieh. Ein hoher, blauer Himmel war über Stephansried gespannt, so schön wie noch in keinem Jahr; die Wiesen glänzten fett, und an den Büschen hingen süße Beeren. Die Lieblings-

schwester, die flachsgelbe Magdalena, ging mit auf die Weide, weil die Mutter sie in die Kräuter schickte. Dann hockten die Geschwister oft stundenlang im hohen Gras, und der Baschtl sprach vom Michele Funk, der nun schon in Augsburg auf dem Gymnasium war. Auf dem Heimweg packte ihn dann der Übermut: er hüpfte ins Mühlbächle und wollte seine Schwester auch ins Wasser zerren. Aber sie war schon in der Sonntagsschule von Ottobeuren und tat wie eine Erwachsene, obgleich sie wie der Baschtl barfuß laufen mußte, weil die Mutter die Stiefel der Kinder sommers im Schrank versperrte. — Einmal trieb der Baschtl gerade heim, als er beim Bauern Rothärmel eine Menge Leute versammelt fand. „Er werd doch net sterbe!" meinte die Bäuerin. Man hatte den Rothärmel aus Ottobeuren nach Hause schaffen müssen. Auch der Bader war schon geholt worden. Nun schaute der Baschtl durchs Fenster und sah, wie der Bader aus Ottobeuren dem dicken Rothärmel kleine Glasköpfchen in den bloßen Rücken stieß, zehn an der Zahl, die sich schnell mit einer schwarzen Flüssigkeit füllten.
„Er hätt' zuviel Blut", meinte ein Bauer.
„Zur Ader wollet er sich net lasse, etz wird er geschröpft", erwiderte eine Bäuerin.
Da standen nun die Gläschen mit ihrer schwarzroten Flüssigkeit alle in einer Reihe. Dem Baschtl war es ganz eigentümlich zumute. Er kannte doch das frische Tierblut, wenn auf irgendeinem Hof ein Schwein oder ein Kalb geschlachtet wurde und er dann neugierig um die Scheune schlich. Frisches, helles, rotes Blut! Und das war Menschenblut? Diese dickflüssige, schwarzrote Masse?
„Die Baure von Stephansried hole sich ihre Räusch in Ottobeure", hörte er nun die Mutter.
„Wir müßte halt in Stephansried au a Wirtschaft han", entgegnete entschuldigend Xaver Kneipp.
„Es brauchts koi Wirtschaft net", antwortete die Mutter.
„Wie ischt denn des, Vatter, daß der Mensch zuviel Bluet hätt'?" fragte nun vorlaut der Baschtl.
„Des kummt vom Saufa!" rief die Mutter schroff dazwischen und schnitt das Gespräch ab.

Der Baschtl konnte aber trotzdem nicht begreifen, daß ein Geschöpf der Natur, ob Mensch oder Vieh, „zuviel Blut hat". Er sah immer noch die zehn Gläschen voll schwarzroter Flüssigkeit, die da beim Rothärmel auf dem Tisch standen.
Dös ischt koi Bluet, so dachte sich der Baschtl. –
Dann dauerte es nicht lang, und auch der Vater wurde krank. Ade, du schöner Sommer! Der Baschtl Kneipp mußte nun selbst in den Keller und an den Webstuhl.
Ta tak – huit – kla klak! . . . Die Handgriffe, die kannte er ja schon längst; die hatte ihm der Vater aus Spielerei beigebracht. Aber nun ging es anders. Der Baschtl saß am Webstuhl, und seine Schwester Magdalena legte den Faden. Draußen führte der Schusterbub das Vieh von Stephansried auf die Weide. Durch die Kellerluke funkelte ein Sonnenblitz . . .
Nach acht Tagen webt der Baschtl seine erste Elle. Gut einen Tag braucht er von früh bis nacht. Die Stiefschwester Maria kocht das Garn in einem Schaff gleich neben dem Webstuhl. „A guts Garn muß recht feucht habe", sagt der Vater, der einmal vom Bett aufsteht und in den dampfenden Keller kommt. Auch das kleine Fenster darf nicht mehr geöffnet werden, damit der Dampf nicht entweichen kann. Magdalena sitzt neben dem Baschtl und legt „die Kette" über den Garnbaum, einen Faden hübsch neben den andern. Am Brustbaum lehnt schweratmend der Baschtl. Ta tak! tritt der Fuß auf das Pedal. Die Fäden der Kette spreizen sich auseinander, der erste, der dritte, der fünfte nach oben, der zweite, der vierte, der sechste nach unten. Huit! – Nun wirft er das Schiffchen, „den Schützen", mit dem Querfaden in die durchlaufende Öffnung der Kette. Kla klak! – Da hebt sich die Lade, die oben am Gestell des Webstuhls hängt, schlägt ihre Zähne um den Querfaden und preßt ihn fest an das vorgewebte Stück. Ta – tak! fängt schon wieder der Fuß zu treten an. Huit! – saust schon wieder das Schiffchen. Kla klak! – schlägt schon wieder die Lade ihre Zähne um das Gewebe.
Am Abend sieht der Baschtl durch die trübe Kellerluke gegen den grünen Hang hin die Beine seiner geliebten Tiere, wie sie nach Hause laufen. –

Er war bald ein guter Weber, und der Vater, der nun wieder neben ihm saß, verlangte von ihm fünf Ellen am Tag. Baschtl drückte sein junges Herz an das Brustbein des Webstuhls und machte täglich fünf Ellen. Manchmal hätte er gern gesungen, aber das durfte die Mutter nicht hören, und so war es auch dem Vater nicht recht. –

Nun kamen der Winter und die Schule.

„Auf nächstes Jahr!" sagte der Vater, als Baschtl die Kellertreppe emporstieg. Nun konnte er wieder hinaus in die frische Luft, mit anderen Kindern fröhlich sein und in der Schule dem Zettler zuhören, was der für neue Geschichten erzählte. In Griechenland war die Thronbesteigung des siebzehnjährigen Königs Otto erfolgt, der der zweite Sohn König Ludwigs I. war. „Isar-Athen schenkt uns den König der Hellenen!" Ein Schwärmer war dieser Zettler! Ein großer Obelisk wurde in München errichtet, zweiunddreißig Meter hoch, aus alten Geschützen gegossen, zur Erinnerung an die dreißigtausend Bayern, die für Napolium in Rußland gefallen waren. Da horchten die Kinder.

Für Vater Kneipp aber hatte der Zettler ganz andere Neuigkeiten, die nicht für Kinderköpfe geeignet waren.

Der Deutsche Zollverein kommt! Überall werden die Zollschranken fallen! Alles wird besser und freier werden! Aus Paris bläst ein revolutionäres Lüftchen, und in der Pfalz sammelt der Doktor Siebenpfeiffer schon die Patrioten! . . .

„Ja, ja", meinte Xaver Kneipp bedächtig und warf sein Weberschiffchen. Er wartete schon wieder auf seinen Baschtl, den guten Gehilfen, der in ein paar Wochen die Volksschule verließ. Aber da baute man nun in diesem Sommer eine neue Schule. Der geschäftige Zettler hatte den Herrn Kaplan Ziegler davon überzeugt, daß das Dorf Stephansried endlich auch eine richtige Schule haben müsse. Ziegler hatte den Plan in Ottobeuren befürwortet. Die Behörde zu Memmingen gab ihre Einwilligung, falls die Ortseinwohner in gemeinschaftlicher Arbeit selbst mit Hand anlegen würden. Bald waren eifrige Männer am Werk, junge und alte. Der Baschtl Kneipp wurde als Mauregehilfe bestellt, mußte Grund ausheben, Steine schleppen,

Mörtel rühren, und entkam so noch einmal einen Sommer lang dem feuchten Keller des väterlichen Hauses. In seiner Freizeit verkroch er sich irgendwo auf dem Dachboden oder im Wald und las die Bücher, die ihm der redselige Zettler täglich unter die Arme schob, Bücher der Weltgeschichte und der Erdkunde, Reisebeschreibungen und literarische Werke, erbauliche und philosophische Traktätchen. Der Vetter Funk, das Michele aus Unterkammlach, sollte sich nicht mehr als der Übergescheite aufspielen, wenn er jetzt aus Augsburg in die Ferien kam! Wie beglückend mußte es sein, täglich zu lesen und zu lernen, bis man dann das Gymnasium absolviert hatte und auf die Universität nach München kam! Warum hatte eigentlich das Michele dieses Recht, und er, der Baschtl, mußte am Webstuhl sitzen, täglich zwölf Stunden lang?

Aber vielleicht kam er diesmal gar nicht herüber, der Vetter; denn die Mutter war nicht gut auf ihn zu sprechen, weil er dem Baschtl, wie sie meinte, so den Kopf verdrehte ...

Xaver Kneipp, der fürsorgliche Vater, bemerkte zuerst etwas von der großen inneren Unruhe, die seinen Sohn erfaßt hatte. Als der Herr Kaplan aus Ottobeuren, der hagere Ziegler, wieder einmal bei ihm vorsprach, brachte Xaver Kneipp die Rede auch aufs Studieren. Doch der Herr Kaplan machte ein langes Gesicht ... „Der Baschtl – und schtudiere? Heutzutag ist das so eine Ansicht von arme Leut, daß ihre Kinder koi Handwerk mehr lerne solle. Ihr müsset wenigschtens zweitaused Gulde aufweise“, sagte abweisend Herr Ziegler.

„Mei Gott!“ sagte Xaver Kneipp. „Zweitaused Gulde, wo das ganze Haus kaum fünfhundert wert und bis zum Dach verschuldet ischt!“

Als der Kaplan wieder fort war, kam die Mutter aus der Küche: „Was hascht denn mit dem hochwürdigen Herrn wege dem Baschtl? Der Bub, der koinzige, soll sei Garn webe!“

Aber Baschtl, der das ganze Gespräch des Kaplans und des Vaters aus einer heimlichen Ecke mitangehört hatte, war schon auf und davon. Er lief an diesem Tag schnurstracks zum Pfarrer von Sontheim, um ihm seinen Herzenswunsch vorzutragen, nämlich zu studieren. Aber der Pfarrer von Sontheim, ein derber, nicht sehr höflicher Mann, warf ihm nur einen Blick zu, schimpfte ihn tüchtig aus und jagte ihn wieder davon.

An den Sonntagen mußte er nun die Feiertagsschule in Ottobeuren besuchen. Der Lehrer Müller war ihm sehr wohlgesinnt und verhalf ihm zu vielerlei Büchern, die er zum Teil der reichen Klosterbibliothek entlieh.
Nach der Schule traf sich die Jugend am Marktplatz. Mädchen und Buben fingen an sich zu gefallen; manches neckische Wort flog hin und her. Wenn gar am Nachmittag im „Hirsch" oder im „Mohren" getanzt wurde, dann stand das junge Volk dichtgedrängt an den Fenstern und schaute neidvoll den Erwachsenen zu. Der Baschtl Kneipp aber war nie in so lustiger Gesellschaft. Kaum war die Feiertagsschule zu Ende, so benützte er die freien Nachmittage, um sämtlichen Pfarrherren der Umgebung seinen Besuch zu machen. Zwanzigmal klopfte er an, zwanzigmal wies man ihn ab.
Endlich wurde die Geschichte von dem Bauernbuben, der studieren wollte, auch dem Lehrer Müller hinterbracht. Dieser befreite den Baschtl eines Sonntags von der Schule und schickte ihn nach Kempten zu dem ihm bekannten Rektor Kiesel. Kiesel hatte schon vielen jungen Leuten zum Studium verholfen. Er hörte sich den jungen Kneipp aufmerksam an, dann sagte er: „Nur mit Einwilligung der Eltern und nur, wenn etwas Geld da ist!"
Auf dem Heimweg zerbrach sich der Baschtl den Kopf, wie er die Eltern wohl für sich umstimmen könne. Aber der Gedanke an das leidige Geld nahm ihm plötzlich alle Hoffnung. Wortlos setzte er sich am andern Morgen in den feuchten Keller neben den Vater. Ta tak – huit – kla klak! ... So ging der Webstuhl. –
Dann kam der graue Tod in das Land. Felder und Wege lagen menschenleer, und auch die Leute von Stephansried verkrochen sich wie verscheuchte Vögel in ihre Hütten.
„Die Brechruhr kommt", sagten die Leute.
Die asiatische Cholera war durch gefangene Russen in Preußen eingeschleppt worden. In Königsberg und Breslau kam es

zu Volksaufständen gegen die Obrigkeit. Man beschuldigte einzelne Personen der Vergiftung des Trinkwassers. Alle Künste der Ärzte zeigten sich machtlos. Auch das preußische Heer wurde von der Seuche ergriffen, und Feldmarschall Gneisenau starb an ihr. Die Cholera zog ihren Todesweg von Preußen nach Belgien, Frankreich und England, dann kehrte sie um und fiel 1836 über Italien und Tirol auch in Bayern und Schwaben ein. In Kaufbeuren gab es Tote, in Ulm, in Mindelheim und in Günzburg. Doch Ottobeuren und Stephansried blieben wie durch ein Wunder verschont. Rosina Kneipp durchräucherte ihr Haus ein halbes Jahr lang mit Wacholderdämpfen und gab den Ihren Wacholderbeeren zum Kauen. Und die von Stephansried folgten dem Beispiel.

Der Baschtl war wieder einmal eines Tages im August ohne triftigen Grund nach Memmingen gepilgert. Das fröhliche Städtchen feierte gerade seinen Fischertag. Die ganze Bürgerschaft stapfte barfuß im Stadtbach herum und fischte mit Handnetzen nach den flinken Forellen. Der Baschtl sah dem lustigen Treiben zu, und es gefiel ihm, wie die Menschen bei den Klängen der Stadtmusik im Wasser trampelten.
Aber als dann am Abend der „Memminger Mau" mit dicken Backen über den Giebeln der Stadt erschien, machte sich der Baschtl Vorwürfe, daß er so schlecht gegen seine Eltern war, einfach davonzulaufen. Er kehrte wieder um. Ein Bauer, der des Weges kam, sah ihm in das bekümmerte Gesicht.
„Bischt scho verheirat't, armer Bub?" fragte er.
„Scho zwoimal!" sagte der Baschtl unwirsch und ging weiter.
Die Stimmung im Haus wurde immer einsilbiger und gedrückter. Die beiden älteren Schwestern, Maria und Magdalena, waren mit Heiratsabsichten beschäftigt und mit ihren Gedanken weitab. Die beiden jüngeren Schwestern, Viktoria und Therese, wußten nichts anzufangen mit dem schweigsamen Bruder. Xaver Kneipp und sein Sohn saßen tagsüber im feuchten Keller des Hauses einander gegenüber, die Körper an den Brustbaum gelehnt.
Ta tak – huit – kla klak! . . . So gingen die Tage.

Einmal in der Nacht erwachte der Bastian in einer großen Bedrängnis. Sein Herz klopfte hörbar, Wangen und Hände waren fieberheiß; dann hatte er einen Hustenanfall und mußte ausspucken. Und noch ein paarmal wachte er auf und mußte husten und spucken. Am Morgen fand er den Schleim voll Blut.
„D' Weber spucke alle", sagte der gute Vater, als der Baschtl bei der Arbeit wieder einen Anfall bekam.
So ging der Winter. –
Im Mai stand der Bursch blaß und mager mit der Sense auf der Wiese und mähte einen Schubkarren voll Gras für das Vieh. Dort am Dorfrand gegen die Höhe hin starrten die Zeichen der fruchtbaren Äcker, Maibaum und Schicksalsbaum, alte Sensen auf hohe Stangen gespießt, über die Dächer. Unten im Tal senste einer mit eingefallenen Wangen wie der leibhaftige Tod. Kam er ins Dorf, der Tod ...?
Rosina Kneipp, die hagere, nie lachende Mutter mit dem strähnigen, weißgelben Haar, legte sich in ihre Kammer und starb an einer rasenden Schwindsucht. Pfarrer Rösl kam aus Ottobeuren, sie vor ihrem Ende noch zu versehen. Dann fuhr der Totenkarren mit zwei schwarzen Pferden langsamen Schrittes von Stephansried nach Ottobeuren. Ein Vater mit fünf Kindern, ein ganzes Dorf begleiteten die tote Rosina.
Bei der Seelenmesse in der Abteikirche sah der Bastian die tote Mutter von Angesicht zu Angesicht; sie hatte die Gestalt der heiligen Anna dort am Altar, ja sie schien es selbst. Als hätte der Johann Zick sie nicht schon 1766, sondern erst vor kurzem nach dem Leben gemalt, so leuchtete ihr Antlitz. Die Augen gingen dem Baschtl über. Nun hörte er die Mutter flüstern: „Sollscht schtudiere, Bub!"
„Hängt alles am Geld!" flüsterte er und legte die Hände fest um das Gebetbuch.
„Sollscht schtudiere, Bub!" flüsterte noch einmal die Stimme der Mutter. –
Der Baschtl faßte einen Entschluß. Er wollte sich selbst das Geld verdienen, um sich notdürftig auszustatten und einen Lehrer zu suchen, der ihn zum Studium vorbereitete.
Der Lehrer Müller aus Ottobeuren ermunterte ihn. Er hatte

dem Bastian zum Abschied aus der Feiertagsschule ein glänzendes Zeugnis geschrieben: „Sebastian Kneipp hat viele Talente. Seine Artigkeit und Höflichkeit sind besonders zu loben. Er gehört zu den ordentlichsten Schülern meiner Abteilung."

Das hatte auch die Mutter noch gelesen, ehe sie starb.

Der Baschtl ging ans Arbeiten und ans Sparen. Er schaffte für drei. Der Vater erlaubte ihm, sich zur Ernte als Knecht, später als Maurer zu verdingen. Schon hatte er nach einem Jahr zwanzig Gulden in seinem Kasten. Schon hatte er sich auch Wäsche und Bettzeug selbst gewebt und einen Reisekasten selbst gezimmert.

Im zweiten Jahr war er beim Bauern Fröschle in Hawangen zur Ernte in Arbeit. Der Fröschle war ein prächtiger Kerl. Er hatte einmal vor Jahren einem Viehdoktor zweihundert Gulden zum Studium auf die Hand gegeben und dafür nicht einen Kreuzer zurückbekommen.

„Wollet Ihr mir net au hundert Gulde leihe, wenn i schtudiere möcht?" fragte der Baschtl.

„Dir?" rief erstaunt der Bauer.

„I han scho dreißig Gulde Eigenes."

„O Bub, du und schtudiere? Du wärscht ja scho z'alt." Und der Bauer ging weiter.

Zu alt? Nein, nicht zu alt! Nur weiter, immer weiter! Es hieß jetzt weiter sparen: fünfzig Gulden, sechzig Gulden, siebzig Gulden! Wie schuftete der Baschtl, wie sparte er, drei Jahre lang! Nicht ein Glas Bier gönnte er sich, und Fleisch aß er nur an den hohen Festtagen. Und der alte Kommunionrock, der allzu enge, verschlissene, war immer noch sein einziges Feiertagsgewand. Und jetzt wäre er zu alt? Er wurde am 17. Mai einundzwanzig Jahre. Einundzwanzig, das war doch nicht alt! Das konnte doch nicht sein, daß er plötzlich zu alt war! ...

Im Juni würde er mit seinen siebzig Gulden das Vaterhaus verlassen und sich nach Grönenbach begeben, wo ein entfernter Verwandter seiner Mutter als Kaplan tätig war. Er würde vor dem hohen Herrn einen Kniefall machen und sich einfach nicht mehr fortschicken lassen.

So kam der 17. Mai 1842 und der einundzwanzigste Geburtstag.
Für Baschtl war das ein Tag wie jeder andere. Er saß seit sechs Uhr im halbdunklen Keller und webte und webte. Zehn Ellen machte er jetzt am Tag.
Wie still das Haus war! Nur seine Schwester Theres hörte er oben in der Küche hantieren. Der Vater war mit den drei anderen Schwestern draußen im Feld, den Kartoffelacker von den Steinen zu säubern, die der Winterfrost alljährlich aus der Erde preßte. Wie gern hätte der Baschtl da mitgetan! Aber er mußte weben. Lang würde er doch nicht mehr hier sitzen. Sein Wanderbuch als Webergeselle hatte er schon in der Tasche. Und Geld hatte er im Kasten, siebzig Gulden! Baschtl hielt das Schiffchen fest und lauschte und lächelte. Ein guter Tag, ein stiller Tag!
Da hört er einen Schrei, der paßt nicht in diese Stille, und noch einen Schrei, als ob etwas geschehen sei. Und noch einen Schrei . . . Feuer!! Der Baschtl steht auf und rennt an die Kellertreppe: „Theres, was ischt?"
Da hört er deutlich einen langgezogenen Ruf: „Feuer!"
Nun kommt die Theres an die Kellertreppe und schaut mit verstörten Augen herunter: „Im untere Dorf, da brennts!"
Jetzt heult auch das Kuhhorn. Der Baschtl rennt die Treppe hoch und eilt ins Freie. Da unten, rechts von der Kapelle, ist alles ein Rauch und ein Qualm. Zwei Gehöfte stehen in Flammen. Prasselnd fährt die wehende Glut in die trockenen Schindeln der Dächer, daß die Funken spritzen. Der Wind trägt das Feuer den Berg herauf. Beim Schuster Zettler hat es schon gezündelt. Beim Rothärmel steht der Bauer mit einem einzigen Eimer Wasser auf der Leiter und schaut hilflos zu, wie ein Feuerregen auf seinem Dach niedergeht. Nun kommen die Bauersleute im Laufschritt aus den Äckern zurück. Aber wer soll hier löschen, wo die einzige Quelle unten am Berg sprudelt? Der Baschtl hat das Vieh aus dem Stall getrieben; nun rennt er nach einem Eimer Wasser. Aber bis er atemlos wieder auf die Höhe kommt, schlägt schon die Flamme aus dem väterlichen Haus. Mit Tränen in den Augen steht Theres bei dem Klein=

vieh und deutet hinauf nach dem flammenden Dach. Baschtl rennt ins Haus, packt an Möbelstücken, was ihm gerade in die Hände kommt, wirft Stühle, Schemel, Betten, Krüge, Pfannen, Tassen ins Freie, rettet Flegel, Schaufeln und Rechen.
Und das Geld? Die siebzig Gulden? Sie liegen droben im selbstgezimmerten Reisekoffer. Der Baschtl rennt die enge Treppe hoch bis unter das Dach. Im Gebälk fressen schon die Flammen. Dort am Lager steht der Kasten, wohlverschlossen. Baschtl hebt ihn hoch mit beiden Armen, schleppt ihn bis an die Treppe. Die Flammen treiben ihn zu höchster Eile. Er schiebt, rückwärts gehend, zuerst sich selbst durch die enge Luke. Und nun seinen Kasten mit den siebzig Gulden! Aber der will nicht. Der hat sich quer in die Luke gezwängt. Der Baschtl hängt sich mit Wucht an den Kasten. Aber der klemmt sich fest zwischen den Balken. Nun umschlingt er ihn mit beiden Armen, obwohl ihm die Hände schon vor Hitze brennen. Der Kasten rührt sich nicht. Aufsperren, das Geld retten! Aber wo ist der Schlüssel? Ein Beil nehmen, den Kasten entzweischlagen! Baschtl rutscht die Stiege hinab, findet das Beil und will wieder emporsteigen. Da fallen ihm schon die großen Steine, die auf den Dachschindeln liegen, durch das krachende Gebälk entgegen, zerschinden ihm Schultern und Arme. Aber er kann sich noch rühren. Ein Beilhieb, noch einer! Aber nun bricht der ganze Dachstuhl in sich zusammen. Brennende Scheiter stürzen über ihn. Er bleibt stehen, holt noch einmal aus. Nun fällt die ganze Stiege in Trümmer. Er stürzt hinunter und entgeht so seinem sicheren Ende. –
Fast das ganze Dorf Stephansried war dem Brand vom 17. Mai 1842 zum Opfer gefallen. Der schwerblütige Bauer Rothärmel überlebte die Katastrophe nicht. Er starb noch in der gleichen Nacht am Schlagfluß. Der Bader von Ottobeuren kam diesmal mit seinen Schröpfköpfen zu spät.
Eine Regierungskommission besah sich den Brandschaden und versprach den Bauern staatliche Hilfe, wenn sie bereit wären, wie ehedem beim Bau der Schule auch jetzt beim Wiederaufbau des Dorfes selbst die Hauptarbeit zu leisten. Gar mancher sprach im ersten Schrecken davon, lieber gleich nach Amerika

auszuwandern. Aber dann blieben sie doch alle und bauten ihre Häuser wieder auf. Xaver Kneipp durfte sich am anderen Ende des Dorfes einen Bauplatz wählen. So verließ er mit den Seinen den steilen Hang mit der schönen Fernsicht und baute sich in geschützter Lage gegen Sontheim hin ein neues Haus. Der Baschtl aber konnte jetzt den Vater wieder nicht im Stich lassen. Er baute und baute mit, bis es Herbst wurde und der Strauß auf das neue Dach kam. Einer hatte die Flammen vom 17. Mai unversehrt überstanden: das war der alte Webstuhl im Keller.

„Es soll etz neue englische Webstühl in Augsburg gebe, die mache glei das dreifache Tuch", sagte Xaver Kneipp, als er mit seinem Sohn den alten, wackeligen Webstuhl aus dem Keller des niedergebrannten Hauses in das neue Haus transportierte.

„Ja, Vater", sagte der Baschtl und dachte an Augsburg.

Als Kaplan Ziegler wieder kam, um bei den Bauern von Stephansried nach dem Nötigsten zu sehen, klopfte er auch dem Baschtl auf die Schulter, als wollte er ihm sagen, daß er wohl jetzt den rechten Weg gefunden hätte. Bastian wurde rot und senkte den Kopf.

In der nächsten Nacht packte er heimlich sein Bündel, steckte sein Wanderbüchel und die fünf Gulden, die er noch hatte, in seine Zwillichhose und riß aus, ehe der Morgen kam, ohne zu wissen, wohin, ohne zu wissen, warum. Er hatte gar keinen Plan mehr, nur eine Unruhe hatte er in sich, irgendwohin zu spät zu kommen. Ein derber Wind ging über die kahlen Felder, als er gegen Mindelheim marschierte. Dort bestellte er sich in einem Wirtshaus ein Stück Wurst und ein Glas Bier und wanderte weiter bis Türkheim, wo er in einem Stadel übernachtete. Am andern Früh, noch in der Dunkelheit, wäre er dann fast vom geraden Wege ab und nach einem Dorf namens Wörishofen geraten. Er kehrte wieder um, erreichte Buchloe und Schwabmünchen, wo er zur Nacht wieder einen Stadel fand.

So kam er am zweiten Tag zu Mittag in Augsburg an. Er wollte nach dem Gymnasium fragen, aber das Gewimmel der Menschen, die breiten Straßen und die hohen Häuser schüch=

terten ihn ein. Zufällig fand er sich wieder am Roten Tor. Ein nagelneues Brettergebäude stand da. Das war der Bahnhof. Die Eisenbahn! Die langen Stahlbänder in der Erde, das waren die Schienen, auf denen der Zug lief. Sechzig Kilometer von Augsburg nach München in drei Stunden! Dort stand auch die berühmte Maffeische Lokomotive, die „Bavaria", mit den vier Personenwagen, die seit dem 10. Oktober 1840 täglich zweimal zwischen München und Augsburg hin- und herfuhren. Was für ein Gedränge vornehmer Herrschaften, die alle nach München zum Oktoberfest reisen wollten! Jetzt pfiff die Maschine und dampfte gewaltig; die Menge jubelte, und der Zug fuhr dahin. Baschtl übernachtete in einer Handwerksburschenherberge am Roten Tor. Am nächsten Tag ging es auf zwei Beinen weiter nach München. In Bruck machte er letzte Station, und so erreichte er am Nachmittag die große Residenz.

Durch das Karlstor gelangte er in die innere Stadt. Aber er glaubte im Gewühl der Menschen zu ersticken und flüchtete in die Michaelskirche. Als er dann wieder auf die Straße trat, fuhren prächtige Kutschen in langen Reihen auf die Wiese, und alle Trachten des Oberlandes zeigten sich in der Stadt. Es war der erste Oktoberfest-Sonntag. Baschtl kämpfte gegen den Strom der Menschen und gelangte auf den Marienplatz. Dort setzte er sich zu Füßen der Mariensäule und starrte die hochgiebeligen Häuser an, die um ihn aufgebaut waren, das mächtige Rathaus, den alten Peter, die Hackerbräuwirtschaft. Als er im „Donisl" schüchtern einkehrte, fiel er ein paar lustigen Burschen in die Hände. Die hatten ihren Spaß mit dem unbeholfenen Schwaben und verschleppten ihn auf die Oktoberwiese. In der „Bräurosl" ließen sie ihn allein. Und im Gedräng all dieser fröhlichen, festlich gekleideten Menschen überkam den Baschtl in seinem alten Rock ein Gefühl trostloser Verlassenheit. Das arme Herz fiel ihm jämmerlich in die Zwillichhose. Er verließ den Festplatz und setzte sich dort, wo wenige Jahre später die Bavaria ihr Riesenhaupt erhob, auf den grünen Hang. Und während auf der Wiese die Drehorgeln spielten, die Karusselle kreisten, die Menschen sangen und die Büchsen knallten, hockte der Baschtl im Angesicht der großen Residenz

und ihrer trostreichen Frauentürme im Gras und weinte bitterlich. –
Über Starnberg, Weilheim und Schongau fand der Ausreißer dann wieder heimwärts. In Ottobeuren war gerade Bauernsonntag. Als Baschtl an der Wirtschaft „Zum Rößle" vorbeischlich, entdeckte ihn sein Onkel aus Unterkammlach, der dort mit seinem Vater saß.
„Der Baschtl!"
„Kumm oin!" rief Xaver Kneipp.
„Bischt wieder dahoim von der Wanderschaft?" fragte der Onkel.
„Da, trink, alter Ausreißer!" sagte der Vater und schob dem Sohn den Krug hin.
Dann saß der Baschtl mit dem Onkel allein . . .
„Wennscht partout schtudiere willscht, na gehscht zum Merkle nach Grönebach, der ischt der Rechte."

Knecht Gottes und der Erde

Grönenbach, Siedlung „am grünen Bach", welliges Land! –
Zwischen Äckern und Wiesen geht der Weg von Ottobeuren nach Wolfertsschwenden fröhlich dahin und immer fröhlicher, je mehr man sich dem Tal der Iller nähert. Die herben Höhen von Stephansried und Ottobeuren weichen fruchtbaren Gründen, in denen der Gaul und der Ochs in gemächlicher Eintracht den Pflug und die Egge ziehen. An den Feldwegen stehen zierliche Kreuze, sprudeln muntere Brünnlein. Manchmal reckt sich ein Hügel stramm empor wie ein Helm der alten Bürgergarde, und statt dem flatternden Busch ziert ihn eine alte Burg. Aus der barocken Landschaft Ottobeurens und seines unvergeßlichen Sohnes Johannes Zick gelangt man in fünf Wegstunden in die Romantik eines Moritz von Schwind.
Schon eine Woche nach seinem merkwürdigen Ausflug nach München war also der Baschtl wieder ausgerissen und wanderte seine Straße nach Grönenbach. Er hatte diesmal einen Sonntag gewählt, um durch seine neue Abwesenheit nicht so-

gleich aufzufallen und dem Herrn Kaplan Dr. Matthias Merkle vielleicht zwischen dem heiligen Amt und der Christenlehre vor die Augen treten zu können.
Baschtl erreichte Grönenbach, als die Glocken der Kirche die heilige Wandlung verkündeten. Dort oben lag die Kirche, hoch über dem Ort. Es gelang Baschtl, sich dem Herrn Kaplan in dem Augenblick zu nähern, als er die Kirche verließ.
Der kleine Merkle verstand nur das eine Wort „studieren". Er ließ die grauen Augen über den vierschrötigen jungen Mann gleiten, über den struppigen Kopf, den groben Kittel, die breiten Trittlinge. Mit der Antwort kam er in Verlegenheit, denn er bemerkte nun auch den dunklen Flaum, der dieses breite Kinn umsäumte. „Wie alt sind Sie?" fragte er.
„Einundzwanzig", sagte der Baschtl, obwohl das nicht mehr ganz stimmte.
„Ich bin nur sechs Jahre älter als Sie", sagte der kleine Merkle mit zweifelnder Stimme.
Bastian schwieg.
„Wie heißen Sie?"
„Sebastian Kneipp."
„Sebastian heißt auf deutsch der Erhabene", sagte Merkle mit gutartigem Lächeln.
„Wir sind verwandt", stotterte nun der andere, „... durch meine Mutter selig – Rosina Schalber."
„Kommen Sie!" sagte nun Merkle und ging voraus. Er führte den Baschtl aus dem Gottesacker über einen kleinen Steg geradeswegs auf das Pfarrhaus zu. Tief unten lag das Dorf. Es war dem Baschtl, als ob er durch die Lüfte schwebte, so schwebte er geradeswegs in die Pfarrküche zur Köchin Walburga und bekam ein Frühstück.
Nach einer halben Stunde wußte Dr. Merkle die Lebensgeschichte Sebastian Kneipps.
„Es wird wohl schwer sein; aber wenn Gott es will, mag es geschehe", sagte nun Merkle.
Der Baschtl wußte kein Wort des Dankes; die Rührung übermannte ihn. –
Schon am nächsten Samstag kam er gegen Abend wieder nach

Grönenbach und klopfte bei dem Bürgermeister Stahl unten im Ort. Anna, die Hausmagd, ließ den fremden Burschen in die Tenne treten und holte den Bauern. Der Großbauer und Bürgermeister Martin Stahl trat in die Türe und warf den Kopf hoch, daß die Quaste an seinem Käpple nur so baumelte.
„Was ischt?"
Der Baschtl konnte zuerst kein Wort finden, so großmächtig und selbstherrlich stand der Bauer vor ihm.
„Ich möcht . . ."
„Es ischt etz koi Platz frei; es ischt no net Lichtmeß."
„Nur frage möcht ich, ob net irgedwo oi Kammer frei wär; ich soll beim Herrn Kaplan morge zum schtudiere afange."
„Schtudiere soll er? Ha! Ich han ihn für an Baureknecht ghalte!"
„Der Herr Kaplan . . ."
„Unser Herr Merkle, der ischt a gueter Mann, der neamad ebbes abschlage kann", fuhr der Bauer unwirsch fort.
Nun erschienen die Bäuerin, der Sohn, die Tochter, die Großmagd, der Knecht mit neugierigen Gesichtern. Der Baschtl geriet in immer größere Verlegenheit.
„Er sucht oin Quartier; er möcht beim Herrn Kaplan schtudiere", sagte der Bauer.
„Ah so!" sagte die blitzsaubere Bäuerin und legte die Hand ans Kinn, wie um zu überlegen. Im gleichen Augenblick kam aus der Küche die Großmutter Stahl, ganz weißhaarig, mit einem Faltengespinst über dem kleinen Gesicht und mit hintersinnigen Augen. Sie schaute den Baschtl so tiefgründig an, daß er sich dreimal verbeugte.
„Er kann oba unterm Dach übernachte und mit uns esse", entschied die Bäuerin, und die Muhme nickte. Man aß in der großen Stube am blanken Tisch Kraut und Spätzle und ein Stück Fleisch, und der Baschtl merkte, daß er auf einem reichen Hof war. Der Bauer ließ vom Bärbele, so hieß die Tochter, in der „Sonne" drüben am Platz einen Krug Bier holen, und auch der Baschtl bekam seinen Schluck.
„Der ischt net dumm", sagte die Bäuerin, als man allein war.
„Dumm net, aber a Lahmarsch", brummte der Bauer.

„Könne Sie lateinisch lesen, Bastian?"
„Ja, dös könnt ich", entgegnete der.
„Wie hoißt das Wort?"
„Mensa."
„Wer hat Ihnen das gelernt?"
„Das hätt' mir unser Schuster Zettler glernt; bei dem bin ich in der Schul gwese."
„Mensa", sagte Merkle und setzte sich. „Das heißt auf deutsch: Der Tisch. Im Lateinischen gibt es keine Artikel, dafür aber sechs Fälle statt der vier, die wir im Deutschen haben. Und weiter! Mensa ist weiblich. Fast alle Worte auf a sind im Lateinischen weiblichen Geschlechtes." Und Merkle deklinierte die sechs Fälle von „mensa", und Bastian wiederholte sie. „Nun nehmen wir noch ein männliches Wort. Dominus, das heißt: Der Herr." Und Merkle deklinierte wieder die sechs Fälle von „dominus", und Bastian wiederholte sie.
„Also, das ist Ihre Aufgabe für den heutigen Sonntagnachmittag, die sechs Fälle von „mensa" und „dominus" auswendig zu lernen."
Begierig hatte Bastian jedem der dozierenden Worte Merkles gelauscht; nun nickte er bereitwillig und griff nach dem Buch.
„Gehen wir in die Messe!" sagte Dr. Merkle. „Das Geläut hat soeben begonnen." –
Am Nachmittag fuhr die Familie Stahl im besten Sonntagsstaat zweispännig nach Memmingen, nicht ohne daß vorher Dr. Merkle mit dem Bauern noch eine Aussprache gehabt hätte.
Der Bastian saß am kleinen Fenstertisch in der Stube und lernte die sechs Fälle von „mensa". Draußen schäkerte die Magd mit ihrem Liebhaber; dann verschwand auch sie. Es wurde fliegenstill im Zimmer.
„Mensa, mensae, mensae, mensam, mensa, mensa!"
Bastian deklamierte mit Pathos wie ein junger Schauspieler.
„Dominus, domini..." Er schaute auf. Die weißhaarige Muhme stand in einer dunklen Ecke des Zimmers und schaute auf ihn her. Nun erhob sie den Finger.
„Dominus vobiscum!" flüsterte die Alte.
„Et cum spiritu tuo!" antwortete unwillkürlich der Bastian.

Die Alte trat näher, drückte ihm die Hand und entfernte sich wieder. Aber Bastian hatte gar keine Scheu vor der alten Frau. Er war ganz erfüllt vom eigenen Glück. Das war es ja, warum ihm die lateinischen Worte so leicht in den Sinn fielen. Er hatte aus der heiligen Messe schon Klang und Bedeutung im Ohr. – Als die Magd kam und das Vieh besorgte, ging Bastian zu ihr in den Stall und half ihr. „Das freut den Bauern", sagte die Magd, „er schaut auf sein Vieh."
Aber als die Familie zurückkam, lag der Knecht Gottes schon in seiner Kammer, wie er es seit je gewohnt war.

Am anderen Morgen begann das neue Leben. Bastian half der Magd schon um fünf Uhr im Stall. Um acht Uhr sollte er bei Dr. Merkle seine zweite Stunde haben. Die Magd gab ihm sein Frühstück, Milch und Brot. Als es auf dem Hof lebendig wurde, entfernte er sich, durchstreifte Felder und Wiesen und kam Schlag acht Uhr im Pfarrhaus an.
Nun gab es zunächst eine Inspektion durch den Herrn Pfarrer. „Das ischt er? Da habe Sie sich was aufglade, Doktor!" sagte der kritische Pfarrer Becherer und zupfte den Bastian am Ärmel. „'s ischt aber au ein Kunschtschtück, in dem Alter no Lateinisch und Griechisch z' lerne, mei Söhnle!" Und er entfernte sich.
Nach dem Unterricht ging der Bastian wieder ins Dorf zurück und half dem Sohn Fritz, der Magd und dem Knecht beim Dreschen. Der Bauer kam in die Tenne, schaute schmunzelnd eine Weile zu und trat dann an den Baschtl heran.
„Dös hoißet er schtudiere? Dös hoiß i dresche!"
Am Mittag sagte der Bauer: „Weilscht halt a glernter Weber bischt, möcht dich unser Schneider dahier ins Quartier nehme." Und der Baschtl nickte.
Am Nachmittag fuhr er mit Fritz zehn Wagen Mist aufs Feld. Am Abend sagte die Bäuerin: „Bastian, wir habe für Sie etz alle siebe Kosttäg beieinander, wie's der Herr Kaplan gern habe möcht. Dreimal in der Woch könne Sie bei uns esse, einmal beim Herrn Pfarrer drobe, einmal in der ‚Sonn', einmal beim Baumeischter und einmal beim Schneider."

Und der Bastian nickte zustimmend.
„Sum – ich bin, es – du bist, est – er ist." Ja, er ist ein braver, ordentlicher und fleißiger Bursch.
Nach vier Tagen war die ganze Familie Stahl, von der Muhme bis zur Magd, der einstimmigen Meinung, den Bastian nicht beim Schneider einzuquartieren, sondern am Hof zu behalten und dem Schneider seine Kammer zu einer anderen Verwendung zu überlassen.
Und der Bastian nickte.
Nun brach eine fröhliche Zeit an, wie er sie in seinem Leben noch nie gehabt hatte. Auch die Natur schmückte sich gemächlich in allen Farben, und die Sonne schien mittags lieblicher als sonst. Auf der Sonnenuhr der Kirche war deutlich zu lesen: „Die trüben Stunden zeig' ich nicht an." –
Aber eines Tages kam eine flachsblonde Dirn auf den Hof. Es war Magdalena, die Stiefschwester, die von Stephansried nach Grönenbach gewandert war, um „nach einem Studenten" zu fragen, der beim Herrn Kaplan im Unterricht sei.
Es gab ein bewegtes Wiedersehen zwischen dem Bastian und seiner Lieblingsschwester. Aber dann folgte eine derbe Unterhaltung zwischen dem Bürgermeister Stahl und seinem guten Knecht.
So was anzustellen und heimlich daheim wegzulaufen, das tät kein Bauer! Bastian bekam einen knallroten Kopf und beschwor den Bürgermeister, ihn nicht von der Stelle zu jagen.
Am Abend, als er im Pfarrhaus seinen Kosttisch hatte und gerade seine Wurst verzehrte, sagte die Pfarrköchin Walburga mit näselnder Stimme zum Herrn Kaplan: „Wisse Sie denn, hochwürdiger Herr, was Ihr Schtudent alles angstellt hätt?" Und sie erzählte brühwarm die Geschichte, die in Grönenbach von Ohr zu Ohr ging.
Doktor Matthias Merkle war nur sechs Jahre älter als Sebastian Kneipp, aber er war schon ein Mann von gestähltem Charakter. Die Wahrheit stand bei ihm obenan. Er machte ein sehr ernstes Gesicht und ließ Bastian sogleich in sein Zimmer kommen. Dort mußte der arme Sünder den Sachverhalt noch einmal berichten. Merkle schwieg eine Weile, dann sagte er

kurz: „Die Berufung steht bei Gott, der Weg steht bei uns Menschen. Sorg jetzt nur, daß du endlich was wirscht!" Und Bastian durfte gehen.
Magdalena verblieb noch zwei Tage in Grönenbach. Nun war es die Frau Bürgermeister, die sich mit ihr unterhielt. Das neue Haus in Stephansried war schon eingerichtet, aber die Not war immer noch groß. Maria hatte den Georg Epple aus Ottobeuren geheiratet, der in Sontheim als Knecht diente. Jetzt war der Epple eben dabei, im neuen Haus die Käserei wieder in Betrieb zu setzen. Auch sie selbst, Magdalena, hatte schon ihren Verlobten, den Bauernsohn Sebastian Mayer aus Guggenberg. Viktoria und Therese saßen an der Spindel. –
Zum heiligen Weihnachtsfest schickte die Bäuerin den Bastian, wie sie es Magdalena versprochen hatte, ein paar Tage heim nach Stephansried. Wie glänzten die roten Dächer, die frischbraunen Backsteine der Hauswände zwischen dem hohen Schnee! Ganz neu schien die Heimat.
Xaver Kneipp saß am Webstuhl und begrüßte den Sohn.
„Ischt scho guet, Baschtl", sagte er, sonst nichts.
Frau Stahl hatte für die ganze Familie ein großes Weihnachtspaket mitgegeben und nicht nur Kuchen, Schinken und Schmalz, sondern auch einen Rauschgoldengel und Kerzen und Zuckerwerk für einen Weihnachtsbaum. Denn in Grönenbach wurde die Heilige Nacht schon seit Großvaterszeiten mit einem Weihnachtsbaum festlich begangen. Nun stapfte der Bastian im Wald herum und holte ein Bäumchen und setzte die Kerzen auf. Und der Xaver und seine Kinder feierten mit einem Vaterunser für die tote Mutter die Heilige Nacht.

Es ging in ein fröhliches Bauernjahr. Im Allgäu, da freut sich der Ochs, ein Ochs, und der Bauer, ein Bauer zu sein. Über den Firnschnee zieht der Frühling bedächtig herunter ins grüne Tal. Ein rechter Bursch läuft schon im März mit bloßen Füßen über die dampfende Erde. Mistfahren, Mistbreiten! Dabei kann man lateinische Vokabeln memorieren.
Die Wintersaat sprießt schon hellgrün, die Wiesen werden schon saftig, bald brechen Blumen und Kräuter hervor.

Überall rauschen die Bäche. Dieses gottgesegnete Land zwischen Iller und Lech hat tausend muntere Bergwasser, die sich zwar zuerst ein bißchen verdruckt durch die Wiesen schleichen, bald aber in hellem Übermut aufrauschen, wenn sie plötzlich um eine Ecke springen, um dann gemächlich schelmisch zu gurlen und zu quängeln, als sei es noch eine lange, lange Reise zur Mutter Donau hinab.

Da steht am Weg ein Brünnlein aus Holz und ein Kreuz aus Holz. Der Herrgott und das frische Wasser laden zu Gast.

„Gott schütze unsere Fluren!" So predigt Pfarrer Becherer jeden Sonntag von der Kanzel. Das ist immer sein letztes Wort. Und alle Bauern brummen gemächlich mit. –

Der Allgäuer Bauernhof, lässig hingestreckt in seiner ganzen Länge, atmet die Ruhe selbst. Nicht rundum ist er, wie der ostbayerische, gleich der Festung des großen Meier Helmbrecht gebaut, noch hat er das eigenbrötlerische Gewinkel des fränkischen Hofes. Aber in solcher Behäbigkeit an der Straße sich zu sielen, verrät den selbstbewußten Kopf des schwäbischen Bauern. Welch einfache und klare Folge der Räume! Stube und Hausgang, Scheune und Tenne, Kuhstall und „Schopf", also Schuppen, in einer Flucht. Ein breites Bauernleben unter einem Dach und doch wieder eine so fein säuberliche Trennung von Mensch und Vieh und den Gaben der Erde wie dort im guten Zimmer des Hauses, dem Herrgottsstüble, wo die Bäuerin allein herrscht und Hauschronik und Schmuck, Bettzeug, Linnen und Feierkleid, jedes gute Stück seinen Schrank und seinen Platz hat. –

Als es ans erste Mähen ging und die Heuschober auf den Wiesen schon gierig die zahnlangen Mäuler öffneten, traf der Bastian einmal die alte Muhme beim Kräutersuchen. Nun entspann sich eine Unterhaltung über die Heilkräuter, bei der Bastian mit den Kenntnissen seiner eigenen Mutter das ganze Herz der alten Frau gewann. Die Muhme hatte eine Hausapotheke voll Kräuter in ihrem Austragstüble, und es duftete dort wie beim himmlischen Apotheker selbst.

Bastian sammelte in freien Stunden für die Apotheke der Muhme, was der wandernde Sommer auf seinen Gefilden bot:

Arnika und Augentrost, Bärentraube und Bitterklee, Ehrenpreis, Eibisch und Eisenkraut, Fenchel und Wohlverleih, Huflattich und Enzian, Kamille und Minze, Schafgarbe und Tausendguldenkraut. In den Taschen und unter der Mütze brachte Bastian der Muhme seine Reichtümer nach Hause. Mit emsiger Hand breitete die Alte Blatt auf Blatt, Blüte auf Blüte in der Sonne zum Trocknen aus; dabei lispelte sie leise, als spräche sie uralte Formeln. –

Als man dann die Maibäume aufrichtete, die langen Stangen, die an ihren Spitzen die Sensen des alten Jahres trugen, war der Tag des Gesindes. Weil der Bastian zum Kirchgang nur seinen alten Spenzer hatte, schenkte ihm die Bäuerin einen guten Stoff aus der Familientruhe. Den mußte der Schneider färben und einen Festrock daraus machen. Der tüchtige Schneider von Grönenbach! Er fertigte damals ein Feierkleid, das die nächsten zehn Jahre überdauerte.

Der Sommer in Grönenbach ging voller Heuduft wie in einem Rausch dahin. Überall läuteten die Glocken auf den Wiesen, und die Kühe schleppten die vollen Euter. Bastian war nun schon ein richtiger Lateiner, und die Mägde neckten ihn mit seiner lauten Gelehrsamkeit. Merkle hatte ein „Reimbüchlein der lateinischen Grundregeln für Anfänger" erstanden, und Bastian trällerte bei der Arbeit:

„Die Männer, Völker, Flüss' und Wind
Und Monat Maskulina sind.
Die Weiber, Bäum', Städt', Inseln, Land
Als Feminina sind bekannt.
Was man nicht deklinieren kann,
Das sieht man für ein Neutrum an." –

In dieser Zeit kamen, wie alle Jahre, wohlhabende Leute aus Memmingen und aus Augsburg in den Gasthof Clevers. Der Hof Clevers war eine alte Mühle und ein Wirtshaus an einem kleinen See links des Weges von Kempten nach Memmingen. Die Fremden rühmten das Wasser des Sees, sprachen ihm Wunderkräfte zu und badeten – Männlein und Weiblein – täglich in ihm. Die Bauern hielten sich von diesem gottlosen

Treiben fern, und auch Bastian umging den See in weiten Bögen, denn der Herr Pfarrer war über das Treiben, das sich so nah vor dem Dorf abspielte, recht ärgerlich.
„Unsere Sommerfrischler!" sagte der Bürgermeister Stahl, ohne zu ahnen, welch ein zukunftsträchtiges Wort er da so leichthin von sich gab.
Welt um 1842, Stadt und Land! . . .
Nun kam die Kirchweih. Es gab Spätzle und Küchle und Küchle und Spätzle, ein Schwein wurde geschlachtet, und drei Tage lang spielte die Dorfmusik.

Das zweite Bauernjahr, das zweite fröhliche Studienjahr begann. Wieder, im Reigen der Jahreszeiten, sammelte Bastian die Steine des Feldes, furchte den Acker, warf die Saat, lief neben der Egge. Das Gras wuchs wieder wie jedes Jahr, Blumen und Kräuter gab es in Fülle, und die Bienen summten.
Da brach die Maul- und Klauenseuche im Gau aus. Der Landarzt von Kempten, der zugleich als Tierarzt fungierte, hatte kein Mittel, der verheerenden Krankheit entgegenzutreten. In Grönenbach waren schon vier Höfe befallen, als auch beim Bürgermeister Stahl eine Kuh das Futter verweigerte und der verdächtige Geifer aus ihrem Maul triefte. Stahl ließ das Tier absperren, dann beriet er sich mit seiner Mutter, der Muhme. Die Alte hatte schon mit Kräuterabsud den Stall gesäubert. Nun mußte das Gesinde die Tiere mehrmals mit nassen Tüchern abreiben. Aus dem Samen des Bockhornklees bereitete sodann die Alte einen Trank, den sie mit Bastians Hilfe den Tieren zu schlucken gab.
So hielt die Zauberkraft der Muhme die Seuche vom Hof fern, und viele Bauern am Ort folgten dem Beispiel. –
Nun standen schon wieder die Mäher in langen Reihen, und die Mägde banden die Garben. Welch ein Traum von blauer Luft, Sonne und Ährengold! Bastian reckte die Schultern, wetzte den Stahl, ließ die Sense gehen.
Die Kartoffeln kamen schon an, die Rüben! Es nahm kein Ende. Drei Zentner hob der Baschtl allein auf den Wagen.
Und der Herbst kam, und der Pflug zog über den Acker.

„Beatus ille, qui procul negotiis
Paterna rura bobus exercet suis!"

rief der kleine Merkle, der drüben am Hang spazierenging ...

„Glückselig, wer dem lauten Treiben fern
Mit seinen Ochsen Vatererde pflügt!"
Guter Vater Horaz! –

Die letzten Sommerfrischler hatten den Gasthof Clevers schon wieder verlassen, auf den Feldern brannten die Kartoffelkräuter, und die Burschen sangen im Dorf, als eines Morgens vor dem Gasthaus „Zur Sonne" eine Kommission in blauen Uniformen erschien. Ein Trommler trat auf den Platz und entlockte unter einem regenschweren Himmel seinem weißblauen Instrument die wildesten Töne.

„D' Militari ischt da!" sagte der Bauer Stahl zu Bastian, trat aus dem Haus und ging strammen Schrittes auf den Hauptmann zu, der mit offenem Regenschirm vor dem Gasthaus stand.

D' Militari!? Auf sie hatte der gute Bastian in seinem fröhlichen Landleben ganz vergessen. An alles hatte er gedacht, nur daran nicht, daß eines Tages „die Konskription" auch ihn mitnehmen könnte. Nun war sie da, in Gestalt eines Hauptmannes, eines Arztes, einer Ordonnanz und eines Trommlers. In hellblauen Uniformen mit schönen roten Aufschlägen und schwarzen Roßhaarbüschen auf den Helmen stand sie da auf dem Platz.

Das war die neue Garde, die durch den Minister Montgelas nach französischem Vorbild Anno 1804 mit einem Aufruf aller wehrdienstfähigen jungen Leute neben die alte Bürgermiliz als „aktive Truppe" bestellt worden war. König Max hatte ihr den Namen „Nationalgarde" gegeben.

Da stand nun die Konskription und gab ein militärisches Schauspiel.

Am Abend war großer Appell. Hunderzweiunddreißig Bauernburschen und Knechte der ganzen Umgebung waren in Grönenbach versammelt und füllten in erregten Gruppen, und von Mädchen aus Fenstern und Türen beäugt, den Platz vor dem

Wirtshaus. Der gute Bastian zählte bangen Herzens seine zweiundzwanzig Jahre. Wenn er zum Militär geholt wurde, dann – ade, du Studium! –, dann war er nach weiteren zwei Jahren für einen Lateinschüler wirklich zu alt.

Die Konskription begann. Der Herr Hauptmann mit seinem Regenschirm hatte es offenbar sehr eilig und wollte noch am gleichen Abend mit Grönenbach fertig werden. Er befahl also seiner Ordonnanz, hundertzweiunddreißig Zettel mit Nummern zu beschreiben und in einen Helm zu werfen.

„Gardez!" kommandierte der Hauptmann, und alle standen still.

„Wir machet halb und halb! Numero oins bis sechsundsechzig wird Soldat, die andere send frei, basta!"

Nun zog jeder der hundertzweiunddreißig Burschen sein Los.

Bastian zog die Nummer einhundertundzwanzig.

„Frei!" schrie er mit einem Freudensprung und rannte hinauf ins Pfarrhaus. –

Dann eines Tages erwartete der kleine Herr Kaplan seinen großen Schüler in Unruhe und Verlegenheit. Er hatte den Sonntagsfrack an. Die Köchin Walburga brachte zwei große Koffer. Vor der Türe des Pfarrhauses stand die Kutsche zur Abfahrt bereit. Dr. Merkle war als Stadtkaplan nach Augsburg versetzt.

Bastian war ganz fassungslos, als er nun diese Nachricht vernahm. Als stürze der blaue Himmel von Grönenbach plötzlich zusammen, so hilflos stand er da. Dr. Merkle tröstete ihn, so gut er es vermochte.

„Du kommscht nach, Bastian, ich schreib dir!" Und er gab ihm noch eine gehörige Lektion Latein auf, die reichte für sechs Wochen.

Es dauerte keine sechs Wochen und Bastian hatte Merkles Brief, sich alsbald bei St. Moritz in Augsburg einzufinden. Nun kamen gedämpfte Tage im Hause Stahl. Die Muhme sagte hundertmal: „Der brave Bub!" Der Bauer sagte zur Bäuerin: „Unser gueter Knecht!" Das Bärbele sagte zum Fritz: „Er sollet doch bleibe!"

Dann kam der Abschied. Die Bäuerin machte dem Bastian ein

großes Paket, der Bauer zahlte seinen guten Knecht aus, das Bärbele fuhr ein Stück mit im Wägelchen.
Bastian hatte noch ein paar stille Wochen in Stephansried. Der Vater war seit kurzem wieder verheiratet. Die neue Mutter blieb den großen Kindern fremd, dem Bastian, der Viktoria und der Theres. Dann war es Zeit, dem Ruf des kleinen Kaplans nach Augsburg zu folgen.

Dr. Merkle erwartete seinen Schützling in seiner Wohnung bei St. Moritz in Augsburg. Er hatte für Bastian im Nebenhaus bei einer Frau Zieble Kost und Logis für einen halben Gulden die Woche besorgt. Denn bei seiner umfangreichen Tätigkeit als Stadtkaplan konnte er sich nicht viel um Bastian kümmern. Frau Zieble zeigte sich bereitwillig, den „Herrn Studiosus" aufzunehmen, wenngleich ihre spitze Nase und ihr zahnloser, verkniffener Mund nicht von großer Herzlichkeit zeugten.
Dr. Merkle entwickelte dem Bastian sogleich einen vollständigen Lehrplan. Es sei, so meinte er, durchaus notwendig, in einem Jahr so weit zu kommen, die Aufnahmeprüfung in die sechste Gymnasialklasse, die „Untersekunda", bestehen zu können. Das müsse unbedingt erreicht werden. Denn selbst dann sei Bastian im Vergleich zu seinen Mitschülern noch um acht Jahre zu alt. Er habe mit Regierungsrat Ahorner schon über den Fall gesprochen, doch Ahorner habe sich durchaus zuversichtlich geäußert.
Bastian saß nun den ganzen Tag in seinem kleinen Zimmer bei Frau Zieble und lernte Latein. Das Pensum der ersten drei Gymnasialklassen hatte er in Grönenbach in zwei Jahren bewältigt. Nun hieß es, in einem Jahr das Pensum der vierten und fünften Gymnasialklasse mit Erfolg absolvieren.
„Eheu, fugaces, Posthume, Posthume, labuntur anni!
O deine Jahre, du Spätgeborener, entgleiten flüchtig!"
Draußen tobte der Winter, und dicke Flocken klatschten gegen das kleine Fenster. Bastian konnte tagsüber kaum neben dem kleinen Ofen sitzen, wollte er so viel Licht haben, seine Vokabeln richtig zu lesen; denn Frau Zieble kam erst abends gegen sieben Uhr mit der Funzel zum Vorschein.

Die Kost war schmal und schlecht. Nur den Mut nicht verlieren! Zweimal in der Woche konnte man sich bei Merkle schon satt essen. Manchmal ging es auch dort recht knapp her. Dann sagte der kleine Doktor lächelnd: „Wir habe Fasttag heut!"

Jeden Samstag pilgerten die beiden um den Graben und heimwärts durch die Maximilianstraße. Bastian staunte immer wieder über die vielen feingekleideten Menschen, die da hin und her spazierten. Seine Gasse, seine Kammer, das spitzige Gesicht der Frau Zieble erschienen ihm wie eine andere Welt.

Welch ein Nebeneinander, welch ein Widerspruch in sich selbst, das war die Stadt! Ein vielfältiges Wesen, vieltausendköpfig, einem Untier gleich mit vielen fremden Gesichtern, voll Hast und Gier nach Leidenschaft und Unnatur! . . . Merkle? Da schwebte neben ihm das vertraute Gesicht. Er taumelte.

„Bastian?!" – In einer Wirtschaft bestellte Merkle ein einfaches Abendbrot, und Bastians Lebensgeister kehrten zurück.

Im Frühjahr wurde Domdekan Stadler auf den kleinen Dr. Merkle und seinen merkwürdigen Gefolgsmann aufmerksam. Nun bekam Bastian zwei Kosttage beim Herrn Dekan, und Herr Stadler kümmerte sich auch um die weitere Vorbildung des späten Studenten. Er besorgte ihm Unterricht in Mathematik und Geschichte und führte ihn selbst in die Anfänge des Griechischen ein.

Durch Domdekan Stadler aber wurde der gute Knecht Gottes Sebastian Kneipp auch in die feine Gesellschaft Augsburgs eingeführt. Das Haus, das sich ihm öffnete, lag in der Maximilianstraße. Herr Peter Paul Platzer, Teilhaber der Messingfabrik Beck, hatte dort sein Domizil. Frau Platzer war eine wissens- und kunstbegeisterte Dame, ihre Tochter Josephine das entzückendste Geschöpf, das sich in solcher Umgebung denken läßt. Bastian war in seiner unbeholfenen Art anfänglich ein Amüsement der beiden verwöhnten Damen. Doch bald gefiel er ihnen wirklich. Wenn man ihn nur aus sich herauslocken konnte, was mit einem reichlichen und guten Essen fast immer zu erzielen war, dann packte ihn sogar der Übermut, und er wußte die treffsichersten Antworten zu geben.

Wie gern sah man ihn zu Gast! Und essen konnte er immer,

soviel er wollte. Im Sommer durfte er mit der Familie in eleganter Kutsche nach Lechhausen oder nach Pfersee fahren. Einmal lud ihn Herr Platzer sogar zu einer Eisenbahnfahrt nach München ein. Seine erste Eisenbahnfahrt! Das hatte er sich lange gewünscht. Am Roten Tor bestieg man den Zug und landete in drei Stunden auf dem Marsfeld in München. Die Damen wollten die großmächtige Bavaria sehen, die auf der Theresienwiese vor kurzem errichtet worden war. –
Trotz all dieser Ablenkungen aber verlor Bastian sein Ziel nicht aus dem Blick, und nach jeder Stunde der Erholung stürzte er sich mit doppeltem Eifer in sein Griechisch und sein Latein und nahm sich, wenn er zerstreut war, selbst derb am Ohr.

„ . . . Ut, ne, quominus und quin
führen den Esel zum Konjunktiv hin!" –

Dr. Matthias Merkle hatte eine Berufung als Professor der Moraltheologie an die Akademie nach Dillingen erhalten. Also würde Bastian im Herbst in Dillingen sein.
„Im Herbscht muscht Prüfung mache!" sagte Merkle beim Abschied.
Und Bastian kannte keine freie Stunde mehr, versäumte sogar die Einladungen bei Familie Platzer, hockte in seiner Kammer bei Frau Zieble und lernte und lernte.

Dillingen an der Donau

Ende August des Jahres 1843 überbrachte Sebastian Kneipp eine Empfehlung Professor Merkles an den Rektor Dr. Schrott in Dillingen und suchte um Aufnahme in das Gymnasium nach. In einem Tagesmarsch von sechzehn Stunden hatte er die Stadt an der Donau erreicht. Da es schon spät abends war, schickte man ihn nach dem Essen ins Bett. Als aber anderntags der Rektor sich den jungen Mann mit dem struppigen Bärtchen näher besah, wollte er ihn sofort abweisen. Aber Bastian blieb und wiederholte auch am nächsten und am übernächsten Tag seine flehentliche Bitte um Aufnahme in die Lateinschule,

„bis ihn der Rektor kurzerhand am Arm nahm und zur Tür hinausführte".

Nun kehrte er ganz verzweifelt wieder nach Augsburg zurück. Merkle, der zur Zeit in Augsburg war, machte ihm neuen Mut. Er werde sich in Dillingen persönlich verwenden und auch dem Regierungsrat Ahorner noch einmal seine Aufwartung machen.

Es wurde September; das Schuljahr begann. Es wurde Oktober; die Zeit eilte. Endlich erhielt Sebastian Kneipp den Bescheid, die Altersdispens der bischöflichen Behörde zu Augsburg sei nunmehr in Dillingen eingetroffen, und er solle sich alsbald zur Aufnahmeprüfung melden.

Bastian traf am 3. November in Dillingen ein, wurde von Merkle in Empfang genommen und sogleich in sein Quartier hinter dem neuen Knabenseminar gebracht. Seine Wirtin hieß Fräulein Theres Feldle, war eine ältere Jungfer und Katzenmama und schien im Gegensatz zu Frau Zieble in Augsburg die Gutmütigkeit in Person zu sein.

Mitte November fand im Gymnasium zu Dillingen an zwei Tagen die Aufnahmeprüfung statt. Bastian vergaß in der Aufregung all die guten Umgangsformen, die man ihm bei der Familie Platzer in Augsburg angelernt hatte. Er benahm sich recht unbeholfen und machte bei seinem vorgerückten Alter nicht den besten Eindruck. Doch bestand er die Prüfung. Der gestrenge Herr Rektor zeigte sogar hinter seiner Brille einen etwas freundlicheren Blick und ließ sich mit Bastian in ein längeres Gespräch ein. Bastian erzählte von seinem Leben in Stephansried und in Grönenbach. Schrott, der selbst aus kleinen Verhältnissen stammte, freute sich über den Bericht seines dreiundzwanzigjährigen Untersekundaners und lobte seine landwirtschaftlichen Kenntnisse.

„Verständnis für die Bauern ist das A und O eines rechten Landpfarrers!" sagte er. Er erkundigte sich dann weiter nach Bastians Dillinger Behausung und war mit dem Zimmer bei Fräulein Feldle um so mehr einverstanden, als er zugleich erklären mußte, daß nach den Bestimmungen des Alumnates es leider nicht möglich sei, Bastian bei seinem vorgerückten Alter im Alumnat selbst aufzunehmen. –

Capitulum in Dillingen! ...
Fern vom großen Verkehr liegt das Bollwerk der Augsburger Bischöfe auf dem linken Ufer der Donau hinter mannshohem Schilf versteckt.
Ein paar Türme, ein paar Kirchen, ein mächtiges Bischofsschloß wachsen aus den Nebeln des nahen Flusses. Vergessen von einem Jahrhundert, das sich in Deutschland, in Italien, in Frankreich mit dem stürmischen Wort „jung" benennt, träumt die kleine Stadt an den Wassern der Donau ihren mittelalterlichen Traum. Erwacht sie einmal, dann scheinen die strengen Fassaden der reichen Bürgerhäuser in den engen Straßen sich noch förmlicher voreinander zu verneigen. Die Mitte der Stadt, ein Hort der Theologie und der Wissenschaft: Studienkirche, Kolleg, Akademie, Konvikt des heiligen Hieronymus, humanistisches Gymnasium und Alumnat, eine Welt für sich! Eine alte Hofapotheke steht da mit einem Spruch über der Tür:

„Der Herr läßt die Arzneien aus der Erde wachsen
Und der Mensch schreckt nicht davor zurück."

Bastian muß sitzen und lernen. Es geht nicht leicht in der Schule. Das Pensum türmt sich gewaltig. Seine Mitschüler, fast lauter Alumnen, machen sich schon lustig über ihn und nennen ihn spöttisch „Papa Kneipp".
Seine Lehrer sind die gleichen, die ihn geprüft haben. Professor Valentin Seibel ist der Ordinarius und erteilt Griechisch und Latein, doch Reimbüchlein und Eselsbrücken duldet er nicht. Professor Anton Kräh stellt schroffe Anforderungen in Religionslehre und Geschichte. Dr. Franz Minsinger doziert Mathematik und Physik, unerforschte Gebiete für unseren Bastian.
Am Jahresende hält er unter neunundzwanzig Mitschülern den sechzehnten Platz. In Religionslehre und Geschichte ist er der neunzehnte, im Latein der dreizehnte, im Griechischen der fünfzehnte, in den mathematischen Fächern der siebte.
Es war eine Anspannung ohnegleichen. –
Im Sommer 1845 erkrankt Sebastian Kneipp an einem Lungenkatarrh und spuckt Blut. Die Schule gibt ihm Hausdispens.

Nun hockt er in seiner Stube bei Fräulein Feldle und lernt, oder er liegt müde im Bett und schaut gegen die Decke. Dr. Merkle kommt täglich, tröstet und pflegt ihn. Am Ende des Schuljahres beschließt das Schulkollegium, Sebastian Kneipp kein Zeugnis auszustellen. Er bleibt in den Ferien bei Merkle in Dillingen, denn er ist nicht imstande, den Fußmarsch nach Stephansried anzutreten.
Eng und nebelschwer hockt die kleine Stadt mit ihren dreitausend Seelen vor seinem Fenster. Es ist wie ein unentrinnbares Schicksal. Fort, irgendwohin – nach Grönenbach! – oder hierbleiben bei Fräulein Feldle in einer engen Gasse zwischen Büchern, die feindlich starren, und zwischen den grauen Wänden der Kollegien- und Gymnasialgebäude? –
Der Militärarzt Dr. Kraus betreut in Dillingen zugleich die Schüler und Studenten. Auf Bitten Professor Merkles kommt er nun auch zu Sebastian Kneipp.
Dr. Kraus hat einen breiten Schnurrbart und macht in seinem ganzen Auftreten durchaus den Eindruck eines tüchtigen Feldscherers. Er ist im Regiment bei Unfällen aller Art mit Pferd und Mann nie in Verlegenheit und gilt als geschickter Chirurg. Sebastian Kneipp spuckt Blut. Dr. Kraus stellt vermittels einer ganz neuen Erfindung des französischen Arztes Hyazinth Laennec, durch das Hörrohr nämlich, an beiden Lungenflügeln des Kranken Verhärtungen aus früherer Zeit fest, die jetzt aufgebrochen sind, dann aber zu einer weiteren Erkrankung der Lunge selbst geführt haben. Ein Mittel, der Krankheit Einhalt zu gebieten oder gar sie zu heilen, weiß Dr. Kraus dem besorgten Professor Merkle nicht anzugeben.
„Schwindsucht endet gewöhnlich mit dem Tod!" so sagt er.
Dennoch rät er dem armen Bastian, Kissinger Rakoczy oder, was nicht so teuer ist, den näheren Bissinger Sprudel zu trinken, „um durch Ableitung der fiebrigen Zustände den Darm zu entlasten und zugleich den Appetit anzuregen".

Im nächsten Schuljahr, in der achten Klasse, geht es besser. Mit fast übermenschlicher Gewalt zwingt sich Sebastian Kneipp vom ersten Tag ab auf die Schulbank. Sein Ordinarius,

Professor Beitelrock, hat Verständnis für ihn. Professor Jakob Schauer ist ein Mathematiker von Talent und Witz. Und Bastian wird unter dreißig Schülern der siebzehnte.
Nun naht das letzte Jahr, die Primareife. Draußen im Land, im Reich, in ganz Europa gären die Köpfe. Man hört selbst in Dillingen von einer Revolution, die in Paris ausgebrochen ist. Man hört von der Flucht Louis Philipps und von der zweiten Republik. In München hat König Ludwig I. die spanische Tänzerin Lola Montez zu einer Gräfin von Landsfeld gemacht. Die Lola hat kurz darauf das Begräbnis ihres Hauptgegners, des allverehrten großdeutschen Kämpfers Joseph Görres, durch ihr freches Benehmen gestört. Studentenunruhen sind die Folge. Der König schließt die Universität. Die Unruhen ergreifen das ganze Land. Der König dankt ab.
Bastian büffelt mit letzter Kraft. Das Absolutorium ist nah. Die schriftliche Prüfung dauert drei Tage. Die mündliche Prüfung folgt nach einer Woche. Bastian hat bestanden.
Nun sitzt er im Alten Jesuitenkolleg in seiner Kammer, wohin er gleich nach seiner Krankheit auf Wunsch Merkles übergesiedelt war. Da lehnt er am Fenster und schaut auf die runden Akazienbäume hinunter, die so lieblich zu ihm heraufduften. Aber die Knie schlottern ihm vor Ermattung, die Hände sind heiß, und der Husten ist wieder da, der Husten.
„Ich will Gott danke, wenn ich wieder wandere kann!“ sagt er lächelnd zu Merkle, der ihm das Reifezeugnis überbringt. Aber der kleine Professor bleibt ernst und verlangt, daß sich Bastian sogleich ins Bett legt. Als es etwas besser geht, schreibt Merkle dem Vater Kneipp nach Stephansried, er könne nun kommen und seinen Studenten abholen. Dann gibt er dem Bastian Geld zu zwei Fahrkarten für die neue Ludwigs-Nordsüdbahn von Donauwörth bis Buchloe. Dort können sie dann aussteigen und das letzte Ende mit der Kutsche fahren.
Marschieren? Nein, marschieren wird der gute Bastian bald nicht mehr weit. So denkt der kleine Merkle und muß schnell Abschied nehmen.
Doch auch die Komik bleibt nicht aus. Als Xaver Kneipp, der gute Vater, in Donauwörth seinen ersten Eisenbahnzug er-

blickt mit der fauchenden „Svevia" des Herrn Maffei an der Spitze, sträubt er sich mit Händen und Füßen, so ein gefährliches Vehikel zu besteigen. Es gibt einen Auflauf der Leute. Aber das Zugspersonal kennt solche Überraschungen, und mit vereinten Kräften gelingt es schließlich auch, den Xaver Kneipp noch auf die Räder der neuen Zeit zu bringen.

Nun kommt der Herbst, und Bastian steht wieder in Dillingen und streckt dem Merkle die Hand hin.
Mit Gott! denkt Merkle und staunt.
„Hascht dich recht gut ausgruht?" fragt er dann.
„Ja, dös han i . . .", antwortet Bastian verlegen, als ob er wirklich zuviel gefaulenzt hätte. Denn er hat ja keine Zeit zum Faulenzen. Siebenundzwanzig Jahre! Mit siebenundzwanzig Jahren war der kleine Merkle schon Doktor und Kaplan.
Das Zimmer im Jesuitenkolleg ist noch gar nicht aufgeräumt. Da liegen noch die lateinischen und griechischen Bücher, der Horaz und der Tacitus und der Cicero und der Sophokles und der Demosthenes. Also vorwärts! Im Hof der Akademie sind die Studenten schon alle versammelt, die jetzt mit ihm ins erste Semester steigen, und wieder ist er acht Jahre älter als alle anderen.
Die Musensöhne sind in feierlicher Erregung. Heute werden sie vom Herrn Präfekten Wagner persönlich durch Handschlag in das Bischöfliche Klerikalseminar aufgenommen, um sich ein Semester lang „den höheren Studien der Philosophie und deren Nebenfächern" zuzuwenden, wie es allen Studenten der Theologie als Einleitung zu ihrem Berufsstudium zur Pflicht gemacht ist.
Jetzt wird Professor Merkle die markanteste Persönlichkeit unter den Dozenten. Alle Fakultäten scheinen in diesem Kopf vereint, und doch steht die Theologie richtungweisend obenan und befruchtet sie alle.
„In einer Zeit des wissenschaftlichen Spezialistentums, der mechanischen Experimente und der Vivisektion schauen wir den Geist des lebendigen Ganzen in der göttlichen Weisheit."
Die Studenten lieben diesen kleinen, grundgütigen Mann mit

den buschigen Augenbrauen, die noch buschiger sind als die des „Papa Kneipp", der mit ihm ganz entfernt verwandt ist.
„Papa Kneipp" sitzt in der letzten Bank, und der kleine Professor schaut oft besorgten Blickes während des Vortrags auf diese Bank und auf seinen Sebastian.
Der muß bald wieder ins Bett. Das bißchen Sonnenkraft von Stephansried ist in den dunklen Gängen des Kollegiums von Dillingen und in den Nebelschwaden dieser Donaugassen schnell verbraucht. Dr. Merkle hält wieder eine fiebrige Hand in der seinen, stützt einen Kopf, der so schwer ist, daß er vornüberfällt.
Dr. Kraus ist wieder da. Wieder legt er das Hörrohr an eine eingefallene Brust, wieder gibt er den Rat, Rakoczybrunnen und Bissinger Wasser zu trinken.
Aber diesmal will der Bastian so bald nicht mehr aufstehen. Der quälende Bluthusten hält ihn im Bett, und die Fieberschauer verzehren ihn völlig . . .
Als Dr. Kraus merkt, daß Sebastian Kneipp nicht mehr zu Kräften kommt, empfiehlt er ihm „zur Auffrischung des Blutes", wie er sagt, Bier zu trinken. Fräulein Feldle, die zur Pflege des Kranken von Professor Merkle besonders bestellt ist, holt also einen Krug Bier aus der Bischöflichen Hofbrauerei. Bastian trinkt das Bier; aber es widersteht ihm, und er erbricht es wieder. Nun schlägt Dr. Kraus vor, er möge doch einmal versuchen, Brot in Zuckerwasser zu tauchen und langsam zu schlürfen. Das schmeckt Bastian ganz gut. Er kann stündlich eine Zuckerwassersemmel verzehren und kommt etwas zu Kräften.
Bald sitzt er wieder im Kolleg.
Dr. Kraus hat dem Präfekten Wagner als Grund der Erkrankung des Studenten Kneipp geistige Überanstrengung genannt. Wagner läßt den Bastian in seine Sprechstunde kommen, unterhält sich teilnahmsvoll mit ihm und legt ihm größte Schonung auf. Er habe wohl erfahren, wie herb und dornenvoll der Weg seiner Berufung sei, aber alles Große gebe Gott erst in der Fülle der Jahre. Ein Leben sei lang, und für das Gute sei es niemals zu spät. Und Wagner nennt sich selbst als Beispiel.

Auch er kommt aus ärmlichen Verhältnissen, auch sein Leben hat manchen Umweg gemacht. Und nun will es die Vorsehung, daß er hilflosen Kindern ein guter Vater wird. Mit Unterstützung der Franziskanerinnen hat er 1841 eine Anstalt eröffnet, in der die taubstummen armen Kinder Schwabens, Mittelfrankens und der Oberpfalz liebevolle Aufnahme finden.
Der Frühling kommt wieder, die Sonne durchbricht die Nebel des Flusses, und Dr. Kraus, der gerade seinen hundertfünfzigsten Besuch bei Sebastian Kneipp absolviert hat, spricht den Wunsch aus, so bald nicht mehr wieder kommen zu müssen.

Im Sommersemester zogen die Dillinger Studenten nach München, um an der Universität ein Semester lang ihre philosophisch-theologischen Studien zu Ende zu führen. Es war zugleich eine letzte persönliche Prüfung vor der großen Entscheidung.
Aber Bastian fühlte sich an seinem Reisetag so elend, daß er in Augsburg, wo er den Zug nach München nahm, nicht einmal die Familie Platzer besuchte, seine alten Freunde. Er pilgerte in den Gassen am Roten Tor herum, bis der Zug ging.
Isar-Athen! Bastian fröstelte in seinem offenen Abteil. Die Wälder der Heimat hatten ihn ein paar Wochen lang eingelullt in ihrem Schoß, und ein lauer Wind hatte in den Zweigen der Tannen sein Lied gesäuselt. Aber er mußte ja fort! Acht Jahre kam er zu spät! Acht Jahre! Wie der Zug stampfte! Fast klang es manchmal wie daheim am Webstuhl des Vaters ... Ta tak – huit – kla klak! ... Und er hörte die dürre Stimme des Kaplans Ziegler, wie er zweifelnd zu den Eltern sagte: „Der Baschtl – und schtudiere?"
Da war schon Lochhausen; jetzt kam bald München. Sechzig Gulden hatte er im Sack. Die hatte er sich als Knecht in Grönenbach verdient. „So viel Geld für oin Kirchhofskandidate!" dachte der Bastian. –
Er wohnte in einer Herberge am Unteren Anger gegenüber dem „Haus von den sieben Schwaben". Am vierten Tag, als er sich an der Universität einschreiben wollte und die prachtvolle neue Ludwigstraße entlang ging, kehrte er wieder in sein ärm-

liches Viertel zurück und kaufte sich bei einem Trödler für fünf Gulden einen neuen Anzug. Nun war er auch ein feiner Herr und konnte sich in der Residenz überall unter die Leute mischen.

Sebastian Kneipp besuchte in den ersten Wochen Vorlesungen aller Fakultäten. Das frohe Treiben der hellenischen Stadt gab auch ihm einen Auftrieb. Dann stellte sich die Müdigkeit wieder ein; er hockte in einer Ecke seiner Kammer, hustete und spuckte Blut. Nur schwer vermochte er sein Leiden vor seinem Hauswirt zu verbergen. Aber aus Angst, auf die Straße gesetzt zu werden, spielte er den Gesunden.

So ging ein Tag um den andern. Einen Freund hatte er nicht in der großen Stadt, auch niemand, der sich ihm genähert hätte; denn die meisten Studenten wohnten nicht im Angerviertel, sondern in der Nähe der Universität im Norden der Stadt.

„. . .Tempora si fuerint nubila, solus eris!" – Und Bastian, so reich er sich anfänglich mit seinen fünfundfünfzig Gulden auch vorkam, merkte bald, daß er sparen mußte, wollte er die sechs Monate in München ohne Bettelei zu Ende bringen. Also war seine tägliche Lebsucht bald folgendermaßen bestellt: „Morgens nichts, mittags für drei Kreuzer Leberkäs oder eine saure Lunge oder Kuttelfleck oder Sauerkraut mit Wurst, dazu für einen Kreuzer Brot, abends für zwei Kreuzer Kartoffelsuppe oder Milzsuppe und wieder für einen Kreuzer Brot."

So ging es Wochen und Wochen. Bald besuchte er die Universität und hörte Vorlesungen, bald hockte er in seiner Stube, zu müde, auf die Straße zu gehen. Dann warf ihn mitten im Sommer ein heftiger Anfall aufs Krankenbett. Der Bluthusten nahm zu, der Kräfteverfall war jäh wie nie zuvor. Dennoch wagte Bastian nicht, nach einem Arzt rufen zu lassen. Mit einem Liter Milch und einem Zehnkreuzerlaib verbrachte er vier Tage.

Dann stand er doch wieder auf und trat ans Fenster. Wie der leibhaftige Tod schaute er aus der blanken Scheibe. Es ist das Ende, dachte er. Und er überlegte ohne die geringste Erregung, ob er Dr. Merkle schreiben und ihn um den letzten Beistand bitten sollte. Schließlich lehnte er auf dem sonnigen Marienplatz unter einer Laube und schaute dem Treiben der Fuhrleute zu. Dann fand er sich auf dem Weg zur Staatsbibliothek. Kaum war er imstande, die fünfzig Stufen hinauf in den Lesesaal allein emporzusteigen.

Der Kurator fragte den blassen Studenten, was er zu lesen wünsche.

Sebastian Kneipp sagte unschlüssig: „Philosophie!" ...

„Ihnen möcht i was recht Lustigs gebn, heut bei dem schönen Wetter!" sagte der Kurator.

Und Sebastian Kneipp nickte.

Der Mann hüpfte fort, kam nach ein paar Minuten mit einem Büchlein zurück und drückte es dem Scholaren verschmitzt in die Hand: „Das ist heut aus der Binderei zurückgekommen; das ist was Lustiges!"

Sebastian las folgenden Titel:

Unterricht
von der Heilkraft
des frischen Wassers
von Dr. Johann Siegmund Hahn
nunmehr nach Ausdruck und Inhalt
völlig und zeitgemäß umgestaltet
von Professor Oertel in Ansbach
mit einem Register
Auf Kosten des Hydropathischen Vereins
In Commission bei Friedrich Campe in Nürnberg
1831

Sebastian Kneipp setzte sich an den nächsten Tisch im Lesesaal und blätterte im „Unterricht von der Heilkraft des frischen Wassers".

Dieser Herr Oertel war offenbar ein unglaublich rauflustiger und schrulliger Mann. Er attackierte nicht nur „die Herren Ärzte, die mit ihren kunstvoll gedrehten Giftpillen den armen Menschen das Geld aus der Tasche ziehen, aber nicht eine Krankheit aus ihrem Leib", nein, sein Angriff galt vor allem „diesem ganz verweichlichten und beschränkten Jahrhundert".

Bastian mußte lächeln, so drastisch wurden manchmal die Ausdrücke dieses Ansbacher Professors. Schon die Geleitworte des Buches waren jeder konventionellen Höflichkeit fern und ganz und gar ungewöhnlich.

„... Hiermit tritt denn nun ein ganz verjüngter Hahn, ein neu aufgelebter Phönixhahn, ein Naturhahn, ein Kampfhahn mit hohem Kamm und kräftigen Sporen zum Kampf mit jedem Kunsthahn auf!"

Hahn? Ja richtig! Von einem Dr. Siegmund Hahn aus Schweidnitz wollte Oertel eigentlich reden, aber dieser merkwürdige Herr Professor sprach nur von sich. Wie ein rauschender Bach sprudelten die Sätze. Vor gelehrten Worten hatte er ebensowenig Respekt wie vor großen Namen. In volkstümlich kräftigen Sätzen würfelte er seine Ansichten zusammen.

„Wasser tut's freilich nicht!"

„Falsch", sagte Oertel, „Wasser tut's freilich!"

„Und die Elemente hassen das Gebild der Menschenhand!"

„Nein", sagte Oertel, „die Elemente lieben den Menschen; er muß nur den Mut haben, sich ihnen hinzugeben!"

Seine Lehre nannte er „Anweisung zum heilsamen Wassergebrauch für Mensch und Vieh bei den gangbarsten Krankheiten und Leibesgebrechen von A bis Z, ein Hilfsbuch für Ärzte, Chirurgen, Hebammen, Prediger, Schullehrer und Ortsvorsteher".

Sebastian Kneipp vergaß sein eigenes Elend. Dieser Oertel riß ihn mit fort. Irgend etwas gefiel ihm an diesem Mann, und oft vermeinte er in der Steigerung und im Gegenspiel der Worte sich selbst zu vernehmen. Er las und las.

Köstlich, dieser Oertel, am köstlichsten, wenn er über die Zeit wetterte, sich angeblich falschen Ansichten und Doktrinen entgegenstellte, wenn er, wie er sagte, „sein ganzes Jahrhundert mit kaltem Wasser begoß".

Sebastian Kneipp las mit zunehmender innerer Erregung. Da stand es geschrieben:

„Frisches Wasser, frische Luft und strenge Diät
sind die drei Grazien der neuen Humanität!"

Und weiter: „Vertrauen, Mut, Beharrlichkeit sind die drei Grundpfeiler jeglicher Wasserkur!"
Mut? Offenbar war die Behandlungsweise dieses Herrn Professors außerordentlich rigoros. Er selbst schien frisches Wasser in gewaltigen Mengen zu trinken, im Sommer in offenen Flüssen zu baden und sich auch im Winter manchmal kaltes Wasser über Kopf und Rücken pumpen zu lassen. Als ein Ansbacher Arzt ihm bei einer solchen Prozedur einmal zurief: „Um Gottes willen, Herr Professor, da trifft Sie der Schlag!", gab Oertel prompt zurück: „Nein, lieber Herr Doktor, ich treffe den Schlag!" –
Aber vielleicht war das kalte Wasser wirklich ein Heilmittel, vielleicht steckte doch ein Körnchen Wahrheit in diesem lustigen Buch, das Sebastian Kneipp an diesem Nachmittag zufällig in Händen hielt?
Nun kam der dritte Teil der Abhandlung: „Die gangbarsten Krankheiten und ihre Behandlung".
Sebastian Kneipp blätterte mit hastiger Hand. Das Herz schlug hörbar, und die Augen brannten. Da stand es: „Die Brustschwäche oder die Lungensucht".
Bastians Blick übersprang die Beschreibung der Krankheit. Dort, das andere, die Behandlung ...?
„Die Behandlung: Täglich mit kältestem Wasser die Brust mehrmals abreiben und kräftig frottieren, jeden zweiten Tag ein Tauchbad in kältestem Wasser bis unter die Arme. Nach dem Bad die Brust offen lassen und der frischen Luft aussetzen. Allwöchentlich einen Sturz auf den Rücken. Täglich mindestens zwei bis drei Maß frisches Wasser trinken, um alle verjährten Kruditäten aus dem Körper hinwegzuschwemmen und ihn primas vias zu reinigen und zu ebnen" ... „denn das in größeren Mengen getrunkene frische Wasser dringt in die allerfeinsten Zwischenräume des Körpers ein, reinigt und belebt die Säfte. Das äußerlich angewandte kalte Wasser aber beseitigt die Stockungen im Kreislauf des Blutes, und der Körper macht sich selber gesund." –
Das war eine seltsame Wissenschaft. Der müde Bastian, der da mit glühendem Kopf am Tische saß, las und las ein paar Stun-

den lang. Dann tat es ihm leid, das Büchlein so schnell wieder abgeben zu müssen. Der Kurator fragte ihn, wie ihm der Schmöker gefallen habe. Bastian nickte mit dem Kopf und ging. Er war in einer eigentümlichen Verfassung. Worte rauschten in seinen Ohren wie eine ferne Brandung. Gedanken durchzuckten den schweren Kopf, daß der Körper sich straffte. Sollte wirklich noch eine Rettung möglich sein und allein mit dem kalten Wasser?

Als er durch die Löwengrube kam, blieb er beim Antiquar Zipperer einen Augenblick stehen und schaute die schön gebundenen Wälzer an, die im Schaufenster in Reih und Glied standen. Dann mit einem Ruck öffnete er die Türe ...

Zipperer, ein ausgetrockneter Bücherwurm mit einer großen Brille auf der Nase, wandte sich erschrocken um.

„Was zu Diensten?" fragte er den Studenten.

„Ich möcht ... es wär da eine Schrift erschiene von einem Professor Oertel aus Ansbach", stotterte Sebastian Kneipp.

„Ah, der Herr Professor Oertel aus Ansbach! Ja, ja! War einmal vor zehn Jahren ein berühmter Mann", antwortete sachkundig Zipperer und stöberte sogleich in einem Haufen alter Broschüren.

„Vor zehn Jahren ...", murmelte Kneipp, aber schon hielt ihm der behende Buchhändler die gleiche Schrift unter die Nase, die er soeben im Lesesaal der Staatsbibliothek noch in der Hand gehabt hatte.

„Mein letztes Exemplar!" sagte Zipperer. „Hab damals zweihundert Stück verkauft! Gab allerhand Ärgernis mit der medizinischen Fakultät!" Und Zipperer las wie zur eigenen Belustigung noch einmal das Vorwort mit dünner Stimme.

„Und heut?"

„Heut kräht der Kampfhahn nicht mehr! Sicher ist er schon tot. Wer kommt auch auf die verrückte Idee, seinen Körper mit eiskaltem Wasser zu ruinieren!"

„Was koscht das Büchle?" fragte Bastian zögernd.

„Antiquarisch zehn Kreuzer, mein Herr", sagte Zipperer und war froh, den Ladenhüter endlich los zu sein.

Bastian saß nun in seiner Kammer am Unteranger und studierte statt der Philosophie der Griechen und Römer die Wasserheilkunde Professor Oertels aus Ansbach.
Was machte dieser Mann alles mit dem kalten Wasser! Da gab es Sturzbäder, gleich unter dem Pumpbrunnen auszuführen; da gab es Duschen, Vollbäder, Darmbäder, Waschungen und Eisbeutel. Als „innere Anwendung" empfahl Oertel immer wieder das Wassertrinken und nannte als Mindestquantum zwei bis drei Liter täglich.
Der Tag war so schön, daß Bastian am liebsten das Wagnis unternommen hätte, nach Oertelscher Vorschrift sofort ein Bad in der offenen Isar zu nehmen. Doch, mußte er nicht fürchten, dabei von der Polizei verhaftet zu werden? Und gar als Theologiestudent! Volks- und Freibäder aber besaß die Stadt München um 1850 noch nicht, und nur wenige Menschen mochten damals das Bedürfnis gehabt haben, im Sommer im Freien zu baden. Zwar gab es einzelne kleine Badhäuschen, und eines war sogar in der Nähe von Bastians Wohnung, ein „Gesundheitsbad auf dem Lechel". Aber dort kostete „ein kaltes Bad im Bach zwölf Kreuzer", und das war für Bastians Rechnung ein Sündengeld. Unter den Pumpbrunnen am Anger aber konnte sich der Herr Student der Theologie auch nicht gut stellen. Blieben also nur die Waschungen übrig.
Sein Waschbecken war ein kleiner Holztrog. Aber auch der Dichterfürst Goethe besaß nur ein Waschbecken, das knapp einen halben Liter Wasser faßte. Warum sollte ein Sebastian Kneipp es besser haben? Frisches Wasser, das gab es in Fülle, das konnte man sich selbst vom Brunnen holen. Also los! –
Nach der Vorschrift Professor Oertels näßte Sebastian Kneipp eines Morgens die eine Hälfte seines Handtuches in kaltem Wasser, wand sich den nassen Teil um die Hand und wusch sich kräftig die Brust ab. Dann nahm er das trockene Ende und frottierte sich so lange, bis die Haut krebsrot war. Diese Prozedur vollführte er morgens, mittags und abends; dazu trank er Wasser in kräftigen Mengen.
Nicht daß Sebastian Kneipp gehofft hätte, schon nach vierzehn Tagen eine Besserung seines körperlichen Zustandes zu erzie-

len, oder daß er überhaupt von einem Erfolg der Oertelschen Heilkunst überzeugt war! Aber er verspürte doch alsbald nach den Waschungen ein gewisses Wohlgefühl und fand des Nachts einen besseren Schlaf. Die Anwendungen auch in der Mittagszeit auszuführen, bedeutete eine große Unbequemlichkeit; denn Kneipp mußte dann von der Universität den weiten Weg noch einmal nach Hause machen. Aber er scheute die Mühe nicht, und wenn er recht erhitzt zu Hause ankam, schienen ihm die kalten Waschungen von besonderer Wirkung. Widerwärtig war ihm nur das viele Wassertrinken, das Oertel kategorisch vorschrieb. Sein immer hungriger Magen blähte sich oft gegen die Wassermengen, die er unbarmherzig in ihn hineingoß.

Ein nennenswerter Erfolg der Oertelschen Wasserkur war nach vier Wochen nicht festzustellen. Die Lungen gaben auf Hustenreiz immer wieder Blut von sich. Plötzliche Müdigkeit konnte den Körper immer noch überfallen. Der erhoffte Kräftezuwachs stellte sich nicht ein. –

Der Sommer nahte seinem Ende. Dr. Merkle schickte das Fahrgeld für die Eisenbahn von München nach Augsburg und gab Bastian die Ermahnung, Familie Platzer endlich wieder einmal zu besuchen, die sich schon oft nach ihm erkundigt hatte.

Bastian, der durch seine Krankheit in den letzten zwei Jahren immer menschenscheuer geworden war, der alle lieben Orte seiner Jugendzeit und selbst Grönenbach ängstlich gemieden hatte, erfüllte nur ungern Merkles Wunsch. Doch man nahm ihn in Augsburg herzlicher auf als je zuvor, vermied von seinem körperlichen Zustand zu sprechen und stopfte ihn aus vollen Schüsseln, soviel in ihn hineinging.

Und Herr Platzer schenkte Bastian aus seinem eigenen Kleiderschrank einen guten Wintermantel. –

In Stephansried im neuen Haus spielte Xaver Kneipp, der gute Vater, eine armselige Rolle. Auch die zweite Frau war ihm inzwischen gestorben. Nur seine Tochter Theres war ihm geblieben; denn auch Viktoria hatte, wie Magdalena, nach auswärts geheiratet. Der Schwager Georg Epple und seine Maria führten den Haushalt und die Käserei auf Kleinleuteart. Sie

hatten einen hübschen Buben, den Hansjörg, der den Herrn Onkel respektvoll begrüßte.
Sebastian Kneipp setzte die Oertelschen Anwendungen auch zu Hause fort, ohne den Seinigen damit aufzufallen. Manchmal zog er auf seinem Morgenspaziergang Schuhe und Strümpfe aus und stapfte wie in der Jugendzeit im feuchten Gras oder im Rauschbächle herum. Er fühlte sich ganz wohl seit einigen Wochen. Hatte ihn die Wasserkur auch nicht vom Bluthusten befreit, so schien sich sein körperlicher Zustand doch auch nicht zum Schlechteren zu wenden. Vor seiner Abreise nach Dillingen konnte er seine Lieblingsschwester Magdalena, die Frau des Sebastian Mayer aus Guggenberg, noch begrüßen, die mit ihrem Töchterchen Walburga zu Besuch kam. „Haschd denn au was z' beiße?" fragte der Vater beim Abschied den Sohn und drückte ihm einen Gulden in die Hand.

In Dillingen hatte sich nichts verändert. Die Leute waren nicht schneller gealtert als anderswo, und Bastian war immer noch um acht Jahre älter als alle seine Kommilitonen. Er ging jetzt ins neunundzwanzigste Jahr, als der erste theologische Kurs begann. Jetzt hieß es schuften.
Mit der scheidenden Sonne stieg der Nebel wieder, der Bluthusten wurde stärker, und ein Fieberanfall jagte den andern. Auch Dr. Kraus schob sich schon wieder zur Türe herein.
„Es mag noch ein paar Winter so gehn", meinte der Doktor zu Professor Merkle draußen auf dem Gang. „Solange die Lungen sich gegen eine völlige Verschleimung noch zur Wehr setzen können, solang mag auch der Kneipp noch schnaufen!" – Als Bastian jedoch wieder aufstand, hatte er um den breiten Mund ein paar entschlossene Falten, und seine Oberlippe war wie aus Trotz noch tiefer nach links herabgezogen. Er schlüpfte in den dicken Mantel des Herrn Platzer, setzte die Kappe auf und wanderte schnell aus der Stadt hinaus.
Der Schnee fiel in dicken Ballen leise, leise auf die Erde. Neben den durchweichten Wegen stand das dürre Schilf lispelnd im Wind. Dort war der Damm, der Regimentspark, die neue Brücke. Bastian ging über die Brücke. Nun schob sich der Fluß gelbgrau

unter ihm hin, und die Schneeflocken schwammen wie weiße Blasen auf den dunklen Wassern.

Dort drüben ist das Ufer mit Busch und Wald bedeckt. Dahinter liegt das Ried, „da geht das Brühlmännle um", dort trifft man keine Menschenseele . . .

Nun rannte Bastian am Ufer entlang auf Fischmahd zu. Schon im Laufen riß er den Mantel, den Kittel, das Hemd auf. Da im Busch war eine freie Stelle am Ufer, von Schilf umgeben. Bastian hatte in Sekunden die Kleider vom Leib, Schuhe und Strümpfe von den Beinen und stand nackt im Schneegestöber. Nun trat er ins Wasser. Noch einen Schritt, noch einen! Schwimmen konnte er nicht. Aber Schritt für Schritt ins Wasser gehen, bis es einem an die Knie reichte, das war doch möglich. Hu, die Kälte! Er beugte sich nieder und tastete mit den Händen nach dem Grund. Und nun setzte er sich in das eiskalte Wasser. Bis unter die Schultern umspülten die Wellen der Donau seinen zitternden Körper. Er sprang auf. Die Kälte jagte ihn ans Ufer zurück. Er schlüpfte, da er sein Handtuch vergessen hatte, naß, wie er war, in die Kleider und rannte davon.

Daß ihn nur niemand gesehen hatte! Sehen durfte ihn niemand! Dieser Weg von der Stadt in die kalte Donau mußte sein großes Geheimnis bleiben! Wie der Körper in Glut kam! Ein unbeschreibliches Wonnegefühl kribbelte ihm über den ganzen Leib! Wie damals war es ihm, als er mit einem Ruck noch drei Zentner heben konnte! . . .

Noch zweimal in dieser Woche stieg Bastian heimlich in die eiskalte Donau. Einmal wäre er bald „in den Eisschollen um ihn herum eingefroren", so schroff war die Kälte. Was ihn das erstemal aus Vergeßlichkeit zwang, naß in die Kleider zu steigen, das tat er nun wie aus Gewohnheit. Er hatte nie ein Handtuch bei sich.

In dieser dritten Nacht fuhr er mit einem Ruck aus dem Schlaf. Sein ganzer Körper glühte wie in einem verzehrenden Feuer; es war ihm, als kreisten in ihm neue Ströme des Lebens; er streckte sich, atmete tief und fiel zurück in einen glücklichen Schlaf.

Und nun geschah das Wunder! Er merkte es zuerst an seiner Stimme, die tönend und kräftig wurde. Dann ließ der Husten nach, und Bastian spuckte kein Blut mehr. Nur Reste von Schleim stieß die Natur noch in Fetzen aus, als wolle sie sich von allen ihren Fesseln völlig befreien. Und die Müdigkeit? Bastian mußte lächeln, daß er einst müde war. –
„Das luftige Verhalten", wie Professor Oertel es nannte, hatte nebenbei auch seine Erfolge gefeiert. Bastians Kammer, sein Bett und er selbst waren durch und durch ausgelüftet. Er ging außerhalb der Stadt mit offener Brust und ohne Hut spazieren. Er war der einzige Mensch in Dillingen, der nachts im Januar bei offenem Fenster schlief. War er nicht auch der einzige in ganz Europa, der im Januar zwischen Eisschollen badete? Vielleicht Oertel? Ob der noch lebte? Oder dieser Dr. Siegmund Hahn? Was mochte der noch getrieben haben? Aber vielleicht war alles nur eine Laune der Natur oder eine Täuschung seiner selbst? Vielleicht war es in Wirklichkeit gar nicht besser mit ihm geworden? . . .
Nach einem Vierteljahr hatte Bastian frische, rote Wangen und stand mit Auszeichnung an der Spitze seiner Kursgenossen. Professor Merkle begriff gar nicht, was da geschehen war, und konnte seine Freude kaum verbergen. Mit diesem Kneipp ging eine völlige Verwandlung vor sich. Alle Lehrer und Schüler spürten das gleiche.
Wie Spätlinge plötzlich ihre Kräfte entdecken und immer rastloser und tätiger werden, je mehr sich die Welt ihnen öffnet, so war es nun auch mit Sebastian Kneipp. Zu jeder Dienstleistung war er willig. Der Präfekt Wagner hatte mit der Einrichtung seiner Taubstummen- und Kretinenanstalt eine solche Belastung auf sich genommen, daß er froh war, wenn ihm eine jüngere Kraft freiwillig an die Hand ging. Und Bastian war der rechte Helfer. Er stellte nicht allein sein angeborenes pädagogisches Talent glänzend unter Beweis. Noch eindrucksvoller war es für Wagner zu sehen, mit welcher Herzlichkeit sein Kandidat diesen geistesarmen Kindern zugetan war.
Zu seiner alten Donau aber wanderte Sebastian Kneipp immer noch dreimal in der Woche und meist nach der Vesper. So ge-

schah es eines Abends, daß der Kandidat Pfluger hinter dem Kandidaten Kneipp herschlich und Zeuge wurde, was da in den Wellen der Donau Seltsames geschah. Ein Gemunkel hob an im Lyzeum, und ein Witzbold deutete auf Bastian und rief laut: „Der Eisbär!" Und so hatte Sebastian Kneipp seinen zweiten Spitznamen.
Als am Schluß dieses denkwürdigen Semesters der Rektor nach altem Brauch zwei Freiplätze für das Georgianum zu verteilen hatte, erhielt den ersten Platz der Primus Johannes Pfluger, den zweiten Platz erhielt Sebastian Kneipp.

Die Gießkanne im Georgianum

Kandidaten der Theologie aus allen Gauen Bayerns trafen seit ein paar Jahren im neuerbauten Georgianum in München zusammen, um die letzte Vorbereitung für ihren Beruf zu erhalten. Mit dem Mädchenerziehungsinstitut und der Universität bildete das Georgianum das prächtige offene Viereck der Ludwigstraße, das in diesem Jahre 1850 mit der feierlichen Enthüllung des Siegestores gekrönt worden war.
Die „Deutsche Frage" beherrschte die Köpfe auch der jüngen Georgianer. Das „Reich Frankfurt" hatte mit Stimmenmehrheit dem König Friedrich Wilhelm IV. von Preußen die deutsche Kaiserkrone angeboten. Aber der Preuße nahm die Wahl nicht an.
„Keine Krone aus der Hand der Revolution!" Das waren seine Worte. –
Schon in den ersten Wochen seines Münchener Aufenthalts erhielt Sebastian Kneipp den Besuch seines Vetters Michael Funk, des Michele von Unterkammlach, jetzt Professor der Theologie und Geschichte, der an der „Münchner Historischen Kommission zur Herausgabe der Städtechroniken des deutschen Mittelalters" beteiligt war. Der Herr Vetter war ein sehr gepflegter und gelehrter Mann geworden, und Sebastian Kneipp wunderte sich fürwahr, „was aus so einem schwäbischen Baurekerl no alles werde kann".

Das Leben im Georgianum aber erschien ihm, „als ob er alle Tag Kirchweih hätt'". Die Lehrstunden im Seminar, die Vorlesungen an der Universität, das reichliche und gute Essen, die gemeinsamen Spaziergänge und der Himmel Münchens, das gab zusammen ein Tagwerk, wie man es sich nicht besser wünschen konnte.

Hinter dem Siegestor an der großen Pappelallee nach dem Dorfe Schwabing gelangte man an den Türkengraben. Sooft Sebastian Kneipp an diesem Wässerlein vorüberzog, gab es ihm einen Ruck, sich die Kleider vom Leib zu reißen und mit einem Sprung hineinzuplumpsen. Aber die Kandidaten waren auf ihren Spaziergängen nie allein. Zwei zu zwei, so hieß die Parole. Und meist machte sich ein ganzer Zug von zwanzig bis dreißig auf den Weg, und es war streng verboten, aus der Reihe zu treten.

Ein Freibad in der Isar aber, das man in aller Ehrbarkeit und auch als Theologe bei Tage hätte benützen können, besaß München auch damals noch nicht. –

Die guten kalten Wasser! Ober sie überall die gleiche Wirkung hatten? In Dillingen, München, Augsburg und Stephansried? Gab es nicht schon im Altertum überall geweihte Quellen und Flüsse? In Indien war ein Fluß, der Ganges, da wuschen sich die Gläubigen in seinen heiligen Wassern, ehe sie ihre Gebete sprachen. Den Mohammedanern waren kultische Waschungen zur Pflicht gemacht. Die Waschungen? Ja! Man konnte jetzt in München die Waschungen wieder aufnehmen, wenn es unmöglich war, heimlich in die Isar zu steigen.

Bei Gott, er fühlte sich pudelwohl! Er hatte eine klangvolle, starke Stimme, der lästige Druck auf der Brust war völlig verschwunden, der Husten war fort. Sein Gewicht hatte mindestens zwanzig Pfund zugenommen. Aber nach den Vorschriften Professor Oertels hieß es, die Wasserkur unermüdlich fortsetzen, um gar keine Krankheit mehr aufkommen zu lassen.

Sebastian Kneipp hatte beim Antiquar Zipperer in der Löwengrube gehört, daß Professor Oertel am 16. Mai dieses Jahres 1850 im Alter von fünfundachtzig Jahren verstorben war an den Folgen eines – Unfalls. „Der hätt' uns noch alle überlebt!

Der hat mit sechzig nochmal geheiratet und hat noch sieben Kinder in die Welt gesetzt!“ Zipperer hatte alle diese Neuigkeiten von einem Mitglied des „Vereins der Wasserfreunde“ erfahren, einer Oertelschen Gesellschaft, die im Tal ihr Vereinslokal besaß.
Es gab also noch andere Anhänger der Wasserheilkunde in München . . .

Sebastian Kneipp schaute aus seinem Zimmer im zweiten Stock hinunter in den Garten des Georgianums. Mitten im Gewirr der Beete lag das „Bassin mit dem Springbrunnen“, aus dem der Gärtner Konrad sein Wasser zum Begießen der Gemüse und der Blumen schöpfte. Der Gärtner Konrad war ein schnauzbärtiger, echter Münchner, der das Gärteln mit Hingabe betrieb. Er erlaubte zwar, daß die Herren Kandidaten abends zwischen den Beeten ein bißchen herumspazierten, aber er wurde sehr ungehalten, wenn sie dabei irgend etwas in Unordnung brachten. Jede Schaufel, jede Gießkanne hatte ihren Platz. –
Konnte man nicht bei nachtschlafender Zeit in das offene Bassin steigen? Aber Sebastian Kneipp fürchtete nicht nur den Gärtner Konrad, sondern auch die beiden Präfekten. Es war unter den Kandidaten kein Geheimnis, daß der sonst sehr beliebte Subregens Dr. Carl Thumann an großer Schlaflosigkeit litt und oft bis in die frühen Morgenstunden ruhelos durch die Anstalt wandelte. Das Bassin aber lag mitten im Garten ohne jeden Schutz von Bäumen und nachts dem hellsten Mondlicht ausgesetzt.
Auch fand der junge Wasserapostel Kneipp, daß das kleine Bassin des Georgianums mit seinem stehenden Wasser doch mit den strömenden Wassern der Donau bei Dillingen nicht zu vergleichen war . . .
Dort ging der Konrad schon wieder mit seiner Gießkanne von Beet zu Beet und begoß mit liebevoller Aufmerksamkeit alle seine Pflänzchen. So sehr war der Gärtner bedacht, jedem Blättchen sein Tröpfchen zu geben, daß er sich im Übereifer des Schwenkens manchmal selber begoß. Dann fluchte er.

„Wenn der Mensch sich selber begoß?" fuhr es Sebastian Kneipp plötzlich durch den Kopf. „Wenn der Mensch sich wie die Pflanze selbst mit einer Gießkanne voll Wasser erfrischte? Man konnte ja die Kanne heimlich irgendwo bereitstellen, um sich dann in dunkler Nacht . . ."

Aber hier im Georgianum? Warum nicht im Georgianum? Wenn man zum Beispiel nachts unten im Hörsaal aus dem Fenster stieg, in den Garten ging und zu einer heimlichen Stelle schlich, wo man abends vorher die Gießkanne schon bereitgestellt hatte? Gegen sieben Uhr verließ der Gärtner Konrad sein Heiligtum. Von sieben bis acht Uhr war also Gelegenheit, die Gießkanne irgendwo verschwinden zu lassen. Ein Guß! Ein Guß auf den Menschenleib! Man mußte doch einmal den Versuch machen!

Sebastian Kneipp fand auf der hinteren Seite des Bassins die Möglichkeit, sich nächtlicherweile unbemerkt zu begießen. Wenn alles schlief und der ruhelos wandernde Subregens noch nicht auf den Beinen war, verließ Sebastian Kneipp sein Bett, schlich die Treppe hinunter, öffnete im Hörsaal ein Fenster und stieg in den Garten hinaus. Dort stand am bewußten Platz die Gießkanne bereit. Bastian schlüpfte aus Hose und Hemd, trat in das Bassin, füllte die Kanne und gab dem bettwarmen Körper einen Guß, der von den Knien über die Schenkel und die Brust herauf und über die Schultern den Rücken wieder hinabrieselte. Hu, das war eine Wonne! Nun war er schon wieder in den Kleidern, brachte die Gießkanne zum Schuppen, wohin sie eigentlich gehörte, und gelangte durch das geöffnete Fenster wieder in das Haus zurück. Bis er die zwei Treppen hinauf und in sein Bett kam, war er durch seine Kleider schon ziemlich trocken frottiert.

Wenn er dann im Bett lag, fühlte er ein ähnliches Wohlbehagen wie nach den Bädern in der Donau. Vielleicht war ein „Guß" ebenso wirkungsvoll wie ein Bad in strömendem Wasser, ein „Sturz", wie Oertel sagte, wenn er sich unter den Pumpbrunnen stellte? Und wie fein konnte man so eine Gießkanne auf einzelne Punkte des Körpers richten!

„Der Knieguß!" flüsterte Kneipp voll Eifer, wenn er seine Pro-

zedur an den Knien begann. „Der Schenkelguß!" sagte er, wenn er die Gießkanne an den Beinen heraufführte, „der Schulterguß!", wenn ihm das Wasser bohrend über den Rücken rann.
Nun kam ihm bei seinen nächtlichen Experimenten ein Ereignis besonderer Art überraschend zu Hilfe. Dem Subregens Dr. Carl Thumann war vom Hausarzt Dr. Horner die merkwürdige Verordnung gegeben worden, seine nervöse Schlaflosigkeit dadurch zu kurieren, daß er sich auch bei größter Ermüdung bis Mitternacht gewaltsam wach erhielt. Von den Kandidaten, die ihrem Unterpräfekten den Dienst erweisen wollten, ihm bis Mitternacht vorzulesen, erwies sich der bereitwillige Sebastian Kneipp mit seinem ruhigen schwäbischen Organ als der geeignetste.
Wie gern hätte er den guten Professor mit der Gießkanne bedient! Wenn er an seinen eigenen robusten Schlaf dachte! – Aber nun las er. Oft gähnte er hinter dem Buch. Wenn es auf Mitternacht ging, schickte Thumann den Kandidaten zu Bett. Aber wenn der hochwürdige Herr dann, durch Kneipps breite Stimme schläfrig gemacht, für ein paar Stunden die Augen schloß, dann stieg Sebastian Kneipp erst noch in den Garten des Georgianums und vollzog an sich seine neuerprobte Kur.

Zu Beginn des zweiten Jahres wurde den Kandidaten des Georgianums ein wöchentlicher Ausgehnachmittag bewilligt, und Sebastian Kneipp entschloß sich, mit seinem Freunde Beitelrock dem „Verein der Wasserfreunde" im Tal einen Besuch zu machen. Er hatte freilich dem immer lustigen Beitelrock nur von einer merkwürdigen Gesellschaft erzählt, die er einmal sehen wolle, zutiefst aber war er von einer feierlichen Erregung ergriffen, als er die kleine Wirtschaft betrat, in deren Hinterzimmer die Wasserfreunde ihre Zusammenkünfte abhielten.
„Sind wir im Hofbräuhaus oder wo sind wir?" lachte Beitelrock laut auf. Aber Kneipp nahm ihn energisch am Arm und zwang ihn auf einen Stuhl.
Welch ein Anblick! An etwa zehn Tischen saßen vor großen

Maßkrügen Männer und Frauen schweigsam und in gezwungener Haltung und tranken — Wasser. An der Art ihres Trinkens, am Hin und Her der leeren und vollen Krüge konnte der Betrachter ermessen, daß hier ganz enorme Quantitäten der köstlichen Gabe Gottes vertilgt wurden. Ein hagerer Mann, der die Bedienung, die Begrüßung und die Vereinsleitung zu besorgen schien, trat nun an den Tisch der beiden Kandidaten und fragte sie, ob sie einen Krug Wasser wünschten.

„Wir möchten darum bitten!" sagte grinsend Beitelrock.

Und der hagere Mann verschwand und brachte zwei Liter Wasser.

„Prosit!" sagte Beitelrock zu Kneipp, der verlegen den Mund verzog, als er mit seinem Kumpanen anstieß.

Es begab sich nun, daß der hagere Mann vor ein Pult trat und in grobem fränkischem Dialekt einen Vortrag über „Aufschläge und Umschläge" hielt. Es gab, so vernahm Sebastian Kneipp, feuchte Ganzpackungen, bei denen man den Kranken mit einem nassen Leintuch umhüllte; es gab ferner Teilpackungen, die „Leibbinde" oder den „Neptunsgürtel", die „Kopfpackung" und die „Wadenpackung". Nach einem Bad empfahl Oertel die „ganze Trockenpackung" oder die „Massage mit einer Bürste". Wichtig aber bei allen Anwendungen war immer wieder, auch ohne Durst und gegen das eigene Widerstreben Wasser zu trinken, Wasser in gewaltigen Mengen.

„Prosit!" sagte Beitelrock und hob den Krug. Er glaubte, sich in einer Gesellschaft von Verrückten zu befinden.

Nun zeigte der hagere Mann am Pult mit Hilfe eines Leintuches an seinem eigenen Körper, wie man eine Ganzpackung oder eine Teilpackung vornahm, und nannte die verschiedenen Krankheiten, bei denen diese oder jene Packung am Platze war. Als der hagere Mann von der „diätischen Lebensweise" sprach — denn Oertel war einer der ersten Vorkämpfer für eine bewußte Regulierung der menschlichen Ernährung —, da machte sich Sebastian Kneipp eifrig Notizen . . .

„Das erste Diätstadium Oertels für alle fiebrigen Erkrankungen, Schlagfluß, Hartleibigkeit, Ruhr und Syphilis besteht aus rohem Obst, ungekochtem Gemüse und frischem Wasser.

Das zweite Diätstadium Oertels bei Lungensucht, Steinleiden, Gicht und Nervenschwäche besteht aus Obst, Gemüse, Semmelsuppe und frischem Wasser.
Das dritte Diätstadium Oertels, seine sogenannte „Dauerkost", besteht aus wenig Fleisch, reichlichem Obst, viel Gemüse und Wasser, Wasser, Wasser."

Als der hagere Mann Sebastian Kneipp so eifrig beim Schreiben sah, kam er nach Beendigung des Vortrags zu ihm an den Tisch. Er war ein Franke, seines Zeichens ein Schreiner, und hatte Oertel in Ansbach noch persönlich gekannt.
Oertel war ja nun tot. Aber der Prießnitz lebte noch. Und der Schreiner erzählte von Vinzenz Prießnitz und dem Gräfenberg bei Schweidnitz, wo man schon seit dreißig Jahren mit frischem Wasser kurierte. Mit einem Schwamm habe der Prießnitz seine Heilkunst begonnen, bis die Obrigkeit das für Hexerei erklärte und den Schwamm konfiszieren ließ. Jetzt sei er reich geworden, der Prießnitz, sehr reich, und allein mit dem Wasser.
Der Schreiner bat die beiden Studenten, doch bald wiederzukommen und Mitglieder der Gesellschaft zu werden.
„Gehen wir ins Hofbräuhaus!" sagte Beitelrock, als sie das Tal überquerten. Und Sebastian Kneipp mußte lächeln. Sie betraten alsbald die gewaltige „Schwemme" und lachten nun laut, als sie Hunderte von Menschen vor den Krügen sitzen sahen. Aber Wasser tranken die alle nicht, bei Gott! Beitelrock fand bei seinem Krug Bier den Nachmittag äußerst lustig, und sie kamen auf Kneipps Anregung überein, ihr Erlebnis für sich zu behalten.

Sebastian Kneipp ging am nächsten Tag wieder einmal auf die Staatsbibliothek und forschte nach Namen und Büchern, die sonst einen Theologen gewöhnlich nicht zu interessieren pflegen:
Dr. Johann Siegmund Hahn: Unterricht von Krafft und Würkung des frischen Wassers in die Leiber der Menschen, erschienen 1738.
Christian Wilhelm Hufeland: Makrobiotik, erschienen 1805.

Dr. Eucharius Oertel: Allerneueste Wasserkuren, erschienen 1849.
Schriften von Vinzenz Prießnitz waren nicht vorhanden. –
Mit Christian Wilhelm Hufeland traf Sebastian Kneipp auf den „Paracelsus seines Jahrhunderts".
Hufeland war 1762 in Langensalza als Sohn eines Arztes geboren, wurde 1793 auf Betreiben Goethes vom Herzog von Weimar zum Professor der Medizin in Jena und zugleich zum Leibarzt ernannt. Seine Vorlesungen in Jena zogen Hunderte von Hörern an. Er bekämpfte die Lehre von John Brown, die damals die medizinischen Köpfe beherrschte und darin gipfelte, den kranken Körper durch künstliche Reizmittel in Erregung zu versetzen und so die Heilung gleichsam mechanisch in die Wege zu leiten.
Hufeland hingegen nannte sich „Vitalist", glaubte an eine Lebenskraft in jeder Kreatur, an die sich der Arzt bei seiner Kur vornehmlich zu halten habe. Der große Widerhall der Jenenser Vorlesungen veranlaßte 1795 Hufeland, seine Gedanken in einem Buche zusammenzufassen, dem er folgenden Titel gab:
„Die Kunst, das menschliche Leben zu verlängern."
Es war dies die erste Auflage des Werkes, das späterhin unter dem Titel „Makrobiotik" europäische Berühmtheit erlangen sollte.
„ . . . Der Arzt ist ein Künstler. Der Trieb, den Leidenden zu helfen, war die erste Quelle der Heilkunst, und auch heute muß es so bleiben, wenn die Kunst rein und edel und für den Künstler sowie für die Menschheit beglückend sein soll."
Über Oertel aber fand Sebastian Kneipp ein interessantes Dokument in den „Allerneuesten Wasserkuren". Der Professor aus Ansbach hatte nämlich 1832 mit einigen Freunden den „Hydropathischen Gesundheitsverein für ganz Teutschland" gegründet mit Zweigstellen in Ansbach, Berlin, Bromberg, Dresden, Kassel, Lübeck und Zittau.
Und nun war Oertel tot, an einem Unfall gestorben, ohne Nachruf, ohne Nachhall war er aus dieser Welt gegangen. Der „Hydropathische Gesundheitsverein für ganz Teutschland"

hatte sich wohl längst wieder aufgelöst oder war auf kleine Gruppen von Menschen zusammengeschrumpft, die, wie der „Verein der Wasserfreunde in München", gleich Verschworenen bei Maßkrügen voll Wasser zusammenkamen und eine ziemlich lächerliche Rolle spielten.

Sebastian Kneipp war kein spekulativer Kopf. Rein intuitiv, fast gefühlsmäßig, erfaßte er alle Fragen des Lebens. Begriffe und Probleme lösten sich bei ihm in einfache Worte und schlichte Gedanken auf. Sein Krankenlager in Dillingen bei Bier und Zuckerwasser hatte ihm eine gründlichere Anschauung von der hilflosen medizinischen Situation des mittleren neunzehnten Jahrhunderts gegeben, als es dicke Bücher jemals vermocht hätten.

Dennoch war die Verwirrung der Geister in Wahrheit noch viel größer, als der Student der Theologie damals ermessen konnte. Die Chirurgie behauptete das Feld. Zwar hoffte man neuerlich, für jede Krankheit ein Heilmittel zu erfinden: Brom, Arsen, Chinin, Antipyrin, Tuberculin. In Wirklichkeit behorchte, betupfte, beklopfte man den Kranken, um ihm dann kurzerhand den Bauch aufzuschneiden.

Hunderttausende sezierter menschlicher Leichen, vivisezierter hilfloser Tiere hatten zu dem Irrtum geführt, den lebendigen Körper nicht mehr als unteilbares Ganzes, sondern als eine Summe einzelner Teile zu betrachten. Das Experiment war an die Stelle der Gesamtschau getreten, die Physik hatte jede Metaphysik verdrängt. Seele? Weltseele? Seziermesser und Fernrohr vermochten weder in den Leibern der Menschen noch über den Sternen eine Seele zu finden.

Franz Xaver Bichat, völlig antispekulativ, hatte die allgemeine Anatomie zu einer bloßen Gewebelehre gewandelt. Jede Krankheit fand auf dem Seziertisch ihre letzte Begründung.

Rudolf Virchow war sein temperamentvollster Schüler.

„Omnis cellula e cellula!" war sein berühmter Leitsatz. „Jede Zelle kommt aus einer Zelle." Das Leben war ein Geschehen innerhalb der Materie. Eine besondere Lebenskraft gab es nicht.

Aber der junge Pettenkofer war in München schon an einem

Wendepunkt. Er hielt gerade in diesem Sommer 1850 seine erste Vorlesung über diätetische Chemie, in der doch wieder eine „Lebenskraft" des Individuums als Grundelement in Erscheinung trat. „Schafft durch Hygiene gesunde Lebensbedingungen, richtet Gesundheitsämter ein, sorgt für das Wohlergehen der Massen in den großen Städten, und das Volk bleibt gesund!" Das waren Pettenkofers neue Thesen.
„Ein gesunder Körper wird mit jedem Bazillus fertig!" So erklärte ein paar Jahre später der robuste und furchtlose Mann und verschluckte vor den Augen seiner entsetzten Hörerschaft in Seelenruhe eine ganze Kolonie virulenter Cholerabazillen. Und seine „Lebenskraft" triumphierte.
Die Lebenskraft, „das erneuerte Blut", wie Kneipp einfach sagte, hatte sich gegen seine tückische Krankheit in Dillingen zur Wehr gesetzt. Die strömenden Wasser der Donau hatten sich mit den Blutströmen des eigenen Leibes sieghaft verbündet. „Panta rhei!" sagt Heraklit. Alles muß fließen, denn das ist Leben. Erstarrung, Schrumpfung, Verstopfung sind Krankheit und Tod. Im Blut liegt unser Schicksal.

Nun kam eine Zeit, in der Sebastian Kneipp mit doppeltem Eifer seinen theologischen Studien oblag. Schon im Oktober 1851 erhielt er die erste Tonsur und die vier niederen Weihen. Doch dann mußte er eines Tages auf der Treppe des Georgianums hinter sich den Ruf „Eisbär" vernehmen. Er erschrak, aber er sah niemand. Der Rufer war entwischt. Hatte Pfluger das Geheimnis verraten? Hatte Beitelrock etwas von den Wasserfreunden in München erzählt? Oder war Kneipp selbst bei seinen nächtlichen Güssen im Garten beobachtet worden? Er unterließ also mehrere Nächte lang seine geliebten Exkursionen mit der Gießkanne. Nun fand er aber ein paar Tage später an seiner Kammertüre eine Figur mit Kreide gezeichnet, die zweifellos seine Wenigkeit darstellte, und diese Figur hielt einen Topf in der Hand und begoß sich selbst. Darunter stand geschrieben: „Dr. Hydrophilos". Nun war es offenbar, daß man im Georgianum über ihn munkelte. Aber wer konnte ihn gesehen haben? Nach den Schriftzügen unter dem Bild konnte

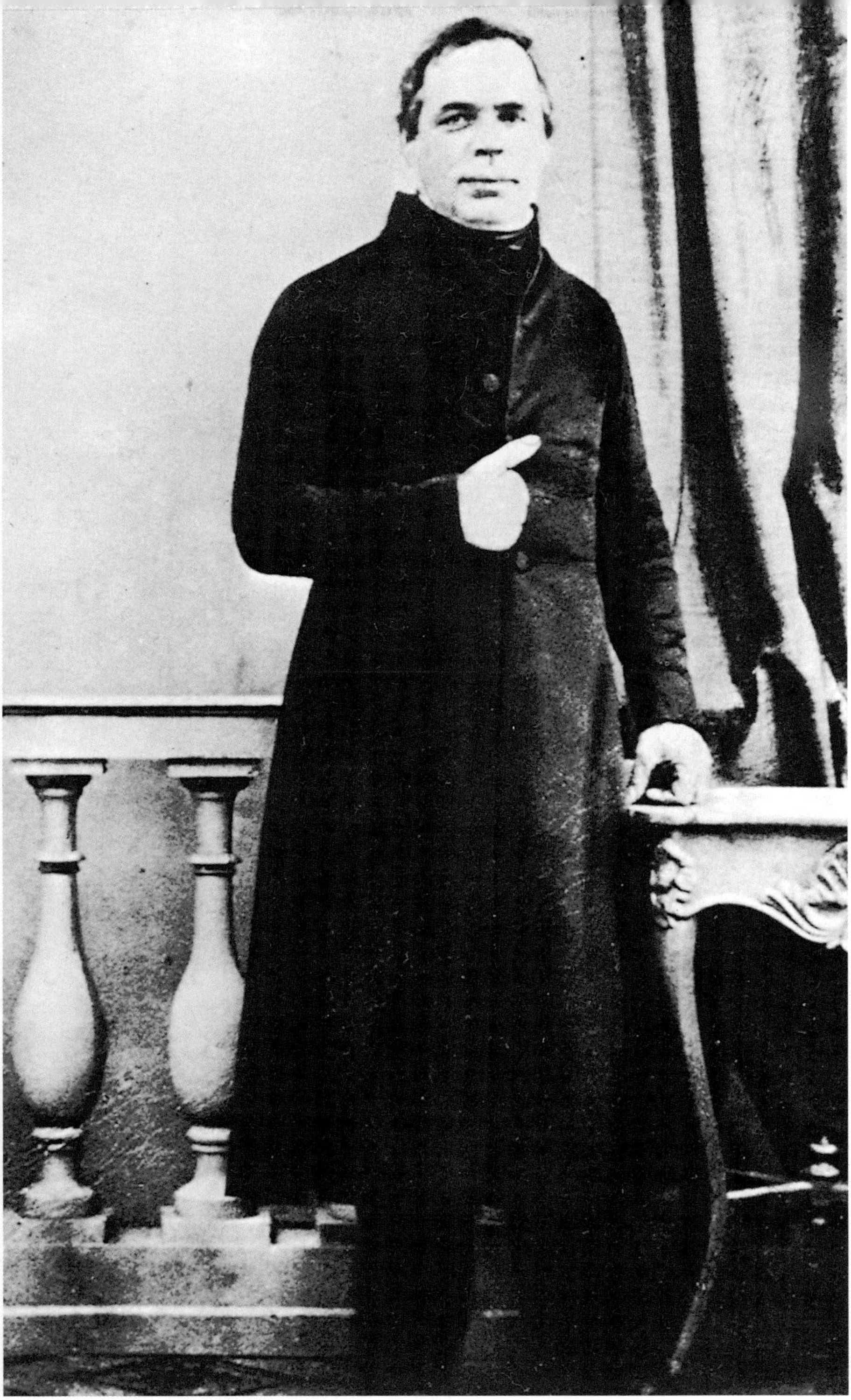

Sebastian Kneipp in jungen Jahren als Kaplan (1854)

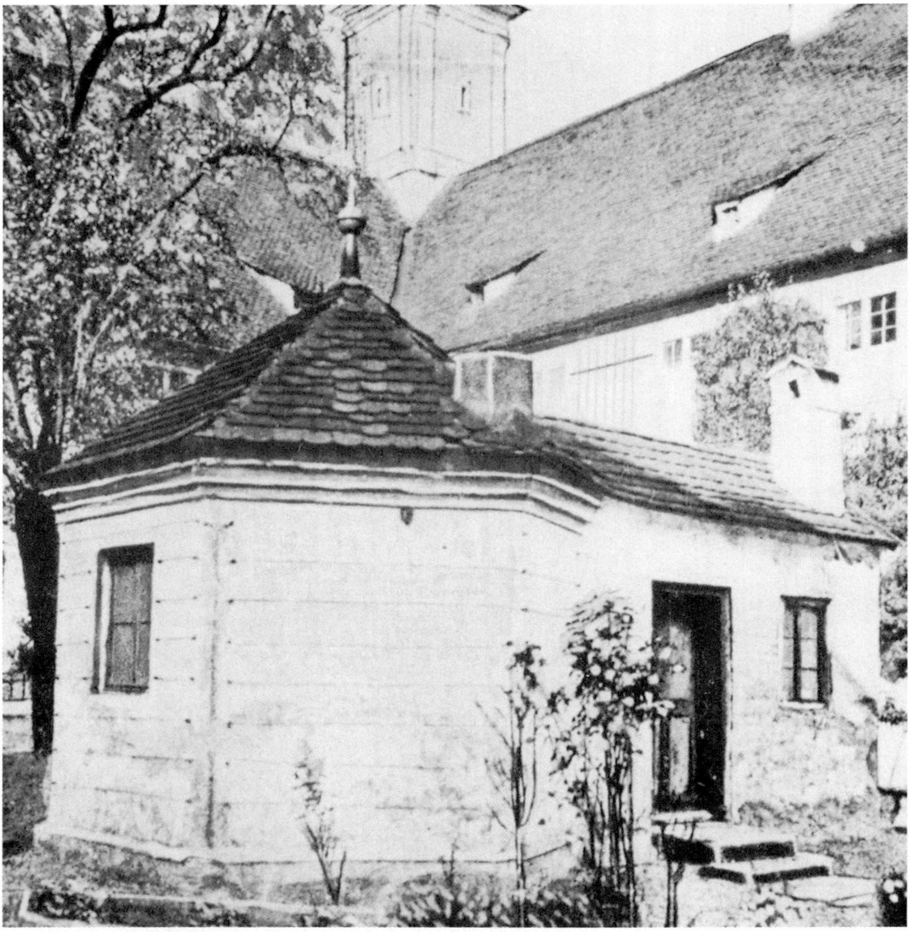

Das Badehäuschen im Kloster der Dominikanerinnen in Bad Wörishofen

Beitelrock der Verfasser sein. Kneipp ging zu Beitelrock. Und Beitelrock beichtete. Ja, Pfluger habe vor einiger Zeit Kneipps Spitznamen „Eisbär" verraten und auch von seinen abendlichen Bädern in der Donau erzählt. Nun sei Beitelrock erst ein Licht aufgegangen, und er habe von ihrem gemeinsamen Besuch bei den Wasserfreunden berichtet. Und darauf habe Jakob von Türk gestern abend diese Zeichnung an die Türe gemalt. Und nun wüßte das ganze Georgianum um Kneipps großes Donau=geheimnis. Und weiter? Nichts weiter! . . .

Aber bald kam eine Weisung des Schicksals, die auch Kneipps Geheimnis mit der Gießkanne preisgeben sollte.

Die allgemeine ärztliche Untersuchung rückte heran. Die bischöflichen Ordinariate waren streng angewiesen, nur kör=perlich gesunde Priester anzustellen. Auch der Arzt Dr. Horner nahm die Sache sehr genau. Als die Reihe an Sebastian Kneipp gekommen war, erhielt er einen väterlichen Schlag auf die Schulter. „Er ist kerngesund!" sagte der Doktor. Kneipp war es recht. Er tanzte über die Treppen in den Garten hinab. Dort fand er seinen Mitalumnen Langmeyer mit verwässerten Augen.

Und nun mag Sebastian Kneipp aus seinen „Erinnerungen" selbst das Folgende berichten:

„ . . . Ich eilte zu ihm und fragte ihn um seine Trauer. Er ant=wortete mir: ‚Jetzt habe ich zwölf Jahre studiert, will Priester werden, lebe von Almosen, und jetzt gibt mir der Arzt keinen Tischtitel, und ohne diesen werde ich nicht zur Weihe gelassen. Was soll ich anfangen?' – Ich dachte an meine Lage und meine frühere Trostlosigkeit und machte ihm Muth und Glauben, ich könne ihn mit Gewißheit kurieren; ich habe ein Büchlein über Wasserkur, und ich fühle von Monat zu Monat einen Fort=schritt. Das war für den guten Herrn ein Trost; er hörte auf zu weinen und sagte: ‚Alles will ich thun, wenn ich wieder gesund und zum Priester geweiht werden könnte.' Nun, was thun? Wir hatten nur e i n e Verlegenheit: wer gestattet uns, Anwen=dungen vorzunehmen? Und zweitens: wo? Ich fand eine Ge=legenheit. Im Seminarhof war unweit des Blumenhauses ein Bassin mit stets frischem Wasser. Ich holte in der Nacht, gleich=

viel ob es zwölf oder zwei Uhr war, diesen Alumnus, und wir stiegen im Hörsaal, welcher parterre lag, zum Fenster hinaus, an welches ich am Abend jedesmal eine alte Schulbank, die in der Ecke lag, hingestellt hatte. Vom Gärtner habe ich schon am Abend eine Gießkanne auf die Seite getan, und damit habe ich den Alumnus im Bassin begossen bei zehn bis zwölf Grad Kälte. Die Wirkung war außerordentlich; sein Aussehen wurde von Woche zu Woche besser, sein heftiger Husten verschwand, seine Kräfte vermehrten sich, der gute Herr bekam Feuer und Blut und wurde zur allgemeinen Freude gesund. Er mußte seine Probepredigt halten, und gelegentlich dieser bewunderte der Vorstand seine Stimme und fragte den Präfekten: ‚Ja, soll d e r nicht zur Weihe fähig sein mit dieser Stimme und diesem Aussehen und dieser Begeisterung in seiner Rede?‘ Der Präfekt gab zur Antwort: ‚Der ist vollständig gesund! „Vater“ Kneipp hat ihn kuriert.‘ Der Vorstand wollte wissen w i e, und so hat er ihm mitgeteilt, daß ‚Vater‘ Kneipp mit ihm zur Nachtzeit in den Garten stieg und ihn dort abgoß. Der Vorstand führte diesen Alumnus wieder zum Doktor; dieser untersuchte ihn genau und sprach: ‚War doch dieser Herr ganz lungensüchtig, jetzt ist er kerngesund! Man solle ihn nur weihen.‘
Nun wurde ich zum Vorstand gerufen und streng examiniert. Der Schluß war: ‚Es ist gut, daß er geheilt ist, aber auch gut, daß ich es nicht gewußt habe; ich hätte es euch aufs strengste verbieten müssen.‘“

Aber nach einem Vierteljahr geschah es, daß wieder ein Student an akuter Lungensucht erkrankte, der Dillinger Mitalumnus Sebastian Kneipps, der Spötter, der immer mit seiner Kraft prahlte und sich schon als Missionar in den Tropen sah, Johannes Pfluger, der Mann, der das „große Geheimnis“ zuerst verraten hatte. Der Arzt verschrieb wieder seine Medikamente, aber Pfluger ließ Sebastian Kneipp an sein Bett holen und bat ihn, daß er ihn genau wie Langmeyer nächtlich mit der Gießkanne behandeln solle. Aber Sebastian Kneipp schlug das Ersuchen rundweg ab. Die Rüge, die er vom Präfekten erhalten hatte, schüchterte ihn ein.

Eine große Erregung bemächtigte sich der Georgianer: Kneipp will nicht mehr! Aber wenn er den Langmeyer gerettet hat, kann er doch den Pfluger nicht verderben lassen! Einer ist so gut wie der andere! ...

„Du mußt helfen!“ sagte Beitelrock. Und so drängten Türk, Langmeyer, Alban und Schattenhofer. Seine besten Freunde schienen sich gegen ihn zu verschwören.

„Oder sag' ihm, wie er sich selbst helfen soll!“ fiel Schattenhofer ein.

„In Gotts Name zum letschtemal!“ brummte endlich Sebastian Kneipp.

Es kam die Nacht, in der Pfluger den Gang zum Bassin unternehmen sollte. Langmeyer hatte versprochen, ihn zu führen, in der Hoffnung, nebenher selbst noch einmal einen Guß zu empfangen. Sebastian Kneipp lag im Bett und schlief nicht. Und auch die anderen Georgianer fanden in dieser Nacht keinen Schlaf.

Würde es noch einmal glücken? Würde auch Pfluger noch einmal „den Ruck“ bekommen, der seine kranke Natur zur Umkehr zwang?

„Allo, du Dackel, kumm her mit deim Gripp!“ flüsterte Kneipp, der schon die Gießkanne herbeibrachte.

Schlotternd und zähneklappernd stieg Pfluger in das Bassin und empfing seinen ersten Guß. Nun erbat sich auch Langmeyer noch einmal Gottes Segen. Und weil aller guten Dinge drei sind, schüttete sich auch „Vater“ Kneipp zuletzt noch eine volle Kanne über Brust und Rücken.

Auch Pflugers Zustand besserte sich in einigen Wochen. Jeder Georgianer sah es verwundert, wie es dem Mitalumnen täglich besser und besser ging. Keiner schwätzte mehr ein böses Wort. Dieser Kneipp war ein ganz außergewöhnlicher Mensch; er besaß die unheimliche Gabe, mit den Elementen sich zu verbinden. Und er war ein guter Kamerad, der selbst auf die Gefahr einer zweiten, weit schlimmeren Rüge durch den Präfekten dem kranken Pfluger Hilfe gebracht hatte.

Die Zeit des Abschlußexamens rückte heran. Oertel, Hufeland

und Hahn versanken in die Bücherkiste. Nur beiläufig erfuhr Kneipp, als er beim Antiquar Zipperer wieder einmal vorüberkam, daß nun auch der große Wasserdoktor Vinzenz Prießnitz im frühen Alter von zweiundfünfzig Jahren an Entkräftung gestorben war.

„Oertel tot, Prießnitz tot; es ist Schluß mit der Wasserkur!" meinte Zipperer gelassen und nahm eine Prise. –

Das Examen begann. Kneipp bestand es mit Auszeichnung. Am 4. August dieses Jahres 1852 fuhr er nach Augsburg, um noch am gleichen Vormittag durch seinen Bischof Peter von Richartz im Ostchor des Domes die Subdiakonatsweihe zu empfangen. Domdekan Stadler, Familie Platzer waren zugegen.

Am nächsten Tag erhielt Sebastian Kneipp die Diakonatsweihe. Dann verließ er sein Zimmer erst wieder, um nach weiteren zwei Tagen von der Hand seines Bischofs die Priesterweihe zu empfangen. Hingestreckt auf den Stufen des Altars, vernahm er die Töne der Allerheiligen-Litanei und weihte sein Leben noch einmal feierlich dem höchsten Gott.

Er verweilte nun mehrere Tage als Gast der Familie Platzer und fuhr dann mit der Eisenbahn nach Buchloe. Per pedes apostolorum erreichte er Stephansried, das kleine Dorf, sah den Vater und die Geschwister wieder, die sich versammelt hatten, den Neopresbyter zu empfangen. Inzwischen traf auch das Abgangszeugnis des Georgianums mit der Post in Stephansried ein. Der alte Vater Kneipp las es, unter der Brille schmunzelnd, schon zum soundsovielten Male. Es lautete:

„Kneipp Sebastian besitzt sehr viele Fähigkeiten, vorzüglichen Fleiß, sehr viele Kenntnisse. Die Lücke in denselben datiert von der mangelhaften Vorbildung, indem Kneipp bereits an Alter sehr vorgerückt war, als er vom Webstuhl seines Vaters und den bäuerlichen Arbeiten, gemahnt durch einen unüberwindlichen Drang, den Studien sich zuwandte. Sein Eifer, namentlich für die Schule, ist ungemein groß, und er verspricht bei seiner großen Gewissenhaftigkeit, seinem frommen Sinn und heitern Ernste ein tüchtiger Seelsorger zu werden, zumal er die in seinem früheren Berufsleben unter dem Landvolke gemachten Wahrnehmungen und Erfahrungen wohl zu benützen versteht.

Durch die ungewöhnliche Energie seines Willens wird er mit der Gnade Gottes manches Unbehilfliche in seinem Umgang noch überwinden. Sein Vortrag nach Inhalt und Deklamation verdient die erste Note. Die Form der Darstellung und die Aktion werden durch die Übung gebessert werden. Die Gesundheit ist sehr kräftig." –

Es war der Bartholomäitag, der 24. August 1852, als der junge Priester die Feier seiner Primiz in der Abteikirche zu Ottobeuren verlebte. Mit dem Vater war er am frühen Morgen am Grab der Mutter gewesen. Nun weilte er zur letzten Vorbereitung als Gast der Mönche in dem Priorat. Inzwischen strömte alles Landvolk aus Stephansried, Gumpratsried, Guggenberg, Ober- und Unterkammlach, Sontheim, Attenhausen, Rettenbach, ja bis aus Grönenbach in Ottobeuren zusammen, der heiligen Handlung des ersten Meßopfers beizuwohnen.

„Mein guter Knecht!" sagte der Bauer Stahl aus Grönenbach.

Bis zum Portal drängte sich die Menge. Im altberühmten Chorgestühl saßen neben fünf Ordenspriestern auch Dr. Michael Funk, der Herr Vetter aus Unterkammlach, und Professor Matthias Merkle, die zur Feier ihres Baschtl in Ottobeuren eingetroffen waren. Nun brausten die beiden Orgeln des Meisters Veit mächtig ineinander, daß die Töne donnernd und jubilierend um die Gewölbe kreisten.

Dann trat der junge Priester gesenkten Blickes an den Altar und brachte sein erstes Opfer. Als er sich zur Menge wandte, die auf die Knie gesunken war, schienen die Kuppeln des gewaltigen Raumes über ihm zu wallen und zu steigen. Und Sebastian Kneipp, der barocke Mensch, stand aufgereckt wie ein Kämpfer vor seinem Jahrhundert.

Der Cholerakaplan

Auf der alten Augsburger Bischofsstraße, die über Wertingen nach Dillingen führt, liegt sechs Stunden nördlich von Augsburg der Markt Biberbach, dem Bezirksamt Wertingen zugehörig. Biberbach besitzt eine barocke Wallfahrtskirche von einiger Schönheit und bildet mit seinen Pfarrfilialen Feigenhofen, Eisenbrechtshofen und Albrechtshofen eine stattliche Gemeinde. Ein behäbiger Pfarrer und drei Kapläne betreuen die dreitausend Seelen.

Die beiden jüngeren Kapläne haben vor allem den Außendienst in den Filialen zu versehen. Und Sebastian Kneipp ist jetzt endlich der jüngste. Wie leicht stimmt ihn dieses Bewußtsein! Mit seinen einunddreißig Jahren ist er voll frischer, ungeduldiger Kraft. Wie über Nacht ist der letzte Schatten seiner verspäteten acht Jahre von ihm gewichen. Er sieht um zehn Jahre jünger aus.

So geht es hinaus auf die Filialen, mit der Pfarrkutsche oder zu Fuß, hinein in das große, herrliche, kleine, elende und traurige Leben! Öffne dich, du Jammertal, mit deinen Klagen, Gebrechen, Mühen und Sorgen! Was ist ein Priester? Ein Knecht Gottes im Alltag! –

Sebastian Kneipp ist der erste Knecht seines Herrn. Hinter der massigen Gestalt schlägt ein Herz voller Demut, und die Augenbrauen, die struppigen, verdecken einen Blick der Güte.

Die Glücklichen, die Reichen, die Fröhlichen sind selten jene, die ihn brauchen. Aber die Armen, die Elenden, die Kranken, die in ihren Hütten auf schlechten Matratzen liegen, die rufen nach ihm.

Zweimal in der Woche und einmal am Sonntag kommen frohe Stunden mit den Kindern. Sebastian Kneipp ist ein getreuer Schüler Dr. Merkles. Er ist ein Lehrer von einfachem Verstand und großer Anschaulichkeit. Er ist ein Meister der Katechese. Es gibt noch keinen Katechismus für die Diözese Augsburg. Sebastian Kneipp arbeitet selbst Fragen und Antworten aus, so wie sie für junge Menschen begreiflich sind. Das gefällt den Kindern, so unmitelbar aus dem Leben in die Welt Gottes versetzt zu werden. Und so wird jede Katechese Sebastian Kneipps eine fröhliche Weihestunde.

Der Herr Kaplan muß oft daran denken, wie er in Dillingen zum erstenmal mit Regens Wagner die Schule der taubstummen Mädchen betrat. Er kann die Augen dieser Ärmsten nicht mehr vergessen, die wie zu einem stummen Gruß, neugierig und fragend und doch wie in froher Erwartung, auf ihn gerichtet waren. Wie anders ist diese singende Fröhlichkeit von Biberbach!

Wandert Sebastian Kneipp allein hinaus durch das liebliche Schmuttertal, dann zieht er wohl auf verstecktem Pfad Schuhe und Strümpfe aus und wandert mit dem Daseinsgefühl eines kräftigen Bauernburschen in dem kühlen Wasser dahin. Es ist ein Oktober voll heißer Tage, als wolle der Sommer kein Ende nehmen. Kneipp hat kaum Zeit, seine täglichen Anwendungen nach Oertelschen und eigenen Vorschriften heimlich und in Eile zu machen. Und so ist das Wassertreten jetzt seine ganz besondere Freude.

Einmal überraschte ihn eine alte Frau, ein Kräuterweiblein. Aber es lächelte mit seinem zahnlosen Mund recht lieblich, und die roten Backen glänzten wie ein Paar Äpfel.

„Ja, 's ischt heiß hoit, Hochwürde", sagte sie, ohne Sebastian Kneipp auf die nackten Beine zu schauen.

„Ja, 's ischt heiß", sagte Kneipp und schwenkte Schuhe und Strümpfe verlegen hin und her.

„Ich hab Kalmus gschtoche", erläuterte die Alte wie zur Entschuldigung.

„Kalmus, jo freile", sagte der Kaplan.

„Bin z' Medlinge gebore, Hochwürde."

„Ah, da ischt der Schnaps zuhaus!"

„Je, je."

„Hm, hm."

„Etz mache S' nur so fort, Hochwürde", sagte die Alte, deutete in die frischen Wasser der Schmutter und entfernte sich.

Aber Sebastian Kneipp blieb in würdiger Haltung und barfuß stehen, wie er stand, und wartete, bis sich das Waldweiblein mit mehreren Verbeugungen endlich entfernt hatte. Dann setzte er sich auf einen Baumstumpf, zog Strümpfe und Schuhe an und ging seinen Weg weiter. Wenn jetzt die Alte hinter einem Busch versteckt nach ihm schaute, sollte sie doch bemerken, daß der Herr Kaplan wohl wußte, was sich für ihn gehörte.

Man schrieb den 15. Dezember 1852. Der erste Schnee fiel. Sebastian Kneipp zog seine Trittlinge an und marschierte zu einer Sterbenden nach Albrechtshofen. Als er wieder nach Biberbach zurückkam, fand er einen dicken Brief aus der Domkanzlei von München, datiert vom 12. Dezember . . .

„Das Direktorium des Waisenhauses in München, als Vorstand des Vereins für Erziehung verwahrloster Jugend, läßt an Hochw. Herrn Cooperator Kneipp in Biberbach die Einladung ergehen, am 1. Januar 1853 die Stelle eines Erziehers und geistlichen Vaters dortselbst zu übernehmen. Neben Kost und Logis würde das Direktorium des Waisenhauses dreihundert Gulden Geldbezug jährlich genehmigen."

München, 12. Dezember 1852.

Dr. Reindl,
Domdechant und Vorsitzender.

Ein paar Monate waren also in Biberbach vergangen, und nun hatte Sebastian Kneipp schon eine Berufung in der Hand! In der großen Stadt München einen verantwortungsvollen Posten zu bekleiden, wie ihn das freute! Er las das Schreiben noch einmal, las den Briefumschlag, wie um sich zu vergewissern, daß er auch wirklich gemeint sei. Doch war kein Zweifel möglich . . . „An den Hochw. Herrn Cooperator Kneipp in Biberbach."

Ein Amt als Erzieher und geistlicher Vater von Waisenknaben, das wäre die Erfüllung seines Daseins! Aber wem in aller Welt hatte er diese Berufung zu verdanken? Wer in ganz München wußte etwas von dem Kaplan in Biberbach? Und Kneipp hätte im Augenblick eher an Professor Merkle oder an seinen Vetter Funk gedacht, nur nicht an den Pflegevater der taubstummen Mädchen zu Dillingen, den großherzigen Präfekten Wagner, der seinen Bastian nicht vergessen hatte und nun ohne viel Geräusch für ihn an höherer Stelle eingetreten war.

Sebastian Kneipp sprach tags darauf mit seinem Pfarrer. Der bequeme Mann, der eben mit Bedacht seine Schnupftabaksdose neu auffüllte, tat etwas unwillig, als ihn sein jüngster Kaplan mit einem solch ungewohnten Anliegen störte. Was hatte

denn dieser Mensch, der kaum ein Vierteljahr im Amte war, für eine Protektion in München, die ihm schon jetzt eine solche Stellung mit dreihundert Gulden jährlich in den Schoß warf? Ja, er würde dem Generalvikar in Augsburg Meldung machen und für den Kaplan um Urlaub eingeben, meinte er dann. Und nun schnupfte der Herr Pfarrer, und Kneipp konnte gehen.
München! Kneipp zog aus Freude draußen vor der Türe die eigene Dose hervor und nahm eine tüchtige Prise, denn das Schnupfen hatten die Herren Studenten als Zeichen ihrer Männlichkeit schon im Georgianum geübt. – „Verwahrloste Jugend!" Der Name des Vereins gab zu denken. Arme Geschöpfe, die weder Vater noch Mutter hatten oder von Vater und Mutter verlassen waren. Für einen Sebastian Kneipp gab es keine verwahrloste Jugend, höchstens verwahrloste Eltern.
Die Großstadt! Überall tauchte sie jetzt auf! Eine Häufung von Häusern, die in einem Gewimmel von Straßen, Winkeln und Höfen beieinander standen. Eine Anhäufung von Menschen, die sich gegenseitig nicht mehr kannten, von Familien, deren Angehörige kaum abends eine Stunde zueinander fanden. Großstadt!? Da stieg etwas Neues empor aus der Zeit, gefährlich glitzernd in Millionen Lichtern, sprunghaft, raubtierhaft! Vor zwölf Jahren war es noch anders, als er, der Webergeselle, selbst ruhelos über Land zog. Da verließen junge Bauern und Knechte das heimatliche Dorf und zogen den Rhein hinab, dem großen Wasser zu . . . Amerika! Hundertfünfzigtausend deutsche Menschen zogen da jährlich über See. Und Polen, Holländer, Iren, Schweden und Schweizer, wer zählte sie alle! – Aber jetzt, seit ein paar Jahren, strömten diese entwurzelten Massen plötzlich in die Städte. Die Fabriken rissen die Tore weit auf. Die Industrie schrie nach geschäftigen Händen. Maffei in München beschäftigte allein tausend Arbeiter. Das Leben lief so rasch wie die Eisenbahn auf ihren Schienen. Man verdiente schnell, man konnte heiraten, schon mit Zwanzig, wenn man wollte, fand man das große Glück . . .
Aber dann genügte doch die geringste Wohnung, die schlechteste Kammer auf einem dunklen Hof oder in einer Mietskaserne. Und die Kinder? Jetzt wuchsen sie heran. Jetzt wuchs

die zweite Generation der Enterbten, die Nachkommen derer, die noch auf dem Dorf draußen ihr gesundes und fröhliches, wenn auch einfaches und ärmliches Leben gehabt hatten, um es dann mit dem Flitterdasein der Stadt zu vertauschen. Verwahrloste Kinder . . .

Herr Platzer in Augsburg war ein reicher und geschäftiger Mann und sah nur die Lichtseiten der Stadt. Dem Priester Sebastian Kneipp aber konnten auch ihre Schattenseiten nicht verborgen bleiben. Ja! In der Großstadt bei armen, verlassenen Kindern war jetzt sein Platz. Ihnen wollte er aus ganzem Herzen ein guter Vater sein. –

Aber das Schicksal wollte es anders. Noch vor Weihnachten erhielt Sebastian Kneipp statt der erhofften Dispens für München die Weisung seines Ordinariats, am 20. Januar 1853 eine Stelle als Erster Kaplan in Boos anzutreten.

Nördlich von Memmingen liegt Boos, das Dorf am Wald. Da lebt jetzt einer mit seinen Bauern genau wie vor zehn Jahren in Grönenbach, aber nicht mehr als Knecht, sondern als Seelsorger. Der alte Pfarrer ist krank und am Ende seiner Tage. Sebastian Kneipp vertritt ihn in allen Ämtern. Schon nach Wochen gehören ihm die Herzen seiner Gemeinde. Da steht ein Gottesmann unter seinen Bauern und predigt, wie ihm der Schnabel gewachsen ist. Zwar stellt er sich immer ein Thema aus der Heiligen Schrift; aber das ist ihm nur ein Anlaß, das ganze gegenwärtige Leben mit beiden Fäusten zu packen, wie den Stier bei den Hörnern. Was der Herr Kaplan alles weiß und wie unbestechlich sein Urteil ist! Stadt und Land, hoch und niedrig, alles gilt ihm gleich. Wie schonungslos er die Schäden dieser Zeit aufdeckt, wie er donnert und mit den Fäusten trommelt! . . .

„Der siecht dr Kuh am Euter aa, was z' Berlin dr Butter koscht", sagt der lustige Bürgermeister mit einem schwäbischen Wort. –

Seit Wochen führt die Theres aus Stephansried den Haushalt, die „Jungfer Theres", wie die Bauern sagen. Sie ist keine Schönheit, die Schwester des Herrn Kaplan, aber sie versteht die Wirtschaft. Im Pfarrhaus ist alles blitzblank, und man hört vor Emsigkeit kein lautes Wort mehr. Selbst die alte Pfarrköchin schweigt.

Eines Tages aber fiel in diese Idylle und auf den Schreibtisch des alten Pfarrers eine schriftliche Anweisung des Landrichters von Babenhausen. Es handelte sich um eine „Polizeistrafe von zwei Gulden gegen den Cooperator Sebastian Kneipp wegen eines Vergehens gegen das Kurierverbot".
Der alte Pfarrer wußte in seiner Weltfremdheit nichts von einem Kurierverbot, er wußte noch viel weniger von einer geheimen Doktorei seines Cooperators. Wenn der Herr Cooperator aber bei seinen Krankenbesuchen wirklich hier und da ein paar Hausmittel anbot, dann war das doch kein Verbrechen. Das eine wußte der alte Pfarrer jedenfalls schon lange, seine Bauern gingen jedem Doktor in weitem Bogen aus dem Weg. Dafür Geld auszugeben, daß man in der Apotheke zu Babenhausen irgendein Gift zu schlucken bekam, das tat kein Bauer. Das Vieh brauchte auch keine Medizin. Und so wie die Bauern schien nach seinen Reden auch der Herr Kaplan zu denken. Und jetzt lag da ein Strafbefehl über zwei Gulden gegen ihn vor? . . .
Der alte Pfarrer ließ seinen Cooperator kommen und drückte ihm das Schreiben des Landrichters von Babenhausen in die Hand. Aber der Kneipp kam gar nicht in Verlegenheit.
„Ischt scho guet, Herr Pfarrer", sagte er, zerknüllte das Papier leicht in den massigen Fingern, verbeugte sich und ging. Er machte sich auf den Weg nach Babenhausen, um seine zwei Gulden zu bezahlen. –
Was war geschehen? Ein Denunziant hatte den Kaplan Kneipp wegen „Kurpfuscherei" angezeigt, „verübt an mehreren Personen beiderlei Geschlechts im Pfarrdorfe Boos im Februar dieses Jahres 1853".
Der Richter von Babenhausen war ein feuchtfröhliches „Haus". Er verschwieg zwar dem Kaplan den Namen des Denunzianten, aber er zeigte Kneipp, als dieser seine Vergehen zugegeben und seine zwei Gulden bezahlt hatte, als Corpus delicti eine von

Kneipps eigener Hand stammende „Kurvorschrift für die Jungfrau Columba Haas".

„Ischt das Mädle wieder gesund?" fragte schmunzelnd der Richter.

„'s geht scho wieder", antwortete Kneipp.

„Und 's Wasser tät überall helfe?"

„I moin scho."

„I hätt halt 's Reiße, Herr Cooperator, so ebbes von dr Gicht."

„Dös kommt vom Saufe, Herr Richter."

Und Kneipp schrieb eine zweite Kurvorschrift für den Richter von Babenhausen und legte sie neben seine zwei Gulden.

Eine Kurvorschrift des zweiunddreißigjährigen Sebastian Kneipp für die Jungfrau Columba Haas im Pfarrdorfe Boos.

Das wertvolle, wenn auch unvollständige Original, das Kneipps späterer Freund und Helfer Dr. med. Alfred Baumgarten der Nachwelt überlieferte, hat folgenden Inhalt:

1) Wenn die Bangigkeit kommt dann waschen u. sogleich ins Bett. Sollte diese Bangigkeit nicht kommen, so blos jeden zweiten Tag ins Wasser 2 bis 3 Minutten ungefähr, reicht aber hie blos bis an die Brust ins Wasser.

2) Wenn aber ins Wasser, so muß der Körper vollkommen warm sein. Wenn auf das 3te Waschen nochmal die Bangigkeit folgt, muß sie doch ins Wasser. statt waschen kann auch das Wasser gewählt werden, es muß aber dann der Oberleib auch gewaschen werden.

. . . .

15) Tuch auf den Rücken u. Leib eine Stunde lang, das auf dem Leib nach einer halben Stunde wieder frisch eintauchen u. eine halbe Maaß Wasser trinken in das ein Löffelvoll Salz geworfen, auf dieses Salzwasser kann wieder frisches Wasser getrunken werden.

16) Ausruhen blos am Abend Tuch auf den Leib 6fach ungefähr, aber nur eine viertel Stunde lang.

17) Am Morgen den ganzen Körper waschen u. wenn leicht möglich aufbleiben u. ein wenig umgehen. Abend Tuch auf den Leib 6fach eine viertel Stunde lang.

1) Wenn die Langsichtkeit kommt dann
waschen u. befeuchten [illegible]. Sollte
diese Langsichtkeit nicht kommen,
so bleibt ~~den~~ jeden zweiten Tag
im Wasser 2 bis 3 Minuten [illegible],
nicht aber sie bleibt bis an die
Brust im Wasser.

2) Wenn aber im Wasser, so muß der
Körper vollkommen warm sein.

Wenn auch d. 3te Waschen nochmal die
Langsichtkeit folgt, muß sie doch ins Wasser.
statt waschen kann auch d. Wasser
gemacht werden, es muß aber dann
der Oberleib auch gewaschen werden

(5.) Zuletzt mit den Tüchern u. Leib einen Stück
lang, d. auf dem Leib noch einen halben
Stunde wieder frisch eintauchen u. ein
halbe Maß Wasser trinken in d. [illegible]
ein Löffelvoll Salz genommen, auf
dieses Salzwasser kann wieder frisches
Wasser getrunken werden

16) Ausruhen bloß am Abend Tuch auf den Leib schlag ungefähr. aber nur eine viertel Stunde lang

17) Am Morgen den ganzen Körper waschen u. wenn leicht möglich aufbleiben u. ein wenig umgehen. Abend Tuch auf den Leib schlag eine viertel Stunde lang.

18) Wie am 15ten nur bisher nicht gehörig Öffnung angehalten.

19) Wie am 17ten

20) Am Morgen u. Abend Tuch auf den Rücken schlag ½ Stunde lang

21) Am Morgen ganz mit Essig waschen u. wenn leicht möglich, nicht ins Bett. etc.

22) Ausruhen.

[illegible] am Morgen u. Abend

---

18) Wie am 15ten wenn bisher nicht gehörig Öffnung ein=getretten.
19) Wie am 17ten.
20) Am Morgen u. am Abend Tuch auf den Rücken 6fach 1/2 Stunde lang.
21) Am Morgen ganz mit Essig waschen u. wenn leicht mög=lich nicht ins Bett.
22) Ausruhen.
Rettichsaft am Morgen u. Abend.

Sebastian Kneipps erste uns erhaltene Kurvorschrift! Sehen wir uns also zuerst die Schrift selbst an. Klar, wenn auch in besorgter Eile, folgt Wort auf Wort, Satz auf Satz in gotischen, mittelgroßen Buchstaben. Das energische Vorwärtsschreiten der Schrift zeigt den kraftvollen, zielstrebigen Charakter, der in Einzeldingen peinlich genau, in der Gesamtheit seiner An=ordnung jedoch voll großzügiger Planung ist. Korrigiert ist in der ganzen Kurvorschrift überhaupt nur ein kleines „den" im ersten Absatz, das durch das Wort „jeden" ersetzt ist. Jedes Wort steht im Zug der Niederschrift genau am richtigen Platz und drückt aus, was es ausdrücken soll. Welch eine Handvoll Wille und Sicherheit!

Und der Inhalt! Als sei ein Riese plötzlich im Überschwang seiner gesammelten Kräfte in eine kleine und enge Welt ein=gebrochen, so wirkt diese erste uns erhaltene Kurvorschrift des Kaplans von Boos.

Die Kranke litt offenbar an einer Störung der Galle, an Gelb=sucht, im Volk auch „Schwarzsucht" genannt, verbunden mit einer schweren Störung der Verdauung, die neben der körper=lichen Erkrankung auch eine seelische Verstimmung im Gefolge hatte. So empfiehlt Sebastian Kneipp vor allem die Ganz=waschung zur Kräftigung und Beruhigung der Kranken. Er verordnet sodann sein beliebtes Sitzbad, auf das er seit seiner eigenen rigorosen Heilung in der eiskalten Donau nicht mehr vergessen hat.

Aber welche Neuerungen jetzt! Ein Sitzbad im Zimmer und gleich vom Bett aus! Hat hier „Jungfer Theres", die eigene

Schwester, den richtigen Einfall gehabt? In jeder Waschküche steht ein Schaff, und dieses Schaff mag doch auch zum Baden und Waschen eines lebenden Wesens nicht ungeeignet sein! Die mittelalterlichen Holzwannenbäder feiern ihre Auferstehung in der Waschküche der Jungfer Theres.

Aber nun kommt der geniale Bruder wieder zum Zug. Er teilt diese Sitzbäder plötzlich nach der Uhr ein, auf Minuten sogar, verwirft – man schreibt das Jahr 1853 – schon jetzt die Gewaltvorschriften Oertels und seiner Mitläufer und fordert das kurze Bad. Die Roßkuren eines Hahn, Oertel und Prießnitz sind einer individuellen Krankenbehandlung gewichen. Welch ein Fortschritt! Bett und Körperwärme werden, äußerlich und innerlich, zu den Ausgangspunkten der Behandlung.

„Der Körper soll bei Beginn der Wasserkur möglichst warm sein", sagt Kneipp.

„Eine Anwendung soll die andere ausgleichen", folgert er weiter.

Ein Grundgedanke Sebastian Kneipps wird hier zum erstenmal offenbar: Die einzelnen Körperteile stehen in Wechselwirkung zueinander und bilden im Kreislauf des Blutes ein geschlossenes Ganze ... „Statt Waschen kann auch das Wasser gewählt werden, es muß aber dann der Oberleib auch gewaschen werden ...", heißt es in Abschnitt 2 der Kurvorschrift für die Jungfrau Columba Haas. – Rettichsaft wird zum Vertreiben der Gase aus Magen und Darm gegeben.

Es zeigt sich wiederum das Muttererbe an Erfahrung aus Stephansried, das nun die beiden Geschwister Sebastian und Therese langsam zur Nutzung bringen.

Im zweiten Teil seiner Verordnung spricht Sebastian Kneipp von den Wickeln. Und hier steht er jäh, überraschend, schon wie ein Meister vor uns. Er hat die Abkehr von Prießnitz und Oertel offenbar vollzogen, spricht von zeitbegrenzten Wickeln, die von Ruhepausen und Waschungen unterbrochen werden. Sebastian Kneipp fühlt die Wichtigkeit einer Abstufung der Anwendungen. Das ist das Erstaunliche, das wir aus dieser Kurvorschrift der Jungfrau Columba Haas herauszulesen vermögen.

Und wir erkennen weiter: Ein System entsteht.
Punkt 15, Punkt 16, Punkt 17 bilden offenbar eine zweitägige Gesamtanwendung, falls der Zustand der Kranken immer noch hartnäckig bleibt. Punkt 18, 19, 20 und 21 sind nicht nur eine Wiederholung der ersten Anwendungen, „wenn bisher nicht gehörig Öffnung eingetreten", sie bedeuten vielmehr eine letzte Steigerung, die in Punkt 20 und 21 ihren Höhepunkt und ihr gutes Ende erreichen soll.
Wie sicher, wie ungekünstelt wirkt diese erste Kurvorschrift Sebastian Kneipps. Die Worte kommen so simpel daher, als wollten sie von einem Manne zugleich Kunde tun, dem die Sache alles und die Form nichts ist. Ohne jede persönliche Eitelkeit sind diese Schriftzeichen. Kein akademischer Ton umschreibt das Gemeinte.
Eine „Bangigkeit" erfüllt einen Menschen, und gegen diese Bangigkeit wird Stellung genommen ohne besondere Worte und überflüssige Gesten, aber mit Bädern, Wickeln und Säften. Wird dieser Mann in seiner Verachtung des gepflegten Wortes je einmal seine Erfahrungen über den gesunden und kranken Menschen in einem Buch der Nachwelt überliefern? Das scheint gegen alle Erwartung.

Sebastian Kneipp hatte in Boos außer der armen Dienstmagd Columba Haas auch die Bäuerin Magdalena Albrecht, „der kein Arzt mehr half", mit den Kräften des Wassers wieder gesund gemacht. Er hatte ihr für ihr gichtiges Bein täglich Heublumenbäder und des Nachts kalte Waschungen vom Bett aus mit Erfolg verordnet. Als die alte, allgemein beliebte Frau dann wieder aufstehen und zur Kirche gehen konnte, nahm das Gerücht von dem wundertätigen Kaplan in Boos in der ganzen Gegend seine Runde.
So geschah es auch, daß die Bäuerin Barbara Klaus eines Tages ins Pfarrhaus kam, um den Herrn Kaplan zu ihrem todkranken Kind zu holen. Die arme Frau hatte in den letzten zehn Jahren sieben Kinder geboren, die alle in der Wiege gestorben waren. Auch der kleine Jeremias kam, wie Sebastian Kneipp sich später ausdrückte, „ganz schwarzblau zur Welt und mußte

notgetauft werden". Nun, nach ein paar Wochen verweigerte der Säugling jede Nahrung.
„Könnt das Wasser nix helfe?" fragte die Frau in Todesangst. Kneipp schaute die Frau, dann das Kind an und schwieg. Als hörte er schon den Todesengel, so faltete er die Hände, gab dem kleinen Wesen seinen Segen und verließ das Haus.
Nach drei Tagen war Jeremias tot. Nach weiteren drei Tagen stand der Kaplan Kneipp am Grabe und tröstete die armen Eltern. Und wieder nach drei Tagen, es war der 19. Februar 1854 und die erste Frühlingssonne wärmte schon die Erde, erhielt Sebastian Kneipp vom Dekanat Erkheim folgendes Schreiben mit der Aufforderung zu einer sofortigen Stellungnahme:
„Wegen Gewerbebeeinträchtigung und Schädigung stellt Apotheker Semmelbauer aus Babenhausen Klage gegen Kaplan Kneipp in Boos, und dieser Klage schließt sich Dr. med. Mannheimer aus Fellheim insofern an, als er besagten Kneipp auf Grund seiner medizinischen Pfuschereien der Beeinträchtigung des Ansehens der ärztlichen Kunst für schuldig erklärt. Wenn einerseits das Wasser auch kein Heilmittel ist, auf dessen Verkauf dem Apotheker ein Privilegium zustünde, so erscheint andererseits doch auch beim Empfehlen und Anraten dieses sogenannten ‚Allheilmittels' große Um- und Vorsicht geboten, und zumal für einen Geistlichen um so mehr, um nicht etwa die Anschuldigung fahrlässiger Tötung auf sich zu laden.
Zur Rückäußerung an das Landgericht Babenhausen und das bischöfliche Dekanat zu Erkheim."

Dr. Königsberger,
Dekan.

„... Anschuldigung fahrlässiger Tötung ...!?"
Sebastian Kneipp zitterten die Hände, als er sich diesen Brief noch einmal vor Augen hielt. Nein, nein! Die Bäuerin Klaus hatte dies nicht veranlaßt. Sie war eine viel zu einfache und gute Seele. Und ihr Mann? Auch ihr Mann war einer solchen Verleumdung nicht fähig. Diese beiden hatten so furchtbare Gedanken nicht ausgesprochen. Sie wußten ja, gegen den Tod ihres Kindes gab es keine Hilfe mehr.

Aber dort saßen seine Feinde, die ihn mit ihren Spionen überwachten, dort in Babenhausen und in Fellheim.
Und hier stand ihre niederträchtigste Verleumdung mit dem unausgesprochenen, aber deutlichen Hinweis auf den Tod des kleinen Jeremias ... „Anschuldigung fahrlässiger Tötung ..."
Mein Gott, er, Sebastian Kneipp, Mörder an einem Kind?
Er sprach sich frei; er befragte sein Gewissen und sprach sich schuldlos. Aber dann folgten Tage der ärgsten inneren Qualen. Wenn er auch schuldlos war, hatte er nicht einer Mutter noch Hoffnung gemacht? Und war das nicht freventlich? Nein, nein! Er hatte für das Kind aus ganzem Herzen gebetet und dann die Eltern getröstet, soweit es in seinen Kräften stand.
Aber Sebastian Kneipp fand keine Ruhe. War nicht doch eine Schuld an ihm? Warum sich in den Ruf eines Wasserheilkundigen bringen, sich der Menschen in ihrer körperlichen Hinfälligkeit annehmen, statt allein seine Priesterpflicht zu erfüllen und sich um das Heil der unsterblichen Seelen zu kümmern?
Ein tiefer Konflikt brach auf in seiner Brust, sich ganz abzuwenden von den Dingen dieser Welt und nur in Gott zu leben.
Endlich, nach langen Tagen, konnte er sich aufraffen, dem königlichen Landrichter in Babenhausen, der ihm ja schon seit der Zweiguldenstrafe bekannt war, auf die unerhörten Anwürfe des Apothekers Semmelbauer folgende Antwort zu geben:
„Ich erkläre, daß die Kranken, die ich bis jetzt beraten habe, nur solche gewesen sind, die nach längeren oder gar jahrelangen Anwendungen ärztlicher Mittel wenig oder gar keine Hilfe gefunden haben, auch geradezu von den Ärzten abgewiesen wurden, weil keine Hilfe mehr stattfinden werde, oder solche arme Dienstboten, die kein Geld hatten, einen Arzt zu nehmen.
Nicht Vorliebe und Interesse, sondern Mitleid für die Unglücklichen hat mich veranlaßt, den Versuch mit Wasser zu machen."

Seb. Kneipp, Kaplan.

Es war die Antwort eines von der Welt und ihrem Treiben weit abgekehrten Mannes. Dennoch wurde Sebastian Kneipp einige

Tage später dem Gerichtsarzt Dr. Betzendorfer überstellt, der sich folgendermaßen äußerte:
„Ich bin gegen das Pfuschen und muß es begreiflicherweise sein und würde Sie bei der nächsten Gelegenheit fassen. Aber so wie Sie kann, wenn Sie es nicht weiter betreiben, jeder land= auf und landab kurieren; denn einen guten Rat erteilen, ein Hausmittel anraten, darf zuletzt jedes alte Weib."
Sebastian Kneipp mußte trotzdem eine Erklärung abgeben, auf die auch das Dekanat Wert legte, „fürder auch solchen Unglücklichen nicht mehr zu helfen, die angeblich keine ärzt= liche Hilfe mehr fanden".
Kneipp konnte also nach Boos zurückkehren und seinem alten Pfarrer die Meldung machen, daß beim Landgericht in Baben= hausen wieder alles in Ordnung verlaufen sei.
Aber der innere Konflikt blieb. Kneipp wurde ganz gegen seine Natur still und verschlossen und widmete sich nur noch seinen seelsorgerischen Aufgaben. Manchmal sah man ihn mit ein paar Kindern aus der Schule kommen oder des Abends mit sei= ner Schwester um das Dorf spazierengehen.
Fand er nachts keinen Schlaf, so verfiel er in endlose Grübe= leien, schlief er ein, so quälten ihn Träume. Einmal sah er das arme Kind Jeremias, wie es nach ihm die Hände streckte.
Doch ein anderes Mal hatte er einen anderen Traum. Ein Dorf sah er mit zwei Kirchtürmen, einem spitzen und einem runden. Sie standen beieinander wie die Zipfelmütze eines schwäbi= schen Bauern neben dem Kapotthütchen seiner Frau. Ein schwä= bisches Dorf also erschien ihm da im Traum. Aber das war nicht ein Dorf wie andere Dörfer, und das Treiben der Leute in ihm war ganz sonderbar. Da tummelte sich viel Volk auf grünen Wiesen; man tanzte und hüpfte über springende Was= ser. Manche kamen daher auf Krücken, sahen das lustige Trei= ben, warfen ihre Krücken weg und tanzten mit. Das waren andere, ganz neue Menschen!
Sebastian Kneipp war der Herr dieser Gemeinde. Und die Lah= men und die Tänzer, die Fürsten und die Bettler, die Greise und die Kinder zogen hinter ihm her. Endlos, endlos war der Zug derer, die ihm da folgten . . .

Die erste deutsche Industrieausstellung in München vom Juni und Juli 1854 hatte als schreckliche Folge für die Stadt eine Cholera-Epidemie gebracht, die in zwei Monaten zweitausendundneunzig Todesfälle forderte.
Pettenkofer, schon damals ein Forscher von europäischem Ruf, nannte die Stadt München ohne Zögern „ein richtiges Choleranest" und zeigte in seinem „Grundbuch für alle Cholerafälle", das er während dieser Zeit geführt hatte, daß die unheimliche indische Krankheit allein von den fünfhundert Aufsehern der Industrieausstellung im Glaspalast, also von Mensch zu Mensch, über ganz München verschleppt worden war. Er hatte einfach die Wohnungen der fünfhundert Aufseher in allen Stadtteilen ermitteln lassen und so den schlagenden Beweis für seine verblüffende Behauptung geliefert, denn in siebzig Prozent aller Häuser, die von solchen Aufsehern bewohnt waren, ließen sich Todesfälle an Cholera nachweisen.
Eine epochale Erkenntnis war erbracht. Nicht Brunnenvergiftung allein kam als Ursache dieser fürchterlichen Seuche in Frage, sondern ihre Verbreitung von einem Haushalt zum andern.
„Wenig Menschen können eine ganze Stadt, ja ein ganzes Land verseuchen!" sagte Pettenkofer kategorisch und schloß seine Eingabe an die „Königliche Kommission zur Untersuchung über die indische Cholera" mit der Aufforderung, in München nicht nur eine Assanierung des Bodens und des Grundwassers, sondern mit Hilfe einer neu zu schaffenden Gesundheitspolizei auch eine Beseitigung aller gesundheitsschädlichen Verhältnisse des alltäglichen Lebens in die Wege zu leiten.
München 1854! Eine Stadt der Pracht und eine Stadt des Schmutzes! „Die Landwehrstraße war ständig voll Unrat und von stinkenden Abwässern überflutet; das ganze Tal hatte keine Aborte; vor den Häusern zogen sich ekelhafte Rinnen, die mit Jauche verunreinigt waren . . ."
Die Cholera breitete sich indessen langsam über Oberbayern und Schwaben aus. Schon warf sie ihre Todesschatten über Memmingen und Ottobeuren. In Stephansried starb Xaver

Kneipp als eines der ersten Opfer, ohne daß ihn sein Sohn noch lebend erreicht hätte. Nun schritt der Bastian wieder hinter einem Sarg, der langsam nach Ottobeuren fuhr: Ta tak — huit — kla klak! ...

Sebastian Kneipp hatte auf Besuch im vorletzten Jahr seinen Vater mit dem Storchenschnabel im Schattenriß gezeichnet. Nun nahm er das Bild von der Wand und steckte es zu sich. Wie ähnlich waren sich diese beiden Kneipp mit den struppigen Augenbrauen und den energischen Nasen, der, der da noch wandelte, und der, der nach einem langen Weberleben nun in die Grube fuhr! ...

Als Sebastian Kneipp wieder nach Boos zurückkam, war auch hier die Cholera schon eingebrochen. Eines Abends hatte sich ein Bauer ganz munter ins Bett gelegt. Schon nach drei Stunden war er unter den ärgsten Leibesschmerzen wieder erwacht. In zwölf Stunden war er tot. In wenigen Tagen befiel die Krankheit acht bis zehn Menschen. Gewöhnlich stellten sich in der Nacht Krämpfe im Unterleib ein; es folgte alsbald heftiges Gliederzucken, dann Durchfall und Erbrechen, das Stunden, ja Tage anhielt, bis der Tod ein Ende machte.

Der erste Ansturm der Seuche erforderte drei Tote. Sebastian Kneipp begrub sie. Dr. Mannheimer kam aus dem zwei Stunden entfernten Fellheim, verschrieb ein Pulver, auf das die meisten Kranken noch ärgere Krämpfe bekamen. In Fellheim, Babenhausen, Erkheim, Sontheim und Boos starben die Menschen. Dreißig Todkranke lagen in Boos allein in den Betten. Hundert Verzweifelte rannten einsam über die Felder, wagten nicht mehr, im Dorf zu bleiben.

Sebastian Kneipp erinnerte sich an seine Mutter, die hagere, flachsgelbe Frau, wie sie in seiner Kindheit den „grauen Tod" von Stephansried abgewehrt hatte, als die asiatische Cholera aus Rußland kam. Das war vor zwanzig Jahren gewesen. Rosina Kneipp reinigte mit Wacholderdämpfen ihr Haus ... Und der Arzt? Aber Dr. Mannheimer kam seit Tagen nicht mehr. Hatte er in Fellheim zu tun und in Babenhausen und in Sontheim? Oder war er selbst schon der Seuche zum Opfer gefallen?

Und Sebastian Kneipp warf sich der Cholera entgegen. Er kannte die Behandlung der Krankheit durch Oertel und Prießnitz. Das Warmreiben des Kranken mit dem groben Tuch, das Wassertrinken, um den Brechreiz zu steigern, das Bad, die Diät. In Hitze mußte der Kranke kommen, wenn die Krämpfe begannen. Brach ihm alsbald der Schweiß aus, dann war er gerettet.

Eine Magd läßt ihn rufen; will auf den Tod vorbereitet werden. Eiskalt sind ihre Glieder; sie windet sich in Krämpfen. Sebastian Kneipp läßt grobe Leintücher bringen, in heißes Wasser eintauchen und auf Brust und Unterleib legen. Das Federbett muß schwer auf der Kranken liegen, so schwer sie es verträgt. Nun soll sie noch einen heißen Tee bekommen, eine Tasse Milch mit Fenchel. Glänzen die Schweißperlen schon auf der Stirn? Ja, da rinnen sie schon, die erste, die zweite, die dritte! Das Blut kocht! Also fort, zum nächsten Kranken, zum nächsten Kind, zu einer Frau, zu einem Knecht, selbst zum Totengräber von Boos! Zweiundvierzig Personen sind schon befallen ...

Und alle zweiundvierzig, auch der Totengräber, werden gerettet. Und alle zweiundvierzig werden dann mit kalten Waschungen und Bädern wieder völlig gesund gemacht. Das ganze Dorf gibt sich Unteraufschläge und Oberaufschläge, trinkt heiße Milch mit Fenchel und räuchert die Häuser mit Wacholder. Und Boos ist frei, frei von der grauen Pest.

Aber der Landrichter von Babenhausen bekommt diesmal keine Anzeige gegen den „Kurpfuscher" Sebastian Kneipp.

Der alte Pfarrer hatte bald nach der Cholera das Zeitliche gesegnet, und man munkelte schon, daß Sebastian Kneipp sein Nachfolger würde, denn er wurde als Vikar bestellt.

Doch schon Ende November erreichte ihn seine Versetzung nach St. Georg in Augsburg. Nun saß er wieder im „deutschen Manchester", wohnte im Georgigäßchen 287 im Haus des Kuchelbäckers Joseph Kästele, hoch oben im vierten Stock. Nun lebte er wieder das kleine, enge Leben in der großen Stadt, war zweimal in der Woche bei Familie Platzer, wo es nach der Verheiratung der Tochter kaum stiller zuging, denn Herr Plat-

zer führte immer noch das große Wort vom ewigen Fortschritt. Er besuchte mit Sebastian Kneipp eines Tages auch die Fuggerei, die mittelalterliche Arbeitersiedlung des großen Handelshauses, und entwickelte anschließend ein Bild der Industriestadt der Zukunft: mit Arbeitersiedlungen, Grünflächen, Spielplätzen, Bädern und sanitären Einrichtungen.
Sebastian Kneipp war ganz froh, in Augsburg wieder als kleiner Kaplan untertauchen zu können. Sein Kampf mit der Cholera in Boos hatte im ganzen Illerkreis beträchtliches Aufsehen gemacht, und das Wort „Cholerakaplan" war in aller Munde. Kneipp wußte auch, daß der Generalvikar beim bischöflichen Ordinariat, ein strenger und pedantischer Mann, schon Erkundigungen über ihn eingezogen hatte. Sein Pfarrer, Dr. Wankmüller, hatte ihn jedenfalls ermahnt, in Augsburg keinen Anlaß zu einer Beschwerde zu geben.
Als aber zu Ende April des nächsten Jahres in der Gemeinde St. Georg bekannt wurde, daß Sebastian Kneipp zum Beichtvater der Dominikanerinnen im Kloster zu Wörishofen ausersehen sei, da war Bedauern und Murren auch bei den Erwachsenen. Eine Deputation erschien beim Herrn Generalvikar mit der Bitte, den Kaplan Kneipp bei seiner Jugend in St. Georg zu belassen. Der gestrenge Herr Generalvikar tat sehr ungnädig, daß man seine Anordnungen auf solche Weise zu durchkreuzen versuche. Nach einer kurzen Aussprache wurden die Vertreter der Gemeinde wieder nach Hause geschickt. Sebastian Kneipp mußte schon am nächsten Tage Augsburg verlassen und hatte nicht einmal mehr die Möglichkeit, seine für den Georgitag festgesetzte Predigt noch zu halten.

Ein Dorf namens Wörishofen

Es ist Mai! Die Felder prangen in neuem Grün, auf den Weiden grast das Vieh, und der Mensch steht über dem Acker. Ein Bauerntag, ein Gottestag! Im Klostergarten singen die Waisenkinder. Im Pfarrhaus sitzt Pfarrer Schlichting und qualmt zum Fenster hinaus.

Heut' oder morgen – hm! –, da kommt der neue Beichtvater für das Kloster, irgendein Kaplan, der sich in der Ökonomie auskennt und für so ein Nest wie dieses Wörishofen gut genug ist.
Der alte Pfarrturm, die schwäbische Zipfelmütze, neigt sich flüsternd zum Kapotthütchen seiner Nachbarin, der Klostertürmin; er sieht da was daherkommen auf der Straße von Türkheim.
Auf der Straße von Türkheim kommt wieder einmal eine Bauernkutsche daher. Das ist ein Ereignis! Sie hat außer einigem Viehzeug einen geistlichen Herrn geladen; der sitzt auf dem Bock neben dem Bauern. Als der junge Herr nun hinter dem Irsingerwald den Blick frei auf das Dorf bekommt, das er in seinem Leben noch nie gesehen hat, da fährt er vom Bock auf, reibt sich die Augen und ruft: „Ei da, die Türm!?"
„Die Türm?" fragt der Bauer und hält seine Kutsche an.
Ischt a Traum? . . . Aber der Bauer begreift es nicht.
„Dös ischt Wörishofe!" entgegnet der Bauer.
„Fahr zu!" sagt der geistliche Herr ganz ruhig und fällt ins Sinnieren.
„Hottahü!" ruft der Bauer, und der Gaul geht weiter.
Ischt a Traum? . . . Aber der Bauer begreift es nicht.
Der junge Herr ist jetzt ganz in Gedanken, und der Bauer kann ihn bequem von der Seite betrachten. Ein Mordskopf, so denkt er. Wie der protzig die Oberlippe verzieht! Dös ischt koin Guter! O wei, o wei! Und die Haarbüschel, die stehen ihm über den Augen wie richtige Borschten! Uh, uh! Und die derben roten Ohren, die können sich sogar bewegen, wenn der hochwürdige Herr recht lebhaft wird und das Gesicht verzieht . . .
„Soll ich am Rößle halte oder am Adler?" fragt neugierig der Bauer.
„Haltet am Kloschter!" sagt kurz der andere.
Nun fahren sie schon in die Dorfstraße ein. Da patschen die Gänse in einer großen Regenlache und fressen das Gras, das zwischen den Wagenrillen des Weges saftig gedeiht. Zehn große Gehöfte kann man zählen und mehrere Sölden; das ist

der ganze Ort. Dort steht der Pfarrhof. Aber seine Mauern sind arg zerbröckelt, genau wie die Bauernhöfe alle, die hinter ihren Zäunen trotzig hervorschauen. Kein Obst blüht am Spalier, keine Blume schmückt ein Fenster, in den Heimgärten schießt das Unkraut auf.
Wenn Sebastian Kneipp, denn er ist unser Ankömmling, an Biberbach oder an Grönenbach denkt!
Grönenbach am grünen Bach! Aber das bißchen Dorf hier duckt sich hinter einer Höhe, als wollte es sich verkriechen. Und so hocken jetzt sicher auch die Köpfe hinter den kleinen Fenstern und schauen auf die Straße, wer da wohl ankommt. Das ist das Kloster! Herrschaftlich, wie aus alten verbrieften Grundrechten steigen die Mauern auf, überragen die Giebel aller umliegenden Gehöfte.

Der Turm mit dem runden Hütchen schlug gerade die sechste Stunde, als Sebastian Kneipp ans Tor pochte. Die Pförtnerin verneigte sich vor dem Beichtvater und hieß ihn willkommen. Man erwartete ihn. Und so schritt die weiße Frau vor ihm her durch den dunklen Torbogen in den lichthellen Klosterhof, den Kreuzgang entlang nach dem Hauptgebäude, in dem das Empfangszimmer der Priorin lag.
Nun saß Sebastian Kneipp vor der ehrwürdigen Mutter Dominika Würth. Worte gegenseitiger Höflichkeit wurden gewechselt. Dann sagte die Priorin, daß sie eine Sterbende im Hause habe, die getreue Schwester Henrica, die mit ihr schon zu guter Zeit und noch vor der Säkularisation als Novizin ins Kloster eingetreten war. Dann führte die Priorin ihren Gast nach seinem Zimmer, das jenseits der Klosterkirche nach der Ökonomie hin gelegen war.
Noch in der gleichen Nacht wurde Sebastian Kneipp zu Schwester Henrica gerufen. Die Sterbende beichtete und empfing das Sakrament der Letzten Ölung. Auch an den nächsten beiden Tagen war der Beichtvater immer in ihrer Nähe, da sie oft nach ihm verlangte. Ging er in sein Zimmer oder zu Tisch in den Gastraum, dann sah er weiße Gestalten, die scheu und gesenkten Blickes an ihm vorüberhuschten. Dort im Klosterhof

standen schüchtern ein paar kleine Mädchen, die auf seinen Zuruf herbeikamen und ihm die Hände hinstreckten, Kinder aus dem Waisenhaus. Später klopfte auch der gemächliche Pfarrer von Wörishofen an die Türe des neuen Beichtvaters. Am vierten Tag nach Kneipps Ankunft starb die getreue Schwester Henrica im Alter von achtundsiebzig Jahren. Nach der Seelenmesse lud Pfarrer Schlichting seinen jüngeren Kollegen zu einem Besuch im Pfarrhof ein. Vorher aber stiegen die beiden noch die Stufen zum Gottesacker empor und machten der Pfarrkirche selbst einen Besuch. Schlichting sprach von Erneuerungsplänen, klagte, daß zu allem und jedem in Wörishofen das Geld fehle, zeigte zuletzt als besonderes Schmuckstück der Kirche eine Ölberggruppe: Christus und die schlafenden Jünger.

Der Pfarrhof stand ähnlich dem Kloster mit mächtiger Frontmauer dem Dorf gegenüber. Durch ein breites Steintor gelangte man über Stufen an die Haustüre, die in einen geräumigen Vorplatz führte. Hier lag rechter Hand das Arbeits- und Empfangszimmer des Herrn Pfarrers. Die Hauptzierde des Raumes bildete eine Sammlung langer Tabakspfeifen, auf die Schlichting seinen Gast sogleich mit besonderem Stolz aufmerksam machte. Er schien ein starker Raucher zu sein und bot Sebastian Kneipp aus der Extrakiste eine Zigarre an. Kneipp wollte ablehnen, denn er hatte bis jetzt nur dem Schnupftabak gehuldigt und selbst bei Familie Platzer in Augsburg eine feine Brasil immer wieder kalt werden lassen, weil sie ihm nicht schmeckte. Aber Schlichting drang darauf, daß der Kollege mit ihm qualmte.

„Wenn Sie einmal 's Bienenzüchte afange, und da in Wörishofe müsse Sie was afange, wenns net vor Langweil schterbe wolle, da müsse Sie au qualme, denn d' Viecher kenne ihr Herrle am Rauche!"

Die Immen. Für sie hätte sich Sebastian Kneipp schon längst interessiert, hätte er nur die nötige Muße gehabt. In Biberbach war der Pfarrer ein großer Bienenzüchter; aber dafür mußte der Dritte Kaplan Tag und Nacht Seelsorge tun.

Nun standen sie also im Garten vor den Bienenstöcken. An

zwölf Völker schwirrten da den Männern um die Köpfe, und sie qualmten eifrig.
„D' Königinne send beim Brüte", erläuterte Pfarrer Schlichting.
„Oi, oi!" machte der Beichtvater Kneipp und schaute dem Geschwirr vor den Stöcken zu.
„D' Äcker send hart z' Wörishofe, aber d' Wiese send voller Blüh! 's ischt a Bienenparadies!" fuhr Schlichting fort.
„s' ischt a Bienenparadies!" wiederholte Kneipp, als er durch die ruhige Dorfstraße ging und sich in seine Zelle begab.

Die Klosterfrauen hatten, in ihre schwarzen Mäntel gehüllt, ihre Mitschwester zu Grabe getragen. Auf der Dorfstraße vor der Adlerwirtschaft standen die Bauern in kleinen Gruppen. Sie hatten zur Beerdigung der Klosterfrau ihre feine Kluft angezogen, die lange enge Hose, den kurzen Kittel und den flachen runden Hut. So standen sie nun beieinander und erwarteten den Mittag. Als Kneipp an ihnen vorüberkam, verstummte die Unterhaltung. Jedermann lüftete den Hut und brummte ein Wort.
„Die Äcker send hart...", dachte Sebastian Kneipp. –
Sein Wohnraum im Kloster aber war schöner als die Stube des Pfarrers Schlichting. Großräumlich wie das ganze Gebäude, mit geweißten Wänden und einer verstuckten Decke geziert, war auch das Zimmer des Beichtvaters. An der Hauptwand zwischen zwei hohen Fenstern stand der Betschemel, über dem das Kruzifix hing. Gegenüber befand sich ein Sofa, daneben ein Bücherregal, das sich um die Ecke des Zimmers bis zur Hinterwand erstreckte. Nah bei der Türe, die auf den Gang führte, stand eine große Schreibkommode mit abschließbaren Fächern. Diese Kommode gefiel Kneipp ganz besonders. Im Stehen zu schreiben, wenn's überhaupt etwas zu schreiben gab, das behagte ihm am besten. Am linken Fenster befand sich ein kleiner Tisch mit einem Stuhl. Hier konnte man sitzen und weit ins Grüne schauen.
Anschließend gelangte man durch eine Nebentüre ins Schlafzimmer. Es war ebenfalls ziemlich geräumig, aber nur mit einem Fenster versehen. Rechter Hand standen Bett und Nacht-

tisch, linker Hand ein kleines Sofa, ein Tisch und ein Stuhl. In der Ecke befand sich eine einfache Waschgelegenheit, ein zierliches Wasserbecken und ein Dreiquartlkrug. Hm! Aber es dauerte keine Woche, und in der gleichen Ecke stand ein Eimer voll frischen Wassers und ein großes hölzernes Schaff.
„Der Beichtvater braucht was Wasser!" sagte eine Arbeitsschwester geheimnisvoll zur andern.

Zehn Arbeitsschwestern für die Ökonomie und die innere Klosterwirtschaft; die teilen sich schon ein. Und der alte Knecht Aloys wird leicht mit dem Stall fertig. Vier Kühe, ein Hühnervolk und ein paar Gänse, das ist die ganze Tierwelt des Klosters. Sein Grundbesitz bestand einmal aus hundertsechsunddreißig Jauchert Äckern und hundertzweiunddreißig Tagwerk Wiesen und dem Zehnten aus der ganzen Wörishofener Flur. Aber so war es zu Beginn des Jahrhunderts. Hätte man nicht jetzt wenigstens ein paar Gilten aus alten Grundstücken, man müßte verhungern.
Sebastian Kneipp beschließt, die Ernährung, vor allem der Arbeitsschwestern, zu verbessern. Die Priorin gibt ihm recht. Zehn Arbeitsschwestern, ein Knecht und er selbst als Erster Knecht, da läßt sich was schaffen! Zwölfköpfig, der Beichtvater voran, so zieht man hinaus auf die Äcker. Die Bauern staunen, wie der Herr Hochwürden selbst den Mist fährt. Feuchte Wiesen muß man drainieren, meint er. Und er reißt mit der Egge den Boden auf. Die Bauern lachen. Aber Sebastian Kneipp bestellt in Kaufbeuren nun eine tiefe Egge, „so ein nouigs Ding", ja, das muß er haben. Nun geht es der faulen Wiese bis an die Wurzeln. Und die Bauern lachen. Aber wenn die Heuernte kommt, dann lachen sie vielleicht nicht mehr, denkt der Kneipp.
Zehn Arbeitsschwestern reichen nicht aus für eine große Ökonomie. Die Gesamtarbeit des Klosters ist vielfältig und schwer, wenn sie richtig getan wird. Also heran an die Chorfrauen! Da ist manche dabei, die sich aus Weltscheu ganz in sich selbst verkriecht. Das ist nichts für einen Sebastian Kneipp. Hat er im Leben eine Stunde lang geschmachtet und gefaulenzt?

Also heraus mit den Klosterfrauen aus ihren Zellen! Mag auch manche adelige Dame unter ihnen sein, das Leben der Arbeit ist ebenso adelig! . . .
Sebastian Kneipp verschafft sich heillosen Respekt, als er eines Tages einer verwöhnten Chorfrau befiehlt, eine Fuhre Mist aufzuladen. Sie sträubt sich. Kneipp wiederholt den Befehl. Endlich ist sie soweit. Aber die Arme glaubt, sich nach dieser Leistung zwei Tage ins Bett legen zu müssen. Nach zwei Tagen läßt ihr der Beichtvater ausrichten, es warte nun schon eine doppelte Ladung Mist auf sie. Und sie erscheint.
So setzt er sich durch. Er weiß schon, was Frömmigkeit ist. Das ist etwas Grundeinfaches, wie ein Stück Kornbrot zum Beispiel. Etwas zum Richtigsattwerden. Entsagung, ja, in maßvoller Weise, Willensverleugnung, ohne Schonung, wenn es sein muß. Aber das tägliche Leben dabei immer richtig erfüllen, das ist die Hauptsache. –
Die Festlichkeit der kirchlichen Feiern, die soll man erhöhen. Darin stimmt der Beichtvater mit der Mutter Dominika Würth überein. Schon gibt er den Auftrag nach Türkheim, den Klosterchor und den Altar zu restaurieren. Das Hauptfest des Klosters, das Rosenkranzfest, soll die Kirche schön und neu finden. Und der Beichtvater wird eine große Predigt halten.
„Nehmt das Jesuskind unter euch auf!" Das wird sein Thema sein.

Nur wenige Waisenkinder lebten im Kloster gegen ein Entgelt ihrer Familie; die meisten waren arme Kinder, für welche niemand einen Kreuzer bezahlen konnte und wollte.
Sebastian Kneipp forderte von den Klosterfrauen eben deshalb, die Kinder mit besonderer Güte und Liebe zu behandeln und ihnen wahre Mütter zu sein. Unermüdlich war er selbst mit seiner Obhut, hartnäckig in seinen Fragen. Hatte jedes Kind ein gutes Bett? Wie stand es mit der Wäsche, mit dem Waschzeug, mit der Körperpflege? Waren die Kinder angehalten, sich täglich sauber zu waschen? Und alsbald ordnete der Beichtvater bestimmte Wasseranwendungen an. Der Pump-

brunnen im Klosterhof quietschte vor Freude, daß er so viele Eimer täglich füllen konnte. Heraus aus den muffigen Zellen, öffnet die Fenster, lüftet die Betten! Auch die Schwestern wurden von dem sprudelnden Geist des frischen Wassers angesteckt und wandelten mit vollen Eimern durch Licht und Sonne. Begriffen sie allmählich diesen kurzangebundenen Mann, vor dessen stacheligen Reden sie sich zuerst am liebsten verkriechen wollten? Ja, er warf sie alle aus ihrer Beschaulichkeit, trieb sie ins tätige Leben. Wenn er sie tüchtig arbeiten sah, dann war er lustig und fand immer ein Lob. Saßen sie untätig in einer Ecke, dann schob sich seine dicke Oberlippe mißbilligend über den breiten Mund.

Dieser Kneipp verachtete jedwede weibliche Eitelkeit, Hoffart und Verwöhntheit. Seine Gewohnheiten waren von Natur und Jugend auf simpel und unabänderlich. Neulich brachte er der Schwester Köchin mit bösen Worten das Essen zurück: „Dei schlotzedes Zeug, dös mag i net! I will, was d' Dienschtbote esset!"

Auch das Leinen mußte grob sein, grob wie der Alltag. Weg mit den feinen, kunstgewebten Hemden und Tüchern! Er vollbrachte im Eifer seiner umstürzlerischen Tätigkeit einen Akt der Pietät zugleich. Der alte Webstuhl kam aus Stephansried in das Kloster der Dominikanerinnen. Mit dem Webstuhl kam auch die eigene Schwester, die Jungfer Theres, und half spulen und weben. Jede Chorfrau lernte spulen und weben, jedes Waisenmädchen lernte es. Und der Geist Xaver Kneipps war mit ihnen allen.

Der Unterricht war die Hauptsache: „Das Programm, Mutter Priorin, das Programm! Erziehung junger Mädchen für Feld, Haus und Garten!" Mutter Dominika Würth nickte eifrig mit dem Kopf. Und schon nach Tagen begannen die älteren Mädchen im Klostergarten mit ihrer Arbeit. Wie das Freude machte! Der Beichtvater ging indessen mit den Kleinen auf die Fluren; rechts und links führte er ein Waisenkind. Jeden Tag kam ein anderes Paar daran, wenn es recht fleißig und artig war. Die Kinder aus dem Dorf liefen mit. –

Am Ende der Klostergasse, dem Kloster schief gegenüber, stand das „Doktorhaus". Dort wohnte der Wundarzt Franz Andreas Kling, ein Mann mit großem Bart, den Kneipp oft auf dem Weg nach dem „Adler" traf, wo er abends seinen Tarock spielte. Kling war kein akademischer Doktor; aber er hatte die Feldzüge unter Napoleon mitgemacht und wußte in der Wundbehandlung ganz gut Bescheid. Sein Spaß waren seine Jagd und seine Hunde. Kneipp grüßte den bärtigen Mann, und der bärtige Mann grüßte ihn.

Als der Winter schwand, wurde Sebastian Kneipp zu einer schwermütigen Frau in Gammenried gerufen. Sie war kaum dreißig Jahre alt und hatte in vier Jahren drei tote Kinder geboren. Jetzt befand sie sich in einem hoffnungslosen Zustand, und man mußte befürchten, sie werde Hand an sich legen. Kneipp redete der Frau ins Gewissen. Sie weinte und erzählte ihm, daß der Herr Doktor aus Wörishofen ihr gesagt habe, sie könne nie ein lebendes Kind gebären. Sebastian Kneipp schüttelte mißbilligend den Kopf. Sein gesunder Menschenverstand sträubte sich gegen diese schonungslose Äußerung des Wundarztes Kling. Wenn die Natur schon ein Weib erschaffte, warum sollte dieses Weib nicht auch ein lebendiges Kind zur Welt bringen können, wie es doch seine Bestimmung war?
In Kneipp erwachte die angeborene Hilfsbereitschaft wieder. Er verordnete der Frau wöchentlich zwei nasse Hemden in trockener Wollpackung, je eine Stunde lang. Nach vierzehn Tagen kam er wieder. Die Frau schien Erleichterung zu empfinden. Nun verordnete er ihr kalte Sitzbäder und kurze Wickel. Nach vier Wochen war die Lebensfreude der Frau wieder zurückgekehrt, und auch körperlich blühte sie auf.
Es wurde in Wörishofen ruchbar, daß Sebastian Kneipp in Gammenried nicht nur den Seelsorger, sondern auch den Arzt gespielt hatte. Ein Gerücht kam zudem aus dem fernen Boos geschlichen und erzählte von einem Cholerakaplan, der viele Leute geheilt hatte: „Der Beichtvater kann kurieren! . . ."
Der Pfarrer Joseph Achberger von Kirchdorf war an Gicht erkrankt. Er ließ nicht den Landarzt Kling aus dem benachbar=

ten Wörishofen, sondern seinen Amtsbruder Sebastian Kneipp rufen. Kneipp riet Heublumenumschläge und Haberstrohwickel. Als das Reißen etwas zurückging, verordnete er dreimal die Woche einen „spanischen Mantel", um alle krankhaften Rückstände aus dem Körper zu entfernen. Bei der Behandlung durch Kneipp war auch des Pfarrers Neffe Andreas Schmid, ein Gymnasiast aus Kempten, zum Ferienaufenthalt anwesend. Der feine junge Mann war von der Kunst des Beichtvaters von Wörishofen so eingenommen, daß er ihn heimwärts ständig bis zum Eichwald begleitete und ihn eines Tages bat, ihm in Wörishofen einen Besuch machen zu dürfen. Im gleichen Sommer kamen auch Professor Dr. Merkle und Professor der Theologie und Geschichte Michael Funk. Mutter Würth fühlte sich sehr geehrt, so hohe Besuche im Kloster empfangen zu können. Als dann der geistliche Rat Matthias Merkle in der Klosterkirche den Sonntagsgottesdienst abhielt, gab es viele festliche Gesichter.
Merkle sprach gelegentlich mit seinem Sorgenkind Bastian auch über die Wasserdoktorei. Er hatte da allerhand vernommen, was ihn bedenklich stimmte, und sprach von der Möglichkeit ernster Konflikte, in die gerade ein Seelsorger bei einer solchen Betätigung kommen müsse. Sebastian Kneipp dachte an das Kind Jeremias Klaus in Boos und nickte zustimmend. Dann aber sah er sich wieder an dem Bett der Wöchnerin von Gammenried stehen und erzählte Merkle diese Geschichte. Und Merkle sah seinen Kneipp an und drückte ihm stumm die Hand.
Ganz anders stand es mit dem sanguinischen Dr. Michael Funk, dem Michele von Unterkammlach. Der Herr Vetter besuchte seinen Bastian gerade deshalb, um die „Wasserhexerei" einmal kennenzulernen. Er trank gern ein Gläschen und trug in seinem spitzfindigen Gesicht schon eine recht hübsch gerötete Nase. Auch die Leibesfülle war beträchtlich. Aber als der Bastian dem Michele im Badehäuschen des Klosters den ersten Rückenguß gab, wäre das Michele vor Schreck bald auf den Hof hinausgelaufen, was wohl unter den Klosterfrauen ein noch viel größeres Entsetzen verursacht hätte.

Zum Wassertreten aber ließ das Michele sich eher verführen. Und so marschierten die beiden, der Kneipp und der Funk, gar oft im Mühlbach nach Großried.

Funk fühlte sich beim Vetter Kneipp so recht „in der Sommerfrische", wenn er unbekümmert barfuß durch die Wiesen lief. Gleich hinter dem Dorf zog er Schuhe und Strümpfe aus und watschelte im Gras herum. So war es unvermeidlich, daß sein sonderbarer Anblick den Bauern alsbald auffiel. Es gab ein Gerede. Wenn schon der Beichtvater Kneipp ein kurioser Herr war, so war das eben so, aber daß auch der nette, trinkfeste Professor Dr. Funk in nassen Wiesen barfuß herumlief, das hätte niemand im Dorf für möglich gehalten. Du lieber schwäbischer Himmel! Auch der Pfarrer von Kirchdorf, der gichtische, er war es doch, kam gestern über Schöneschach barfuß zum Kloster gelaufen. Drei geistliche Herren am hellichten Tag ohne Schuhe und Strümpfe, das war doch die Höhe! Oder ob die Herren Geistlichen gar so geizig waren, daß sie im Sommer ihre Stiefel schonten? Ein Bauer, der ging wenigstens in Holzlatschen aufs Feld. Und wenn schon der Knecht und der Bub barfuß liefen, das war so Sitte. Aber drei geistliche Herren barfuß im Gänsemarsch . . .? Ganz Wörishofen war außer sich.

Manchmal traf man die Jungfer Theres im Feld. Sie sammelte Kräuter. „Der Beichtvater hat eine Hausapotheke im Kloster. Für jede Krankheit ist dem ein Kraut gewachsen." — Auch die Klosterfrauen wußten es. Seinem Zimmer gegenüber hatte der Beichtvater sich eine eigene Küche eingerichtet. Dort saß er oft, wenn er allein war, und sortierte, mischte und kochte. Da häufte er Blätter, Blüten und Wurzeln, drei Finger voll. Dort schüttete er eine neue Mischung pfundweis in eine Schublade. Gläser standen in langen Reihen mit frischgebrauten Säften. Eine feine Apothekerwaage pendelte auf dem Gesims, Scheren und Messer lagen umher. Es war wie in der Zauberküche des Doktor Faust. Genau nach dem Alphabet geordnet waren in den Schubläden die einzelnen Heilkräuter. An den Etiketten waren die Geheimnisse abzulesen betreff Gebrauch und Wirkung. Jedes Kräutlein hatte zwei Namen, einen aus den Büchern und einen aus dem Mund des Volkes. Da waren gut verwahrt: die Arnika, der „Wohlverleih" gegen allerlei Schäden des Leibes, besonders die Gicht; der Attich, der Waldholunder gegen die Wassersucht; der „Augentrost", wie der Name sagt; der Baldrian gegen jede Unruhe in Nerven und Blut; die Bärentraube für Blase und Nieren; Bitterklee, „Fieberklee"; Bockshornklee, foenum graecum, für Entzündungen und Geschwüre; die Brennessel, die die Lunge reinigt; die Brombeere, die das Blut putzt. Der Ehrenpreis gegen Skorbut und schlechte Säfte; das Eisenkraut gegen den Keuchhusten; der Enzian gegen die Ohnmacht; die Erdbeere gegen Würmer; der Fenchel gegen die Kolik. Der Ginster, der die Steine aus Galle und Blase schlägt; Heublumen für Umschläge aller Art; Huflattich, der die beengte Brust löst; Johanniskraut, „das Hexenkraut", gegen böse Stauungen in Kopf und Gliedern; der Ysop, „das Judaskraut", gegen alten Husten. Der Kalmus, „der Ackermann", gegen Skrofeln und Wechselfieber; die Kamille gegen Erkältung; die Klettenwurz gegen Haarflechte. Lindenblüte gibt lösende Dämpfe; Lungenkraut tut, wie der Name sagt; Minze, die selbst die studierten Ärzte verschreiben, hilft dem gestörten Magen. Die Mistel stillt den Blutfluß; Rosmarin wehrt jede Infektion; Salbei tröstet die Därme, die Nieren und die eiternden Wunden. Die Schafgarbe hilft den Frauen in schlechten Zeiten; die Schlüsselblume lindert die Gliedersucht. Senfmehl gibt eine Auflage bei Ohnmacht und Scheintod; Tausendguldenkraut löst alle Verhärtungen auf, und alle Stubenhocker sollten diesen Tee trinken. Das Veilchen hilft dem geschwollenen Hals und den Mandeln. Wacholder reinigt äußerlich und innerlich; Wegwart, das arme Unkraut, säubert die Galle. Wermut beruhigt Magen und Därme; das Wollkraut, die „Wetterkerze", sperrt den Hals für jede Krankheit; das Zinnkraut aber reinigt Töpfe und Teller vom Schmutz und den Menschen von bösen Ausschlägen und Geschwüren.

Es geschah in jener Zeit, in der die Frau von Gammenried wirklich ein gesundes Kind gebar, daß sich fast täglich irgendeine Mannsperson oder ein Weib an der Klosterpforte einfand, um den Herrn Beichtvater Kneipp „wegen eines Übels" zu sprechen. Meist waren es arme Dienstboten, ältere Knechte und Mägde, die seit langem von einem körperlichen Gebrechen geplagt wurden oder nicht zum Arzt gehen konnten, weil ihnen das Geld fehlte.

Die Pförtnerin Benedikta vermochte die lästigen Bittsteller nur selten abzuweisen, denn trotz aller Scheu, mit der sie ihre Bitten vorbrachten, waren sie alle von einer merkwürdigen Gespanntheit erfüllt, den Beichtvater selbst zu sehen und zu sprechen.

Die Schwester Pförtnerin führte die Leute dann in den Klosterhof oder, wenn es regnete, unter den Kreuzgang und hieß sie warten. So standen oft drei oder vier der armen Wichte auf einem Häuflein und wagten kein Wort zu reden, wenn Sebastian Kneipp auf sie zutrat. Er gab ihnen die Hand und fragte sie nach Stand und Namen. Seine derbe schwäbische Ausdrucksweise gewann jedoch schnell ihr Vertrauen, und nun schilderten sie ausführlich ihre Gebrechen. Er hörte jeden an, blickte ihm fest in die Augen, legte ihm wohl auch die Hand auf die Schulter und stellte noch ein paar Fragen. Dann kamen die Verordnungen. Der Betreffende mußte Satz für Satz genau wiederholen, was er gesagt bekommen hatte. Wer des Lesens kundig war, erhielt wohl auch ein Blatt Papier, auf das Kneipp die Anweisungen notiert hatte. Darauf war mancher besonders stolz. Meist verordnete Kneipp nur für eine Woche, dann sollte der Kranke wieder vorbeikommen. Männer ließ er manchmal, wenn sie ihm besonders hilflos erschienen und ihr Gebrechen es erheischte, sogleich in das Badehäuschen des Klosters eintreten und verabreichte ihnen die nötigen Güsse.

Im Dorf fing man an zu begreifen. Der Beichtvater hatte es mit dem Wasser. Deshalb lief er auch barfuß im Mühlbach und hatte ein großes Schaff in seinem Schlafzimmer. Hm, hm! Eigentlich war es ja nicht die Aufgabe eines Beichtvaters, sich um den Gesundheitszustand ausgedienter Knechte viel Kopfzerbrechen zu machen. Ein alter Knecht war nicht mehr wert als ein alter Gaul, den der Schinder von Türkheim holte. Den alten Knecht, den holte der Schinder Tod. Nur ein reicher Bauer konnte es sich erlauben, auf seinem Altsitz mit der Pfeife im

Maul noch ein paar Jahre zuzuschauen, wie die Welt weiterging. Ein Knecht sollte sich bei Zeiten dünn machen. Aber der Beichtvater Kneipp war offenbar auch darin anderer Meinung. Er empfing die alten Knechte und versuchte, ihre Gebrechen zu heilen.

Die Klosterökonomie wächst. Das Kloster kauft Äcker, kauft billige, sumpfige Wiesen zurück. Sebastian Kneipp fährt selbst auf den Viehmarkt nach Kaufbeuren und kauft zwei Ochsen und vier Kühe. Der Stall steht wieder voll.

Jetzt staunen die Bauern, denn das ist eigentlich etwas aus ihrer Welt. Diese Klosterwirtschaft wird am Ende noch eine Musterwirtschaft. Der Beichtvater schafft Neuerungen. Er legt Sümpfe trocken. Er drainiert die nassen Wiesen und macht die mageren fett. Er hat die tiefe Egge eingeführt, ja, noch eine zweite hat er gekauft. Er macht Versuche mit gemischtem Dünger. Er macht Versuche mit neuen Samensorten.

Auch im Hof selbst arbeitet er ohne Ruhe und Rast. Da schwirren Bienenvölker aus und ein, daß es eine Freude ist. Die Kleintierzucht hat er mit hundert Kaninchen bereichert, die dürfen die Waisenkinder selbst betreuen. Lustige Osterzeit! Alle Dorfkinder kommen zu den Osterhasen des Vaters Kneipp.

Heuer zieht man feines Obst im Klosterhof. An der Südwand kultiviert man edle Sorten. In diesem Klima? Man muß es versuchen. Und er okuliert, der Herr Beichtvater. Wo er das nur gelernt hat? Das kann sonst niemand in der Gegend.

„Kommt her, ich will's euch zeige!" ruft er den Bauern zu, als er auch das Pfarrhaus mit einem Spalier bekränzt. Und sie kommen näher und sehen zu, wie der Birnbaum geritzt und veredelt wird.

Kein Zweifel, die Klosterökonomie wächst. Da kann auch das Waisenhaus mitwachsen. Schaut diesen Schlaufuchs von Kneipp, wie der spielt! Das ist sein Trumpf, das Waisenhaus! Von drei auf fünfzig Kinder ist man schon gekommen in den paar Jahren! Fünfzig Kinder mit roten Backen! Und auch die Klosterfrauen sehen frisch aus, wie das wahre Leben! –

Eines Tages kam ganz überraschend der Regierungspräsident Winfried von Hörmann zu einer Visite nach Wörishofen. Sein

Besuch galt dem Waisenhaus und der Mädchenschule. Der alte Offizier mit dem breiten Backenbart war bei der Priorin des Lobes voll. Dann ließ er sich auch den Beichtvater vorstellen, denn Mutter Dominika Würth hatte in ihrer Bescheidenheit verraten, wer im Kloster eigentlich der waltende Geist sei.
Kneipp erwirkte die Erlaubnis, mit seinen Waisenkindern im August dieses Jahres die Passion in Waal zu besuchen. Sie sahen mit vielen anderen Menschen die Leiden des Herrn. Aber als sie ergriffen wieder heimkehrten, die Kinder und ihr Vater, durften sie der Mutter Priorin zum letztenmal die Hände geben. Denn die altehrwürdige Mutter, aufrechte Gestalt einer anderen, vergangenen Zeit, setzte sich zur Ruhe.
Schwester Augusta Müller folgte als neue Priorin. Sebastian Kneipp war der fünfzigjährigen, energischen, kleinen Frau schon vom ersten Tag seines Amtsantritts an wohlgesinnt gewesen. Sie, die stille arbeitsame Seele, wurde nun die Vorkämpferin aller seiner Reformen. Es ging weiter mit großen Schritten.
Die Kinder hatten in Waal das Theaterspielen gesehen. Sie mimten nun unter sich, bis eine Lehrschwester sie dabei überraschte. Kneipp ermunterte nun seinerseits die Schwester, die Kinder bei ihrem Unterfangen anzufeuern. Bald stellten sie Heiligenlegenden und Passionen dar. Die Texte wurden von Schwestern verfaßt, manchmal spielten die Kinder aus dem Stegreif, dann mußte es lustig dabei hergehen. Und wenn sie dann einmal nicht weiter wußten und mit geröteten Köpfen nach dem Vater Kneipp schauten, warf er ihnen selbst das Stichwort zu. Dann spielten sie weiter, bis die Priorin Beifall spendete. Und Vater Kneipp klatschte auch mit. Dann aber zog er das breite Gesicht bedauernd in die Länge: „Ischt's scho gar?“
„Ja!“ schrien die Kinder und klatschten nun selbst in die Hände, denn jetzt wußten sie, dem Beichtvater hat es gefallen.
Bei soviel gegenseitiger Anhänglichkeit war auch der Unterricht ein Vergnügen. Als Katechet hatte Sebastian Kneipp ja schon in Augsburg eine unübertreffliche Meisterschaft erreicht. Sein Fragen- und Antwortspiel, das er sich schon als Kaplan

ausgedacht hatte, war aber nun zu einer solchen Vollendung gediehen, daß man überall davon redete und sich ein Verlag in Donauwörth bereit erklärte, den „Katechismus Sebastian Kneipps" im Druck erscheinen zu lassen.

In der ganzen Umgegend sprach man mit höchster Anerkennung von der Mädchenschule und dem Waisenhaus der Dominikanerinnen von Wörishofen. So kam es gar nicht überraschend, daß im Jahre 1859 eine Abordnung von Bürgern aus Türkheim bei der Mutter Augusta Müller erschien und ihr den Vorschlag machte, unter Leitung der Klosterfrauen von Wörishofen auch in Türkheim eine Mädchenschule für Haus- und Landwirtschaft zu begründen. Die Priorin besprach sich mit Sebastian Kneipp. Das Mutterhaus in Augsburg billigte den Vorsatz, und so wurde schon zu Ende des Jahres die neue Schule bezogen. Kneipp erhielt laut oberhirtlicher Anweisung auch diese Anstalt als Beichtvater und Erzieher zugewiesen.

So kam er jede Woche zweimal nach Türkheim. Er hatte schon vor einem halben Jahr für die Klosterökonomie einen Zuggaul gekauft, den er „Baron" nannte, weil der alte Häuter etwas gravitätisch und nie in Eile daherkam. Den spannte er jetzt vor die verstaubte Klosterkutsche, die unbenützt im Heuschober stand.

Mit der Zigarre auf dem Bock zu sitzen und den „Baron" traben zu lassen, das war ein Hauptspaß des Vaters Kneipp. Alle Einwohner von Türkheim kannten das seltsame Gefährt, und alle Hausierer und Bettler zwischen Wörishofen, Irsingen und Türkheim kannten es ebenso. Denn wer auch des Wegs kam, den ließ der Kneipp aufsitzen, und wenn der alte Wagen noch so bepackt war. Denn nie fuhr er nach Türkheim, ohne den Kindern dort „ebbes mitzbringe".

Da geschah es, daß ihn eines Tages ein Rechtspraktikant beim Landgericht Türkheim mitten auf der Straße anhielt und ihm sein Leiden klagte. Der junge Mann gab an, man wolle ihn seiner Stelle entheben, weil er nicht mehr voll arbeitsfähig, schon ein halbes Jahr lang von Schwindel und Herzklopfen geplagt sei und durch andauernde Appetitlosigkeit am Ende seiner Kräfte stehe. Geld, zu einem Arzt zu gehen, habe er nicht, auch glaube er nicht mehr an die Medizin, und so möchte er nun fragen, ob ihm vielleicht die geheimen Kräfte des Herrn Beichtvaters noch helfen könnten.

Kneipp gab ihm zuerst eine derbe Zurechtweisung wegen seines dummen Geredes von geheimen Kräften. Und weil es grad Frühling und der Boden feucht und frisch war, so befahl er dem Kandidaten, sofort Schuhe und Strümpfe auszuziehen und neben ihm her im Grase zu laufen. In Türkheim angelangt, solle der Kandidat aber noch am gleichen Tag seine Arme eine Viertelstunde lang in kaltes Wasser halten. Als innere Kur aber solle er täglich eine Tasse Baldriantee trinken. Das sei das ganze Geheimnis. Schon nach vierzehn Tagen erschien der Kandidat in Wörishofen und war in der allerbesten Stimmung. In sechs Wochen fühlte er sich völlig gesund. Und so hatte auch das benachbarte Türkheim seinen ersten Barfüßler. –

Der Zulauf armer Dienstboten hatte indessen nicht ab-, sondern eher noch zugenommen, denn der Ruf des mitleidigen Beichtvaters von Wörishofen machte die Runde zu Kirchdorf, Mindelau, Dirlewang, Lauchdorf, Baisweil, Schlingen, Stockheim und Gammenried.

„Was tuet denn eigentli der Beichtvater mit die kranke Mannsbilder?" fragten die Leute.

„Ei ja, er gießt sie mit der Gießkann", war die Antwort.

„Mit der Gießkann auf die blanke Haut? Ischt denn dös au net gege d' Sittlichkeit?"

„D' Sittlichkeit? O noi! Du brauchscht jo dabei net amal d' Hos ausziehe, wenn dr dr Buckl begosse wird!"

„Und bei d' Haxe?"

„No, da muscht halt dei Hemd hebe!"

„Je, je, 's ischt do net sittlich! Wenn do d' vorgesetzt Behörd amal a Anzeig kriegt?" –

Eines Tages traf Sebastian Kneipp mit dem Wundarzt Kling an der Klosterpforte zusammen.

„Ah, der Herr Beichtvater!" sagte Kling und strich sich den vollen Bart.

„Mit Gott, i bin's!" lächelte Kneipp.

„Gibt allerhand Zulauf im Kloster da!"
„'s Lebe muß umgehe, Herr Doktor!"
„Und Ihr? Was habt Ihr da für ein Kraut in der Hand?"
„'s ischt a Hirtetäschle!"
„Wirkt das auch was gegen allerhand Wunden?"
„O ja, Herr Doktor, des wirket au was gege innere und äußere Wunde!"
„Schau da, ich bin ein Wundarzt und weiß das nicht! Ihr seid ein weiser Mann!"
„I dank au schö, Herr Doktor!"
„Aber treibt es nur nicht zu toll mit Euren Weisheiten, Herr Beichtvater!"
Kling kehrte den Rücken, fort war er. Kneipp stand noch eine Weile, betrachtete den davonstampfenden Herrn und dann das Unkraut, das er in der Hand hielt. Schon wollten ihm die Augenbrauen barsch über der Stirn zusammenfahren, doch dann lächelte er wieder, spitzte die breiten Lippen und pfiff sich eins. –
Wieder vergingen Wochen. Dann machte sich Pfarrer Schlichting ganz still aus dieser Welt. Er hatte bei Kneipp noch gebeichtet und hatte ihm alle seine geliebten Immen, an vierzehn Völker, als Erbe vermacht.
So war Sebastian Kneipp über Nacht zum „Bienenvater" geworden. Und die Bienen liebten ihn auch. Er konnte sogar die Zigarre ausgehen lassen und sie kalt zwischen den Zähnen zerkauen, was er so gerne tat, die Bienen setzten sich auf ihn und stachen ihn nicht. Er baute ihnen großrahmige Wohnungen und reichte ihnen, weil die Blüte in diesem Jahr so gering war, aus Zuckerwasser und Wabenhonig die herrlichste Bienenspeise. So liebten ihn die fleißigen Immen und flogen ihm nach. Selbst wenn er in der Wanne saß, kamen sie zum halboffenen Fenster herein, ihn zu umschwirren. Es ging ihm nicht wie dem Onkel Bräsig des Fritz Reuter, der auch in den fünfziger Jahren in Mecklenburg seine Wasserkur machte, als ihn die Immen im Bad überfielen, aber so wild, daß er im Adamskostüm unter die Leute floh.

Das Badehäuschen

Schon in Augsburg, im Georgigäßchen Nr. 287, hatte der Kaplan Sebastian Kneipp mehrmals die günstige Gelegenheit benutzt, in der leeren, dunklen Waschküche seine Wasseranwendungen an sich selbst auszuführen. Wo in damaliger Zeit konnte man sich denn in einer Stadt und in einem Haus unauffälliger und ohne weitere Umstände besser mit einer Wasserkanne begießen als eben in der Waschküche?

Im Dominikanerinnenkloster in Wörishofen lag dieser wichtige Raum zu ebener Erde im Kreuzgarten und war, außer an den Freitagen, an denen fröhlicher Gesang der Wäscherinnen aus ihm erscholl, die ganze Woche einsam und verlassen. Die Klosterfrauen wußten bald, daß es dort spukte, aber nicht von einem Geist, sondern vom Herrn Beichtvater selbst.

Als dann die alten, klapperigen Knaben mit dem Vater Kneipp den gleichen Weg zur Waschküche nahmen, um dort ihre Güsse zu empfangen, da wuchs zwar das Staunen der Nonnen, doch zugleich auch ihre Bewunderung: der Beichtvater tröstet nicht nur die Seelen, er heilt auch die Leiber der Menschen! So groß war manchen Tags der Zulauf an der Pforte, wie Schwester Benedikta erzählte, daß oft schon morgens um acht Uhr vier bis fünf Kranke um Einlaß baten.

Auch die Bauern von Wörishofen bemerkten das Kommen und Gehen fremder Leute, und sie murrten, wenn nach ihrer Meinung zuviel fremdes Gesindel dabei war.

„Der Herr Beichtvater wird sich ein Gschäft draus mache", meinte im „Adler" ein Hausierer aus Memmingen.

„O noi!" Das wußten alle Bauern, er gab sogar seine Heilkräuter umsonst.

„D' Leut, wo zum Kneipp gehe, hant alle koi Geld net!"

„Aber die Reiche, die habe Geld!"

Die Reichen? — Neulich war ein Offizier aus München dagewesen, um den Vater Kneipp zu befragen, aber auch nicht in einer geistlichen Angelegenheit. Ein feiner Herr, das merkte man gleich. Mit zwei Bedienten. Im „Rößle" hatte er Quartier gemacht. Den besten Wein wollte er haben und ein Essen wie an einer Hoftafel. Mein Gott, die arme Rößlewirtin, war die in Aufregung! Wo sollte sie einen Wein hernehmen und weißes Brot und Poularden? Tags darauf hatte man den feinen Herrn dann im Kloster eingelassen, im Kloster der Dominikanerinnen. „Offiziere im Frauenkloster? Ein sauberer Beichtvater ist dieser Kneipp und hat ein robustes Gewissen! . . ."

Die Ärzte Franz Andreas Kling aus Wörishofen und Dr. Schmidt aus Türkheim schürten die bösartige Stimmung. Besonders Dr. Schmidt entwickelte eine starke Feindschaft gegen den Beichtvater Kneipp, die um so mehr zunahm, je besser das Zweiginstitut der Dominikanerinnen von Wörishofen, die Mädchenschule in Türkheim florierte. Denn in ganz Türkheim war man von Kneipp des Lobes voll.

„Er ist ein Kurpfuscher", sagte Dr. Schmidt. Er war ein fetter, etwas gelbsüchtiger Mann und schaute die Welt akademisch und mißvergnügt an. Sein Freund war der Gerichtsarzt Dr. Sauter vom Bezirksamt Mindelheim, und es war nicht schwer, diesen Herrn in seiner Eigenschaft als Amtsperson gegen Wörishofen aufzuhetzen.

So weit war die feindselige Stimmung schon vorbereitet, als der neue Pfarrer von Wörishofen in sein Amt trat. Als er im Kloster Antrittsbesuch machte und auch an der Türe des Beichtvaters Kneipp klopfte, sah sich dieser zu seinem größten Erstaunen seinem ehemaligen Kaplan von Ottobeuren, Michael Ziegler, gegenüber, jenem strengen, blaßblonden, wenig freundlichen Mann, der dem alten Xaver Kneipp vor dreißig Jahren auf die Frage, ob sein Baschtl studieren könnte, eine so brüske Antwort gab. Kneipp und Ziegler erkannten sich sogleich wieder. Sie mußten sich erst fassen, ehe sie sich die Hände reichten. In dem Knaben war damals eine Abneigung gegen den Kaplan herangereift, wie auch Ziegler den Wunsch des Knaben, zu studieren, als Aufdringlichkeit empfunden hatte. Nun standen beide Männer im gleichen Dorfe voreinander.

„Ah, Sie sind es wirklich", sagte Ziegler. „Von Ihnen hört man ja schöne Sachen!" –

Noch das Jahr 1861 brachte dann die erste „Klage des Kgl.

Bezirksarztes Dr. Schmidt aus Türkheim in Verbindung mit dem Wundarzt Franz Andreas Kling aus Wörishofen gegen den Beichtvater der Dominikanerinnen Sebastian Kneipp wegen Kurpfuscherei". Der Hinweis auf „merkwürdige Vorgänge in der Waschküche des Klosters" sollte die Klage unterstützen und den Beklagten noch weiterhin belasten.
Das Landgericht Türkheim gab die Klage weiter an das Bezirksamt Mindelheim, wo besagter Dr. Sauter beim Bezirksamtmann Wilhelm Spengler ohne Mühe durchsetzen konnte, eine so gravierende Geschichte dem Regierungspräsidenten in Augsburg persönlich zu unterbreiten. Aber der Herr Regierungspräsident Winfried von Hörmann war ja erst vor kurzem in Wörishofen gewesen und hatte den Beichtvater Kneipp als tüchtigen Organisator und Lehrer kennengelernt. Er legte den Anschuldigungen gar kein Gewicht bei. Zwar schickte er seinen Sekretär August Kellner, der mit Kneipp schon auf einem Viehmarkt im Allgäu bekannt geworden war, pro forma zur persönlichen Orientierung nach Wörishofen, aber dann gab er kurz entschlossen die Klage dahin zurück, woher sie gekommen war, nach Mindelheim nämlich, und fügte folgenden Vermerk bei: „Die Handlungsweise des Beichtvaters Kneipp im Dominikanerinnenkloster zu Wörishofen ist nicht nur nicht straffällig, sondern vollkommen korrekt."

Im Jahre 1863 übertraf der Zulauf in der Waschküche des Klosters zu Wörishofen alles bisher Dagewesene. Schwester Benedikta hatte zu tun, alle Ankömmlinge zu befragen und zu unterweisen oder auch in das „Rößle" und in den „Adler" zu schicken, wenn die Besuchszeit des Beichtvaters schon vorbei war. Mit ihrer weißen Flügelhaube stand Schwester Benedikta wie die symbolische Gestalt der Hoffnung und der Liebe an der Klosterpforte. Ihr ruhiges Wesen, ihre einfachen Fragen, ihre Tröstungen gaben ihr bald den Ruf der Barmherzigen Schwester von Wörishofen.
Bis zum Beginn der Sommerzeit stellten gewöhnlich arme Zugelaufene aus der näheren und weiteren Umgegend, sehr zum Ärger der Bauern, die Mehrzahl der Kranken. Mit dem begin-

nenden Hochsommer aber kamen geistliche Herren in solcher Zahl, daß alle Gastzimmer im Kloster besetzt waren. Überraschend kam Kneipps alter Freund und Mitalumnus Langmeyer zu einer Kur. Dann kam der Professor der Theologie und Geschichte Dr. Michael Funk, zuletzt fand sich, wie alle Jahre, Professor Dr. Merkle, der gewaltige Prediger, ein. Er war jetzt Domkapitular und Theologieprofessor im Stift zu Passau. Es war ihm jedes Jahr die größte Freude, seinen Schützling Bastian wiedersehen zu können, wenngleich die Sache mit der Wasserkur nicht seinen vollen Beifall fand.

Auch vornehmes Publikum zeigte sich jetzt im Dorf. Die Bauern hatten nach der Arbeit nur noch zu tuscheln und mit den Fingern zu zeigen. Die Familie Platzer brachte aus Augsburg eine alte Patientin Kneipps, Frau Hoffmann, zu einer Kur nach Wörishofen, und Kneipps Schwester, Jungfer Theres, konnte der gnädigen Frau die Güsse verabreichen. Bald zeigte sich auch der fesche Kürassieroffizier aus München wieder, um sich vom Beichtvater neue Anwendungen geben zu lassen. War es wirklich der Sohn des ehemaligen bayerischen Kriegsministers, Herr von Liel? Ja, er war es! Im „Rößle" wußte man Bescheid, denn da wohnten die vornehmen Herrschaften. —

Drei Fälle von überraschenden Heilungen erregten dann Aufsehen im ganzen Bezirk.

Ein gelähmter junger Mann aus dem benachbarten Sontheim war an die Klosterpforte gebracht worden. Die ärztliche Kunst hatte ihm nichts als zwei Krücken verschafft, auf denen er kläglich daherhumpelte. Sebastian Kneipp warf die Hölzer beiseite und holte seine Gießkanne. Nach sechs Wochen konnte der Jüngling Wörishofen zu Fuß verlassen, der berühmte Jüngling von Sontheim.

Eine Frau aus Hartental erwartete ihr Ende, als man Sebastian Kneipp in Abwesenheit Pfarrer Zieglers herbeiholte, ihr die letzte Wegzehrung zu geben. Die Frau litt seit drei Wochen an Blutfluß. Nun schien der Tod nah. Der Arzt, es war Dr. Schmidt aus Türkheim, wollte soeben das Haus verlassen.

„Es dauert noch eine halbe Stunde", sagte er, ohne Kneipp eines Blickes zu würdigen.

Also blieb Sebastian Kneipp noch eine halbe Stunde. Neun Kinder und der Vater standen weinend um das Bett der Mutter. „Weil die Mutter no immer lebt, wie's Gott will, wüßt ich ein' Rat, der net schaden könnt", sagte Kneipp und schickte einen Buben mit einer Anweisung zur Schwester Benedikta. Inzwischen ließ er einen Bottich mit kaltem Wasser bringen und ermunterte die Frau, ein kurzes Sitzbad zu nehmen. Dann, als der Bub wieder zurückkam, ließ er von Mistel und Zinnkraut einen Tee bereiten. Die Blutungen hörten bald auf. Kneipp machte mit weiteren kalten Anwendungen die Frau völlig gesund, die gute Mutter aus Hartental.

Der dritte Fall war der des Pfarrers von Wald. Pfarrer Bader, ein cholerischer, vollblütiger Mann, war vom Schlag getroffen und an der linken Körperseite gelähmt worden. Ein zweiter Schlaganfall mußte befürchtet werden. Vier Ärzte namens Valta, Primus, Egger und Döring gaben dem Kranken keine Hoffnung mehr. Aber der Lebenswille des cholerischen Pfarrers von Wald ließ sich nicht so leicht dämpfen. Er hatte von seinem Amtsbruder Kneipp gehört und ließ ihn zu sich bitten. Kneipp stellte den Pfarrer von Wald mit Kopf- und Körperdämpfen und kalten Salzwasserwaschungen wieder völlig her und gab dem Körper seine Bewegungsfreiheit zurück. Nur die Zunge lag dem Pfarrer noch etwas schwer im Mund. Aber das war vielleicht ganz gut so. Denn was der hochwürdige Herr nunmehr in seiner sarkastischen Art über die Ärzte und ihre Medikamente in die Welt hinauspfiff, das war besser nicht in Worte gefaßt, nicht wahr, Herr Pfarrer von Wald? . . .

Dr. Schmidt aus Türkheim hatte nach dem Tode des alten Wundarztes Kling, zu Anfang des Jahres 1863, auf eine Änderung der Zustände in Wörishofen gehofft. Ein junger Arzt war dort im „Doktorhaus" eingezogen, Dr. Johann Keller aus Burgheim, der sein Handwerk zu verstehen schien. Auch die meisten Einwohner Wörishofens waren „dem noien Dokter" bald freundlich gesinnt. Man rühmte seine Fähigkeiten, strich seine Erfolge betont heraus – und es gab erneut Stimmen gegen den Beichtvater im Kloster der Dominikanerinnen. Die

Amtspersonen und der Bürgermeister Bernhard Scharpf machten gleichgültige Gesichter, und auch Pfarrer Ziegler tat, als übe er volle Zurückhaltung aus.

Sebastian Kneipp war keine Kampfnatur auf dem Boden kleinlicher gesellschaftlicher Intrigen. Er wollte auch dem neuen Doktor persönlich gar keinen Schaden tun. Jeder von ihnen beiden, so glaubte er, könnte doch ruhig seine Wege gehen, Keller den Weg der Medikamente, Kneipp den Weg der Heilkräuter, Wickel, Bäder und Güsse.

Aber er bedachte nicht, daß bei der Lage der Dinge jeder Heilerfolg, den er errang, auf Kosten des beruflichen Ansehens eines studierten Arztes gehen mußte.

Mißmut erfüllte ihn wieder; das Kommen eines jeden Kranken war ihm eine Last, und es gab Tage, an denen er die Hilfesuchenden kurzerhand wieder fortschickte. Er erfüllte dafür seine priesterlichen Pflichten mit doppeltem Eifer, um jeder anderen Inanspruchnahme zu entgehen.

Aber dann übermannte ihn das Mitleid wieder. Aus dem Innersten drängte es ihn, der menschlichen Kreatur auch in ihrer Leibesnot beizustehen. Immer wieder waren es die Waisenkinder, deren leibliches und seelisches Wohl ihn in die Doppelstellung des Priesters und des Arztes drängte.

Professor Merkle, der treue Freund, kam auch in diesem Sommer. Er fing an zu begreifen, daß der Lebensweg seines Bastian vielleicht doch ein besonderer Weg sei, und er entriß ihn seinen Konflikten. Freilich sei es nicht Aufgabe eines Priesters, das irdische Leben des Menschen zu verlängern. Aber war der Priester in seiner gesamten Einstellung zur Menschheit nicht zugleich auch ein Arzt? Waren die Kräfte der Seele nicht auch Heilkräfte des Leibes? Leib und Seele, waren sie im Leben nicht ganz innig verbunden, ein lebendiges Ineinander? Und bewirkte die Sorge um die unsterbliche Seele nicht zugleich eine Mitsorge um den auch von Gott gegebenen irdischen Leib? Wenn ein Priester um der Barmherzigkeit willen Hohn und Feindschaft erntete, so war das ein Fingerzeig der Vorsehung, ihn in seinem Tun zu bestärken.

„Es wird, es muß durch Regierungserlaß bald eine Kurierfrei-

heit kommen. Dann ist alle Zwietracht zu Ende", sagte Professor Merkle, der in den Fragen des öffentlichen Lebens und der Verwaltung gut Bescheid wußte.
„Kurierfreiheit, was heißt das?" fragte Sebastian Kneipp und schaute Merkle zweifelnd an.
„Das soll heißen, daß jeder, der sich berufen fühlt, an Kranke Ratschläge zu erteilen oder sie zu behandeln, dazu berechtigt ist, wenn er sich nur nicht Arzt schimpft." –
In dieser Zeit politischer und weltanschaulicher Spannungen starb der gute Vater König Max II., und sein Sohn Ludwig II., ein strahlend schöner, romantischer Jüngling, bestieg den bayerischen Thron. Minister von der Pfordten leitete selbständig die Politik, die sich im Einklang mit der Stimmung des Volkes mehr und mehr auf die Seite Österreichs und gegen Preußen schlug. Der siegreich beendete Krieg gegen Dänemark hatte zu einem Beutestreit zwischen Preußen und Österreich geführt. Ein Bruderkrieg drohte. Im Königreich Bayern war die Stimmung geteilt. Die Großdeutschen, besonders in Franken, fühlten sich immer noch an den Eisenacher Nationalverein gebunden, das Volk im Süden sang Trutzlieder gegen Preußen. Allgemeine Unsicherheit beherrschte auch die Wirtschaftslage. Die Bierpreise wurden erhöht. Bierpreiskrawalle folgten.
Doch der junge König lebte in seiner eigenen schöneren Welt. Man erzählte sich im Oberland von geheimnisvollen nächtlichen Fahrten nach Hohenschwangau, von märchenhaften Aufzügen in prächtigen Gewändern, von einsamen Gelagen des jungen Königs mit den Geistern des Prinzen Hamlet und der unglücklichen Königin Marie Antoinette. Man wußte von Ludwigs Freundschaft mit einem Komponisten namens Richard Wagner, den ein Münchner Arzt erst kürzlich nach der Uraufführung seiner Oper „Tristan und Isolde" glattweg für verrückt erklärt hatte.

Im Jahresbericht 1864/65 des königlichen Bezirksarztes für das Landgericht Türkheim gab der schon genannte Dr. Schmidt am 31. Januar 1866, nachdem er im Vorhergehenden einen Bader aus Baisweil der Kurpfuscherei bezichtigt hatte, folgende weitere Erklärung ab: „Der andere großartige Pfuscher ist der hoch=würdige Pater Beichtvater Sebastian Kneipp im Kloster zu Wörishofen, ein Mensch, der mit der größten Unverschämtheit seit zwölf Jahren hier im Bezirk sein Wesen treibt, eigene Ordi=nationstage abhält, eine eigene Badeanstalt nicht nur für die Insassen des Klosters, sondern zur Benützung anderer Bade=gäste, namentlich geistlicher Herren, unter anderen aber auch Laien, Kürassieroffiziere p. p., die ihre Badewart im Kloster selbst genießen, errichtet hat, sehr viel ordiniert, zwar keine Bezahlung annimmt, deshalb es aber doch so einzurichten weiß, daß er für seine Bemühungen nicht leer ausgeht, und was das Schlimmste ist, von den Gesetzen nicht erreicht werden kann, öffentlich verklagt, immer wieder straffrei ausgeht und des=halb auch die Unverschämtheit womöglich auf die höchste Spitze treibt."

Der Bericht des Landrichters von Türkheim ging seinen Dienst=weg und gelangte so zunächst an das Bezirksamt Mindelheim. Dem Amtmann Wilhelm Spengler, einem engstirnigen Büro=kraten, war der Beichtvater von Wörishofen ja schon lang ein Dorn im Auge. Er ließ seinen Bezirksarzt Dr. Sauter rufen, der im Bewußtsein seiner Machtvollkommenheit die Aussagen Dr. Schmidts noch überbot und nicht nur Sebastian Kneipp „den sogenannten Beichtvater vom Kloster zu Wörishofen und den großartigsten Pfuscher des Bezirksamts Mindelheim" nannte, sondern auch das Kloster selbst „nicht als eine Erziehungs=anstalt, sondern als eine gewisse Heilanstalt" bezeichnete.

Das Schreiben ging auf dem Dienstweg weiter und gelangte nach Augsburg. Der Regierungspräsident Winfried von Hör=mann runzelte zwar widerwillig die Stirn, aber die von Dr. Sauter beigefügten dunklen Andeutungen gegen das Kloster zwangen ihn nun doch, den „Jahresbericht des kgl. Bezirksarzts von Türkheim" dem bischöflichen Ordinariat als der vorgesetz=ten Behörde Sebastian Kneipps zu unterbreiten.

Die Gegner hatten also ihr Ziel erreicht. Bischof Pankratius würde sich nun persönlich um die Zustände in Wörishofen kümmern müssen, und da er ein genauer und strenger Herr war, so hatte man über den Ausgang dieser Untersuchung kei=

nen Zweifel. Dr. Keller in Wörishofen gab sich zwar nach wie vor ganz unbeteiligt, aber Dr. Schmidt sorgte um so mehr dafür, daß unbestimmte Gerüchte im ganzen Bezirk im Umlauf blieben. Pfarrer Ziegler tat noch zurückhaltender als bisher.

Das bischöfliche Ordinariat forderte am 24. Februar 1866 den Beichtvater Kneipp zu einer Rückäußerung über den Bericht des Landgerichtes Türkheim auf.

Sebastian Kneipp antwortete am 14. März:

„Hochwürdigstes bischöfliches Ordinariat! Zu den allgemeinen Vorwürfen, die mir gemacht werden, will ich zuerst klarstellen, daß ich mich mit medizinischer Behandlung von Kranken nie abgegeben, auf dem Gebiete der eigentlichen Medizin nie einen Schritt getan habe. Meine Tätigkeit beschränkt sich auf das allereinfachste Naturheilverfahren mit Anwendung von Wasser und einzelnen Kräutern, die der schlichteste Mensch finden oder bei jedem Materialwarenhändler einkaufen kann, folglich mit Gegenständen, die der Medizin im Sinne des Wortes gar nicht zugehören.

Nun bin ich seit meiner Anstellung in Boos bis auf diesen Tag nicht selten in die Lage gekommen, kranken, hilflosen Menschen einen guten Rat zu erteilen.

Zur Beruhigung über meine Handlungsweise habe ich mich einmal mit dem Gerichtsarzt Dr. Betzendorfer benommen, der sich folgendermaßen äußerte: ‚Ich bin gegen das Pfuschen und muß es begreiflicherweise sein und würde Sie bei der nächsten Gelegenheit fassen. Aber so wie Sie kann, wenn Sie es nicht weiter betreiben, jeder, landauf, landab, kurieren. Denn einen guten Rat erteilen, ein Hausmittel anraten, darf zuletzt jedes alte Weib.'

Hätten nun die Medizinen der H. H. Ärzte, welche man längst konsultierte, und die ihre Kunst sattsamst versucht hatten, den rechten Erfolg gehabt, so wäre an mich kaum je eine Bitte gerichtet worden, indem gerade Wasseranwendungen und bittere Tränke nicht gern gesucht werden.

Mit gutem Gewissen kann ich sagen, daß ich nichts getan habe, um die Leute, deren Erscheinen mir bei meiner vielseitigen Beschäftigung doch nur eine Last sein kann, anzulocken. Ich habe

vielmehr das Gegenteil getan, habe sie vielfältig wieder fortgeschickt. Und es ist mein entschiedener Grundsatz, nur eigentlich Verlassenen und Armen mit meinem Rate zu dienen.
Dr. Schmidt wirft mir vor, daß ich seit zwölf Jahren mein Wesen treibe als großartiger Pfuscher. Ob mein Naturheilverfahren den Namen „Medizinische Pfuscherei" verdiene und unter den § 112 des P.Ht.G.B. erfalle, lasse ich dahingestellt. Eigene Ordinationstage aber habe ich nicht und will auch aus meinem Raterteilen kein regelmäßiges Geschäft machen. Der scheinbar so fleißigen Spionage des Herrn Dr. Schmidt hätte es doch nicht so schwer sein sollen, sich besser zu vergewissern. Ferner beschuldigt mich der Bezirksarzt von Türkheim, ich hätte im Kloster eine eigene Badeanstalt errichtet. Insoferne das nichts anderes besagen will, als daß im Kloster zu Wörishofen eine höchst bescheidene Waschküche ist mit einer Badewanne und mit einem Kessel zum Wärmen des Wassers und einer zweiten Wanne, die aber wegen Mangel an Raum nur im Gebrauchsfalle von Kalt und Warm im Bade aufgestellt ist, kann ihm zugestimmt werden. Die Vorrichtung ist für ein Haus von hundertfünfzig Bewohnern ganz gewiß ebenso zeitgemäß als notwendig und dürfte in den Augen eines kgl. Bezirksarztes gewiß nicht auffällig sein.
Wenn hin und wieder meine Jugendfreunde, Bekannte und Wohltäter, für die ich doch ein Gastrecht vom Kloster beanspruchen kann, wenn diese Gäste mit Erlaubnis der Oberin Gebrauch von diesem ‚Badehäuschen' machen, was liegt darin Gesetzwidriges? Die Behauptung aber, daß Laien im Kloster die Badewart genießen, ist eine pure Unwahrheit.
Dr. Schmidt beliebt, gleich von ‚Offizieren' zu sprechen, als wenn das halbe Offizierskorps eines Kürassier-Regiments sich in Wörishofen befunden hätte. Die Wahrheit beschränkt sich aber auf einen einzigen Leutnant, Herrn von Liel, Sohn des ehemaligen Kriegsministers, der, ohne daß wir einander vorher gesehen hätten, hierherkam, um Rat einzuholen, nachdem er in München seine verlorene Gesundheit nicht wieder erhalten konnte. Es wurde ihm außerhalb des Klosters in einem hiesigen Gasthaus die sogenannte ‚Badewart' durch einen Be-

diensteten geleistet, was der genannte Herr auf Verlangen wohl bezeugen wird.
Der kgl. Bezirksarzt Dr. Sauter in Mindelheim aber heißt mich ‚den großartigsten Pfuscher des ganzen Bezirksamts, den sogenannten Beichtvater eines Klosters, das mehr eine gewisse Heilanstalt als ein Erziehungsinstitut ist'.
Ich erwidere, daß mit meiner Anstellung im Kloster die Zahl der Zöglinge von drei auf hundert gestiegen, die Klosterökonomie vergrößert, die Zöglinge selbst in Feld- und Hausarbeit unterwiesen werden.
Der Herr Regierungspräsident hat selbst wiederholt visitiert und nichts Tadelnswertes gefunden."
Soweit Sebastian Kneipp. Er fügte in einer „Beilage zu seiner Verteidigung" siebzehn Fälle seiner Wasserheilbehandlungen an, die in ihrer gedrängten Fülle und einfachen Darstellung von ganz besonderer Wirkung waren.
Der Mitalumnus Langmeyer, die Cholerakranken von Boos, der lahme Jüngling von Sontheim, die sterbende Mutter von Hartental, Frau Hoffmann aus Augsburg, der Pfarrer von Wald, ein fast schon erblindetes Mädchen aus Mindelheim, alle, alle erschienen sie wieder, Leidensgestalten ehedem, heute kraftvolle Ankläger einer Kunst, von der sie alle schon aufgegeben waren, ehe sie dem Vater Kneipp in die Hände kamen. Und hinter diesen allen erschien noch einmal die massige Gestalt des Mannes selbst, Sebastian Kneipp. Jetzt wurde er sichtbar, der kräftige Kopf auf der gedrungenen Gestalt, dieses Antlitz mit den blaugrauen, durchdringenden Augen, mit der derben, energischen Nase, dem breiten, kräftigen Mund, dessen Oberlippe sich immer ein wenig ironisch nach links verzog...
Er erspürt mit dem Blick des naturbegabten Genies die Schwächen seiner Gegner, der Ärzte. Jetzt, wo sie ihn angreifen, wird er sich bereit machen, den Kampf in ihr eigenes Lager zu tragen. Was werfen sie ihm vor? Skandalgeschichten, die nicht wahr sind, schmutzige Gewinnsucht, die doch nicht einen Kreuzer eingebracht hat! Was werfen sie ihm nicht vor? Die Falschheit seiner Lehre! Denn sie wissen nichts von den Kräften des Wassers und der Kräuter.

Diagnose? Hm! Man beklopft, betastet, behorcht, wie gesagt, irgendeine Stelle. Weil Virchow der Meinung ist, daß die Krankheit nur eine lokale Zellveränderung darstellt.
Therapie? Hm! Man muß abwarten. Vielleicht kann man dem Kranken auch eine Medizin geben, irgendein Gift, das seinem schmerzvollen Zustand einen betäubenden Schlag versetzt. Eigentlich ist ja kein Zusammenhang zwischen der Zellenlehre eines Virchow und der Behandlung eines kranken Menschen mit Apothekergiften. Aber was soll man sonst tun?
Kneipp gibt die Antwort: „Nicht Spezialdiagnose und abwartende Beobachtung, aber Totaldiagnose und Soforttherapie!" — Sebastian Kneipp erkennt mit intuitiver Kraft und aus der Summe seiner Erfahrungen schon auf den ersten Blick aus der Konstitution des Kranken den wahren Zustand seiner Natur. Am Auge erkennt er, wie schon vor ihm Paracelsus, Gesundheit und Krankheit. Und noch besser erkennt er den Zustand eines Menschen am Ohr. Das Ohr ist Sebastian Kneipps ureigenste Entdeckung. Hundertfach sind die Unterschiede in seiner Form, seiner Röte und Blaßheit, seiner Frische und Welkheit, seiner Weichheit und Härte. Das gesamte Antlitz also wird zur „Konstitutionsformel eines Menschen".
So sieht Kneipp den kranken Menschen zuerst in seiner organischen Ganzheit. Und nun tastet er sich mit der Kühnheit und dem Optimismus des geborenen Arztes an die Krankheit selbst heran, sucht sie zu umkreisen und zu fassen. Mit den Kräften des Wassers leitet er seinen Angriff ein; den Kräften des Blutes sucht er sich zu verbinden. Uraltes Wissen der Mütter um Hausmittel und Heilkräuter kommt ihm zu.
Was Hahn, Oertel und Prießnitz vor ihm versucht hatten, sich den Heilkräften der Natur anzuvertrauen, das scheint sich in Sebastian Kneipp zu einem System zu vollenden. Er wird der Meister des strömenden Elementes, beherrscht es in vielfältiger Weise und wird zum Entdecker der individuellen und kurzen Anwendungen.
Aber dann entdeckt er an sich selbst die Heilkraft der Güsse. Im Georgianum in München entdeckt er tief in der Nacht das Geheimnis des lokalen kalten Reizes, das die ärztliche Wissen=

schaft später um eine Erkenntnis bereichern sollte. Auch die Güsse teilt Sebastian Kneipp individuell aus. Mild oder schroff, aufwühlend oder besänftigend, peitschend oder streichelnd vermag die kunstfertige Hand den Wasserstrahl zu führen. „Es liegt eine geheimnisvolle Kraft in den Güssen dieses Beichtvaters von Wörishofen", so sagen die Kranken.

Und Kneipp entdeckt ein Drittes: die aufwühlende Wirkung des Wechselreizes. Das antreibende kalte Bad in Verbindung mit dem auflösenden heißen Kräuterbad oder dem heißen Dampf wird ein Hauptmittel der Behandlung. Die Anwendungen lassen sich steigern vom ersten leichten Angriff auf das Fieber bis zur völligen inneren Umkehr der mißleiteten Kräfte. – Er selbst ist der Natur verschrieben. Seine täglichen Spaziergänge barfuß im nassen Gras, sein tägliches Sitzbad, sein allwöchentliches Heublumenbad haben ihm ihre Quellen geöffnet. Das Element, dem er sich vor zwanzig Jahren so verzweifelt und so hoffnungsvoll anvertraut hatte, es strömt nun auf ihn ein, erschließt ihm alle seine Gründe, entdeckt ihm alle seine Geheimnisse. Er nimmt es auf dankbaren Herzens. Jeder Tropfen Tau, jeder Tropfen Regen wird ihm eine köstliche Gabe, jeder Bach wird ihm ein lieber Gesell. Am Waldsee sitzt er und erfreut sich am farbigen Spiegel der dunklen Wälder und blumigen Wiesen oder schaut das Spiel der Wellen, wenn ein leichter Wind sie bewegt. –

In Wörishofen aber hat zu gleicher Stunde Dr. Schmidt aus Türkheim seinem Kollegen Dr. Keller die Neuigkeit ins Fenster gerufen, daß bei der Regierung in München ein Gesetzentwurf vorliege, die Kurierfreiheit fernerhin nur noch studierten Ärzten zu gewähren.

„Es ist bald ein Ende mit allen Pfuschern!" ruft er triumphierend, gibt seinem Gaul die Peitsche und trabt davon.

Kurierfreiheit

Im Vorsommer des Jahres 1866, zu Anfang Juni, nahm sich Sebastian Kneipp einen kurzen Urlaub, aber nicht, um wieder einmal sein Heimatdorf Stephansried zu besuchen, sondern um sich auf eine längere Eisenbahnfahrt nach Frankfurt am Main zu begeben.

Im benachbarten Homburg im Taunus befand sich unter der Leitung des Arztes Dr. Pingler eine Wasserheilanstalt Prießnitzscher Prägung.

Es erregte Aufsehen, als sich unter den Gästen ein Herr in der Soutane bewegte, und Kneipp wurde mit Dr. Pingler bald näher bekannt, obwohl dieser, wie sich alsbald zeigte, von Sebastian Kneipp und dem Dorfe Wörishofen gar keine Ahnung hatte.

Pingler war ein begeisterter Anhänger von Vinzenz Prießnitz und sprach sein lebhaftes Bedauern darüber aus, daß auf dem Gräfenberg bei Freiwaldau nach dem Tode des Meisters ein großer Niedergang seiner Heilmethode die Folge war. Kneipp stellte sich dumm, fragte den Doktor nach dem und jenem, was ihn interessierte, und machte ihm für seine Roßkuren ein paar Komplimente. Dann aber wurde er offener, gab an, wer er eigentlich sei und kam auf seine Hauptfrage zu sprechen, die Anfeindungen nämlich, denen die natürliche Heilweise in Deutschland von Rechts wegen ausgesetzt sei.

„Kurierfreiheit?" ereiferte sich Dr. Pingler, dem der wasserbeflissene hochwürdige Herr, der da vor ihm stand, nun noch mehr Spaß machte, „Kurierfreiheit für einen Priester wird es nie geben! Hochwürden müssen sich einen Arzt nehmen, dann geht es vielleicht!"

„Hm!" brummte Kneipp.

„Sehen Sie, mir hat noch niemand etwas verboten, noch niemand", fuhr Dr. Pingler fort, warf sich in die Brust und überblickte seine Patienten, die in einiger Entfernung mit ihren Anwendungen beschäftigt waren.

Kneipp sah Dr. Pingler etwas verdutzt an, dann reichte er ihm die Hand und verabschiedete sich. –

Auf der Rückfahrt war er tief in Gedanken. Mit einem Arzt

sollte er sich verbinden? Aber woher sollte er denn jetzt einen Arzt nehmen? Den Dr. Keller? Oder den Dr. Schmidt vielleicht? Oder gar den Dr. Sauter?
Er verzog den Mund und schaute mißmutig zum Wagenfenster hinaus. Nein, er mußte seinen Weg ganz allein gehen, und wenn dieser Weg eines Tages hinter Schloß und Riegel führen sollte. Und er würde seinen Weg allein gehen, ganz allein! ...
Als Sebastian Kneipp in Türkheim endlich den Bahnhof verließ, kam der Bader Schneider aus seiner Türe heraus und trat auf ihn zu.
„Hochwürde, Ihr wisset es scho... 's gibt was mit die Preuße?"
„Ei jo!" sagte Kneipp und erwachte aus seinen Gedanken. „Hascht recht, Bader, man hätt ja z' Frankfurt au was von oim Krieg gschwätzt."
„A Kriegle, moin i, mit 'm Bismarck", antwortete eifrig der Bader und begleitete Sebastian Kneipp an die Kutsche. Oh, er verstand selbst etwas von der Wasserdoktorei und hatte dem Herrn Beichtvater von Wörishofen allerhand schon abgeschaut. Er freute sich jetzt, ihm die allerletzten Neuigkeiten aus dem Bezirk gleich mitteilen zu können.
Also der Landrichter von Türkheim hatte an diesem Morgen, dem 11. Juni, alle Boten des Marktes zu sich kommen lassen und sie im Falle einer Mobilmachung auf ihre Vorgespannspflicht hingewiesen. Desgleichen war ein Anschlag an der Tafel des Landgerichts zu finden, der auf das Einquartierungsgesetz und die Verpflegung mobiler Truppen aufmerksam machte.
Wie war die Lage? Die politische Spannung zwischen Preußen und Österreich hatte sich am 9. Juni durch den Einmarsch preußischer Truppen in Holstein verschärft, denn Holstein war seit dem dänischen Konflikt der Verwaltung Österreichs unterstellt. Mit Protest hatten nun die Österreicher das Land geräumt und eine Klage gegen Preußen beim Bundesrat eingebracht. Die bayerische Regierung hatte dann in Frankfurt auf eine Vermittlung zwischen Preußen und Österreich gedrängt. Umsonst! Österreich in Hoffnung auf Frankreichs Haltung

forderte den Ausschluß Preußens aus dem Deutschen Bund. Preußen, das im geheimen schon seit April dieses Jahres mit Italien verbündet war, forderte den Ausschluß Österreichs.
„Es gibt a Kriegle", sagte Bader Schneider, als Kneipp auf dem Bock saß und seinem „Baron" die Zügel ließ.
Und mit anderen Gedanken, als er die Reise angetreten hatte, trabte er nun wieder den zwei Türmen von Wörishofen zu.

Obgleich in Türkheim nur zwei Bauernsöhne, in Wörishofen nicht ein Mann zu den Waffen geeilt war, hatte man die Operationen in Franken mit größter Spannung verfolgt. Die Oberin der Dominikanerinnen, Mutter Augusta Müller, hatte schon mit der Notwendigkeit gerechnet, mehrere Räume des Klosters als Lazarett für Verwundete einzurichten, denn vom Bezirksamt Mindelheim war alsbald eine derartige Anfrage gekommen.
Die allgemeine Unruhe wuchs, als man hörte, daß die Preußen über Hof und Bayreuth auf Nürnberg marschierten. Doch dann kam die schnelle Kunde von Friedensverhandlungen in Prag und Berlin. –
Für Sebastian Kneipp hatte der deutsche Bruderkrieg einen großen Vorteil gehabt. Die Anwürfe gegen seine Person waren verstummt. Das mehr als zweifelhafte Interesse, das ein gewisser Teil der Öffentlichkeit an der Person des Beichtvaters von Wörishofen genommen hatte, war in der politischen Spannung dieser Tage verflogen. Auch von einem Gutachten des Münchener Ärztevereins gegen nichtfachärztliche Heilpraktiker war nicht mehr die Rede.
Nun konnte Sebastian Kneipp seine armseligen Bittsteller wieder ungestört im Klosterhof empfangen, konnte seine Wasserkuren empfehlen und seine Güsse austeilen.
Wenn er allein war, saß er in seiner Apotheke. Sie war sein Lieblingsaufenthalt. Hier verblieb er manche Stunde und bereitete sich selbst einen Tee, wochenlang den gleichen Tee, um seine Wirkung an sich zu erproben.
Hier empfing er auch manchmal liebe Gäste: Professor Dr. Merkle und den Vetter Funk, den Mitalumnus Langmeyer und

den jungen Studenten der Theologie Andreas Schmid, der seit
der Wiederherstellung seines Paten, des Pfarrers Joseph Ach-
berger aus Kirchdorf, alljährlich einen Teil seiner Ferien in
Wörishofen verbrachte. Dieser Student, ein Allgäuer Bauern-
sohn, war ein hochgeistiger junger Mann, ein feinsinniger
Kopf und köstlicher Unterhalter zugleich, der neben seinem
Theologiestudium den Künsten der Architektur und Malerei
zugetan war. Die Neigung zur Kunst, die den Geist des jungen
Studenten beflügelte, gefiel Sebastian Kneipp ganz besonders.
Bei solchen Unterhaltungen konnte er dem Andreas stunden-
lang zuhören; denn von einer anderen Kunst als der Wasser-
kunst wußte Kneipp nicht viel.

Es ist eine Folge des Krieges, daß sich die Wirtshäuser mit
gesprächigen Männern füllen. Vor 1866 blieb der deutsche
Bauer am liebsten daheim auf dem Hof und ging nur an
bestimmten Festtagen auf eine Maß Bier aus dem Haus. Der
Gasthof war den Zugereisten und Fuhrknechten und den stu-
dierten Herren, dem Herrn Doktor, dem Herrn Landrichter,
dem Herrn Förster und dem Herrn Pfarrer, überlassen. Jetzt
füllt er sich mit den Zipfelmützen der Einheimischen.

Überall bricht eine Zeit der Stammtische an. Der geistige Hori-
zont hat sich plötzlich weit geöffnet, die Politik hat alle Köpfe
erfaßt. Besitzt man auch keinen einzigen Veteranen in Wöris-
hofen, „koinen, der gege d' Preuße dabei war“, so hat man
doch viel gehört von den schnellen preußischen Gewehren. Der
Bismarck, der ist wohl auch ein ganz unheimlicher Geselle in
seinen hohen Kürassierstiefeln und in seinem stählernen
Brustharnisch ...

Aber es kommt doch eine andere Zeit. Bald geht alles auf
Schienen. Es gibt einen Kreislauf der Wirtschaft. 1868 ist das
Sturmjahr der bayerischen Eisenbahnen. Maffei hat Rekord-
arbeit.

„Und wir? Wo bleibe wir? Wir sind au dabei! München–
Buchloe–Memmingen! Und nach Türkheim tät a Bahnhof
komme!“ Da wackeln die Zipfelmützen.

Unser Dörfle! Es hat hundert Häuser und sechshundert Einwohner. Aber es hat noch keine Laterne bei Nacht auf der Straße, und man kann leicht über einen Schubkarren oder über einen Misthaufen stolpern, wenn man vom Weg abkommt. Die Fahrrinne der Dorfstraße ist tief ausgefurcht, und wenn es einen Tag regnet, stampfen Pferd und Mann im Dreck. Der Mühlbach aber tut im unteren Dorf ganz wie ein Verrückter, schwillt plötzlich auf und reißt an den Zäunen, schwemmt die Stege fort und rumort in den Kellern der Häuser. –

Aber immer mehr fremde Gesichter kommen im Sommer nach Wörishofen, und manche bleiben sogar ein paar Tage. Der schlaue Rößlewirt hat nach einem Brand vor einem Jahr seine Wirtschaft wieder neu aufgebaut, aber nicht mehr wie vordem als Ökonomie und Brauerei, sondern nur noch als „Gasthaus für bessere Leut", wie er sagt. Und der Brunner, der Kleinbauer, hat letztes Jahr von seinem Schwager einfach Geld aufgenommen und baut nun oben im Dorf eine ganz feine Wirtschaft mit einem hübschen Garten und nennt sein Haus, dem Vater Kneipp zuliebe, „Gasthof zur Sonne".

Der Beichtvater Kneipp! Alle Fremden wollen ihn sehen; ja, viele kommen nur deswegen nach Wörishofen, um ihn einmal gesehen zu haben. Nicht alle wollen ihn sprechen, beileibe nicht. Die meisten fürchten sich, ihn anzureden. Und gar ihm noch näher zu kommen, o nein! Aber sehen möchten sie ihn alle von den Fenstern der Adlerwirtschaft aus, wenn er mit breiten Schritten, die Hände auf dem Rücken geschlossen, gesenkten Hauptes über die Straße geht.

„Das ist der Kneipp!" sagt Steppich, der Wirt.

„Mein Gott!" ruft eine vornehme Dame. „Ich möchte doch nicht in seine Hände fallen!"

Aber das arme Volk kommt auch in diesem Jahr wieder in langen Reihen und pocht an die Klosterpforte. Die alten Knechte mit ihrer chronischen Gicht, ihrer schwachen Brust, ihrem lahmen Bein, die suchen den Beichtvater Kneipp. Und dann kommen die geistlichen Herren. Mein Gott, hast Du viele kranke Priester in Deinem Garten! ...

Die Schwester Benedikta erhält eine Hilfe. Schwester Sebastiana ist aus dem Mutterhaus zu Augsburg in Wörishofen eingetroffen. Sie ist eine Base Sebastian Kneipps, denn ihre Mutter und Kneipps Vater waren Geschwister. An zwanzig Jahre jünger ist die dunkeläugige Sebastiana als ihr Herr Vetter. Die beiden haben sich früher nur flüchtig gekannt. Nun stehen sie einander gegenüber, Sebastian und Sebastiana, der Beichtvater und die Nonne.

Und Sebastiana lächelt aus ihrem schwarzen Schleier. Ihr zartes Gesicht, ihre hohe, schlanke Gestalt geben ihrem Wesen eine feierliche Anmut. Fürwahr, ein ungleiches Paar, dieser Vater Kneipp und seine klösterliche Base! – Sebastiana ist auf den Ruf der Priorin Augusta Müller nach Wörishofen gekommen. Sie gilt als vorzügliche Verwalterin und Rechnungslegerin, und auch die Gasträume des Klosters sind ihr unterstellt. Kneipp aber weiß alsbald, er hat eine Mitkämpferin gewonnen.

Im Bezirksamt zu Mindelheim war wieder eine Anzeige Dr. Schmidts aus Türkheim eingelaufen. Aber sie strotzte offenbar derartig von Lügen und Gemeinheiten, daß selbst Amtsrichter Spengler ihre Verfolgung nicht verantworten konnte. Er legte das Dokument zu den Akten; aber man brachte es doch fertig, Sebastian Kneipp davon in Kenntnis zu setzen.

Er war empört. Eigentlich hätte er nunmehr gegen diesen Dr. Schmidt Anzeige wegen Beleidigung erstatten müssen, und auch die Oberin war dieser Meinung. Aber Schwester Sebastiana, die schon Kneipps ganzes Vertrauen besaß, widerriet in ihrer ruhigen Art. Was wäre damit gewonnen gewesen, einen offenbar überreizten, kaum mehr zurechnungsfähigen Menschen mit einer kleinen Geldstrafe zu belegen? Die Angelegenheit würde nur noch mehr Aufsehen machen. Das Ordinariat in Augsburg sei nicht gut auf Wörishofen zu sprechen, das wisse man, und der kleinste öffentliche Anstoß könnte unabsehbare Folgen für das Kloster und für den Beichtvater haben. Am besten wäre es, alle Anwürfe künftighin mit dem Schleier des großen Schweigens zu überdecken. Nicht persönliche Auseinandersetzungen mit gehässigen Gegnern, sondern das Werk allein sei wichtig. –

Der Gastwirt Brunner in der „Sonne“ sprach gerechte und

deutliche Worte für den Beichtvater Kneipp. So sprachen auch der Wirt vom „Rößle" und der vom „Adler".

„Die Giftmischer solle 's Maul halte!" sagte der Steppich vom „Adler" in seiner Gaststube vor allen Leuten und meinte damit den Dr. Schmidt.

Der Bürgermeister Bernhard Scharpf war der Vierte in diesem Bunde, der sich jetzt zur Verteidigung des Beichtvaters Kneipp und seiner Wasserkur in Wörishofen langsam zu bilden schien. Scharpf war zugleich der Postverwalter des Dorfes und also der Mann, der mit den fremden Gästen am meisten ins Gespräch kam. Oh, Scharpf hörte viel und hielt sich auch nicht für dumm. Vielleicht hatten jene Herren recht, die ihm da neulich gesagt hatten, daß das mit Wörishofen und mit dem Kneipp einmal genau so kommen könnte wie mit dem Prießnitz und seinem Gräfenberg bei Freiwaldau. Freilich, seitdem Prießnitz gestorben war, ging dort alles in die Brüche. Der Arzt Dr. Schindler hatte mit den geldgierigen Kindern des Verstorbenen mehr zu tun als mit seinen Kranken. Aber an die Stelle von Prießnitz war jetzt der Vater Kneipp getreten, und der lebte noch lange, in Gottes Namen, der wollte auch keine Reichtümer sammeln wie der Prießnitz; der hinterließ später auch keine habgierigen Kinder, die alles durcheinanderbrachten. Der Kneipp, der kurierte doch aus purem Mitleid und mußte einmal ein gesegnetes Werk hinterlassen.

Noch ein fünfter Mann in Wörishofen wuchs diesem heimlichen Bunde zu. Er war dem Beichtvater vor zwei Jahren zuerst in der Klosterkirche entgegengetreten. Hoch auf der Orgel spielte er da und sang mit den Waisenkindern, daß es eine Freude war.

Dieser gottbegnadete Chorist mit der langwallenden Künstlermähne, dieser hagere, etwas gebeugte Mann mit dem schwärmerischen Künstlerblick war Wendelin Kaufmann, der neue Lehrer in der Schule zu Wörishofen. Als Nachfolger des verstorbenen Lehrers Wäldler hatte er seine Stelle angetreten. Schon nach ein paar Monaten war er ein treuer Anhänger Sebastian Kneipps geworden und begleitete ihn oft auf seinen Spaziergängen.

Wendelin Kaufmann war es, der Sebastian Kneipp eines Tages auf seine Gedankenverwandtschaft mit dem großen Schweizer Johann Heinrich Pestalozzi aufmerksam machte, dem Erzieher und Sozialreformer, der 1827 verstorben war. Kneipp und Pestalozzi! Die beiden waren nach der Meinung Wendelin Kaufmanns zwei Alemannen, die beide das gleiche Ziel hatten.
„Sie wollet mit Ihrer Wasserkur doch d' Menschheit au erziehe", sagte Wendelin Kaufmann zu Sebastian Kneipp.
„Ei was, die kranke Bälg kann i auswasche und sonscht bin i nix als a Prieschter! Erziehe, ja! De Bube was hinte drauf gebe, wenn s' in der Chrischtenlehr net aufpasse, daß wisse, wie Gott und der Teufel schmecket!" spaßelte Kneipp ungeduldig, denn auch solche Exerzitien hatten ihm schon eine Anzeige durch „gute Freunde" eingetragen, weil ein solcher Lausbub dann vorgab, nachher nicht mehr sitzen zu können.
„Oh, dös moin i net!" wehrte der sanfte Wendelin Kaufmann. „I moin, erziehe zum natürliche Lebe!" Und er fing an, Pestalozzi zu zitieren:
„Bildung ist die Entwicklung der Grund- und Elementarkräfte unserer Natur . . .
Alle Erziehung ist Hilfe zur Selbsthilfe . . .
Der Gang der Natur in der Entwicklung des Menschengeschlechtes zeigt dem Menschen selbst den Gang seiner Erziehung."
So sprach Pestalozzi! Fürwahr! Glaubte Sebastian Kneipp nicht, seine eigenen Gedanken zu vernehmen? Dieser Pestalozzi mit seinem „Buch der Mütter" war ein Erzieher in seinem Sinn.
Ein Buch der Mütter . . .
„Sie müsset durchhalte, Hochwürde!" hörte er Wendelin Kaufmanns leise Stimme, als er mit hängendem Kopf neben ihm herging. –
Es wurde Sommer. Die Anfeindungen wurden übertönt durch die Zahl der Kranken. Geistliche Herren kamen und füllten die Gasthallen des Klosters. Reiche Leute kamen in eleganten Kutschen und belegten die besten Zimmer in den drei Gasthöfen. Das Murren der Bauern begann wieder: „Die Fremden!"
Doch dann gab es eine große Überraschung im ganzen Dorf,

als der Beichtvater Kneipp kurz nach der Ernte vom „Landwirtschaftlichen Verein des Königreichs Bayern" einen dicken Brief bekam, der ihm für seine Verdienste um die Landwirtschaft ein Ehrendiplom und die silberne Vereinsdenkmünze ins Haus brachte.
Ein Bauer war der Kneipp. Dagegen war nichts zu sagen. Oh, er war sogar ein großartiger Bauer! Er paßte nach Wörishofen. Wenn nur nicht die verrückte Wasserkur ...
„Sie müsset durchhalte, Hochwürde!" hörte er Wendelin Kaufmann wieder, der neben ihm über die Stoppeln ging.
Da kam mit dem Ende dieses Jahres 1869 überraschend Professor Merkle und brachte eine Botschaft mit, die die kühnsten Erwartungen seines Bastian übertraf und seiner bedrückten Stimmung mit einem Schlag ein Ende setzte.
Wird das menschenmöglich sein? Beim Landtag in München lag der Entwurf einer neuen allgemeinen Gewerbeordnung, denn die einzelnen deutschen Länder sollten ihren Standpunkt in allen Fragen des täglichen Lebens und Treibens einander nach Möglichkeit angleichen. In diesem Entwurf aber war auch ein Passus über die „Heilpraxis durch Laien" enthalten, so nämlich, „daß die Ausübung der Heilkunde jedem Deutschen völlig freigegeben sein sollte, wenn er sich nur nicht Arzt nannte".
Kurierfreiheit! Endlich, endlich konnte man hoffen, armen Menschen helfen zu können, ohne vom nächstbesten Gendarm verhaftet zu werden.
Kurierfreiheit! ...
Aber die Kriegsfurie, die jetzt ihr Haupt erhob, löschte alle Hoffnungen wieder aus und stieß sie noch einmal ins Dunkle zurück.
Frankreich!? ... 1870!
Die Meldung des Kriegszustandes traf im Bezirksamt Mindelheim am 21. Juli ein. Fünf Wörishofener Bauernsöhne traten noch am gleichen Tag den Marsch zu ihren Truppenteilen an. Der Bezirksamtmann Wilhelm Spengler kam tags darauf mit der Eilkutsche aus Mindelheim. Im Gasthof „Rößle" forderte er die versammelten Bauern zur Bildung eines Invalidenunterstützungsvereins auf. Er ermahnte ferner die Frauen, Wäsche

und Verbandzeug bereitzustellen und in Säcken zu verpacken. Zuletzt brachte er ein Hoch auf den König und die bayerische Armee aus.
Dann besuchte er das Kloster der Dominikanerinnen. Die ehrwürdige Mutter Augusta empfing den Herrn Amtmann im Beisein ihres Beichtvaters Sebastian Kneipp. Ohne Groll gaben sich die beiden die Hand. Sebastian Kneipp vergaß in diesem Augenblick, daß ihn der Herr Amtmann „einen Pfuscher" geheißen hatte; der Amtmann seinerseits war über den Zustand des Klosters des Lobes voll. Fünfzig bis sechzig Betten hoffte Mutter Augusta Müller für verwundete und kranke Krieger herrichten zu können, denn ebenso viele Bettstellen hatten glücklicherweise die Säkularisation auf dem Speicher überdauert. Das Bettzeug gaben die Schwestern.
Endlich am 7. und 8. August kamen die ersten Nachrichten von Weißenburg und Wörth. Dann häuften sich die Siegesnachrichten in dramatischer Steigerung, bis am 5. September die Nachricht eintraf: „Sedan! Die Armee Mac Mahon kapituliert! Napoleon ist gefangen!"
In den kommenden Tagen trafen in Wörishofen die ersten Verwundeten ein, Soldaten aller deutschen Gaue, aber zumeist doch Bayern und Schwaben. Ein Feldchirurg nahm die Transporte in Türkheim in Empfang, ein zweiter Feldchirurg war dem Kloster selbst zugeteilt. Sebastian Kneipp beglückwünschte sich im stillen, daß es ihm erspart blieb, mit Ärzten der Umgegend, wie Dr. Schmidt und Dr. Sauter, bei der Pflege der Verwundeten zusammenarbeiten zu müssen. Der Feldchirurg und seine Helfer waren bald seine besten Freunde. Die zeitweiligen Besuche Dr. Kellers gestalteten sich erträglich.
Zwei große Räume und alle Gastzimmer waren von Mutter Augusta Müller als Lazarett eingerichtet worden. Sie besuchte mit dem Beichtvater täglich selbst die verwundeten Soldaten und erfüllte möglichst alle ihre Wünsche.
So ging das Jahr von Sieg zu Sieg. Schon verhandelten Bismarck und Thiers über den Frieden. Als der Frühling kam, wanderten viele Oberländer nach Ingolstadt, um die dreitausend gefangenen Turkos noch zu sehen, die mit ihren roten

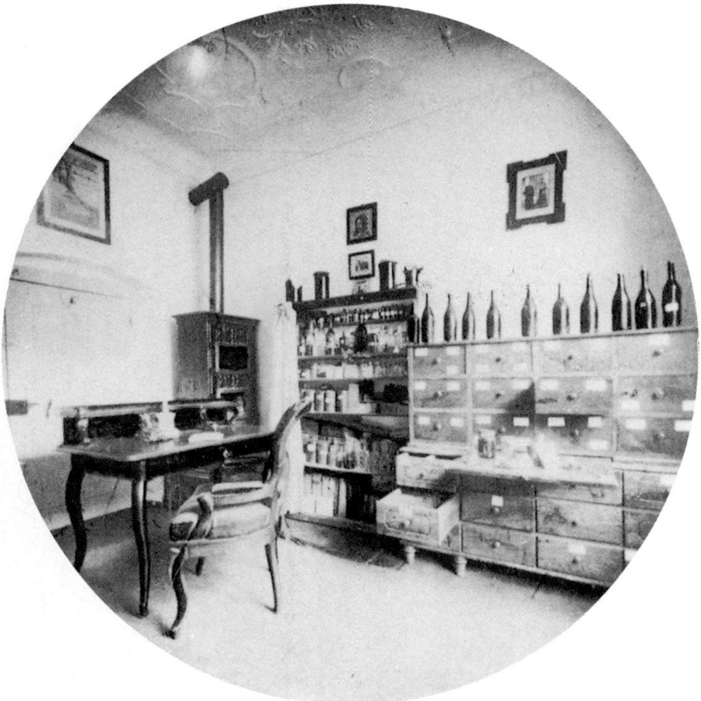

Sebastian Kneipps Apotheke im Dominikanerinnen-Kloster

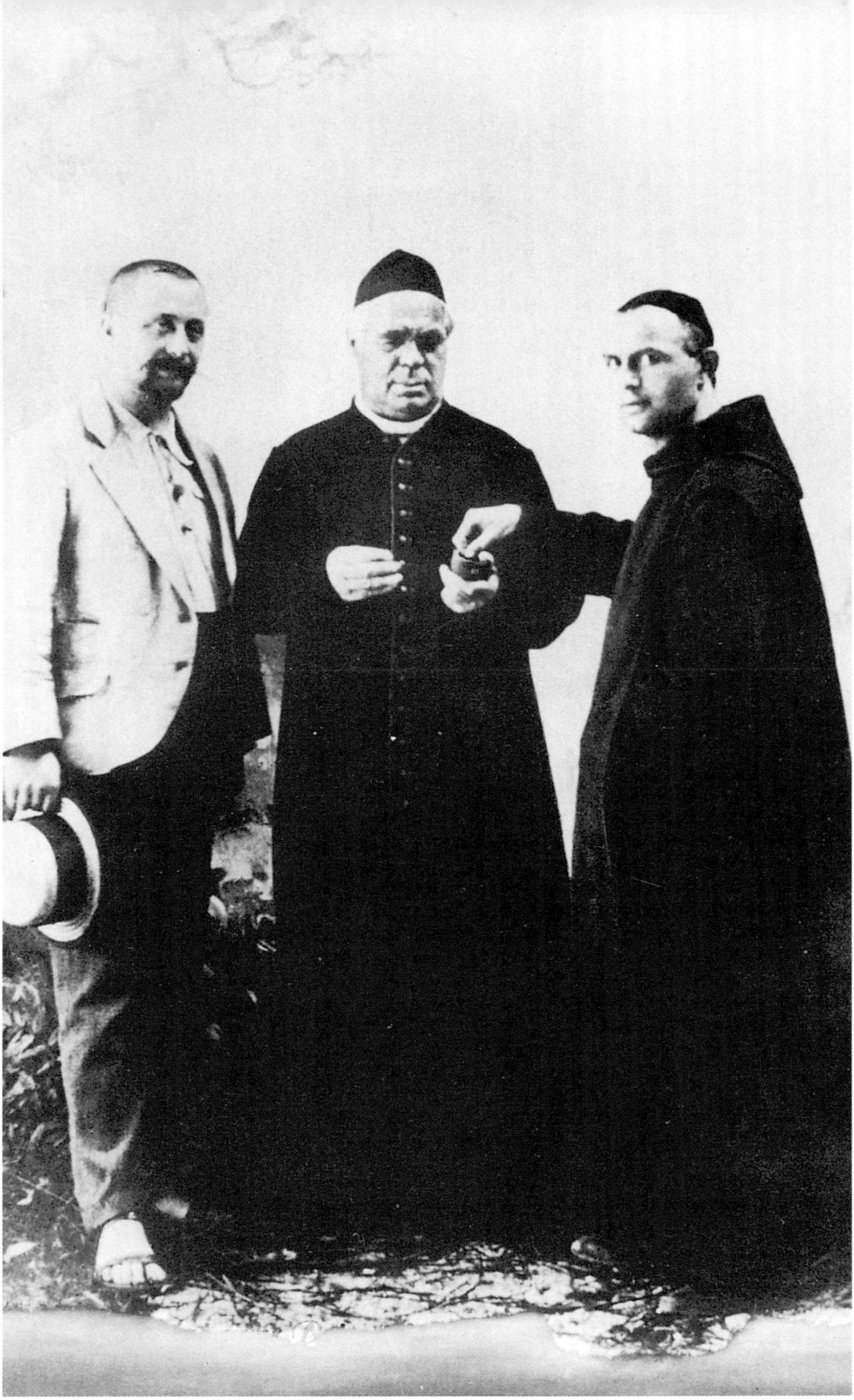

Sebastian Kneipp bei einer Prise mit Dr. Baumgarten und Prior Reile.

Hosen und weißen Burnussen ein malerisches Lagerleben zeigten. Auch der Hofmaler Adam hatte sich auf Wunsch König Ludwigs II. nach Ingolstadt begeben.
Dann kam der Frieden. An einem Maisonntag zogen die Soldaten wieder in ihre Städte und Dörfer ein, von der Schuljugend mit bunten Fähnchen, von den Bürgern mit Hochrufen empfangen.
Drei Wörishofener Krieger waren im Felde geblieben, lagen in Frankreichs Erde.
Am 18. Januar 1871 hatte König Wilhelm von Preußen im Schloß von Versailles den Titel „Deutscher Kaiser" angenommen, der ihm von König Ludwig II. von Bayern im Namen der verbündeten Fürsten und Freien Städte angeboten worden war. Am 10. Mai erfolgte die endgültige Ratifizierung des Friedens in Frankfurt a. M. –
Nun gab sich das neue Reich seine Verfassung. Professor Dr. Matthias Merkle war als Abgeordneter in den Reichstag gewählt worden. Er sandte seinem Schützling Bastian bald eine freudige Nachricht: „Es geht vorwärts mit der Kurierfreiheit!"
Sebastian Kneipp hatte am 17. Mai dieses Jahres 1871 sein fünfzigstes Lebensjahr erreicht. Die Nachricht des Freundes war ihm wie ein heimliches Geschenk für diesen Tag.
Dann kamen noch zwei verspätete militärische Ehrungen. Die ehrwürdige Mutter Augusta Müller hatte für Aufnahme und Verpflegung verwundeter Soldaten das Eiserne Kreuz, Beichtvater Kneipp das Bayerische Militärverdienstkreuz erhalten.

Eine allgemeine Unternehmungslust greift um sich. Wer sein Haus nicht neu erbaut, der putzt wenigstens die Fassade. Ställe und Schuppen warten auf Ausbesserung. Neue Geräte und Maschinen zeigt man auf den Märkten.
Die Geselligkeit nimmt einen weiteren Aufschwung. Tanzvergnügungen werden nun veranstaltet, und zur Kirchweih im Oktober und an den ersten Sonntagen im neuen Jahr darf kein Bursch und kein Mädchen fehlen. Man freut sich seines Lebens auch auf dem Dorfe. –
Aber in den Jahren 1872 und 1873 setzt plötzlich eine Land=

flucht von ungeahnten Ausmaßen ein. Knechte und Mägde, zweite, dritte, selbst erste Bauernsöhne verlassen über Nacht Haus und Hof, laufen zur nächsten Bahnstation oder, wenn sie kein Geld haben, zu Fuß zur nächsten Stadt.
Die Stadt! Da schlagen die Hämmer, gehen die Räder. Da ist ein Leben leicht und flott. Man hat jeden Samstag sein Geld in der Hand, und jeden Sonntag ist Kirchweih. Was gibt es auf dem Acker noch viel zu erhoffen? Arbeit und Mühe und mit den Hühnern ins Bett! Steigt einer bei einer Dirn ein, gleich weiß es der ganze Ort; dann heißt es heiraten. In der Stadt, da sucht man sich ein Mädchen ganz nach Belieben, und keiner kümmert sich da um den andern.
Es ist eine Gründerzeit. Textilindustrie und Maschinenbau sind die Großverdiener. Augsburg ist ein zweites Manchester; selbst das kleine Memmingen bläht sich auf. 1850 hatte Deutschland acht Großstädte, 1860 hatte es neun, aber jetzt steigt ihre Zahl schon auf vierzehn! Woher die neuen Menschen? Vom Land! Wohin mit ihnen? In die Fabriken! Die Industrie ernährt uns alle! ...
1851 war jeder achtunddreißigste Deutsche ein Großstädter, 1861 jeder fünfundzwanzigste, 1871 jeder zwanzigste, 1873 ... alle Teufel! Jeder achtzehnte Deutsche ist ein Großstädter! Welch eine Entwicklung! ...
Aber in einem Dorf im Reich spricht ein Beichtvater namens Sebastian Kneipp harte Worte von der Kanzel seiner Klosterkirche gegen alle, „die die Höfe ihrer Väter verlassen und ins Nichts verfliegen wie Spreu im Wind".
Sebastian Kneipp, ermuntert durch seine Gespräche mit Wendelin Kaufmann über die Erziehung der Menschen zu einem natürlichen Leben, beschließt, sich dem Tintenteufel auszuliefern und ein Büchlein gegen die Landflucht zu schreiben. Leicht faßlich, recht drastisch und in Form von Gesprächen will er über des Bauern Müh und Plage reden, aber auch sein Glück und seine Freuden nicht verschweigen, die Freuden des Landlebens.
In Augsburg ist bald ein Verleger gefunden, und es kommt ein Vertrag zustande, wonach Kneipp nach Abdruck des Büchleins

zweihundert Gulden für zweitausend Stück jeder Auflage erhalten soll.
Also hinein in das „tintenklecksende Säkulum!" O Grönenbach am grünen Bach! Ja, er wird seinen Jungbauern Fritz nennen nach dem Bauernsohn Fritz Stahl von Grönenbach, auf dessen Hof er selbst einst Knecht war. Der war ein Jungbauer, wie er sein sollte.
„Fritz, der fröhliche Landwirt!" – So wird der Titel der Streitschrift lauten, „worin besonders enthalten sind die seit zwanzig Jahren gemachten Erfahrungen zur Verbesserung der Landwirtschaft als einfache Anleitung für jeden Landwirt."
Das schreibt sich leicht und faßlich, so aus einer eigenen dreißigjährigen Erfahrung das Beste zusammenzukramen. Der Stil braucht ja nicht kunstvoll zu sein. Das könnte den Leser eher mißtrauisch machen. Klipp und klar muß man mit den Bauern reden, so, wie einem der Schnabel gewachsen ist.
Mitten in der Arbeit reißt den Schreiber die Fülle seiner Gedanken mit fort, und er beschließt, alsbald noch ein zweites Büchlein hinausgehen zu lassen: „Fritz, der eifrige Viehzüchter!"
Aber der Augsburger Verleger hat vorläufig mit der ersten Arbeit genug. So wird die zweite in Donauwörth erscheinen.
Doch dann kommt überraschend ein neuer Auftrag aus Augsburg. „Fritz, der fleißige Futterbauer!" soll der Titel heißen, und das wird ein Büchlein fürs ganze Schwabenland sein.

Da traf ein Brief von Merkle aus Berlin ein, worin er seinem Bastian mitteilte, daß das Gesetz über die Kurierfreiheit nach dem Vorentwurf von 1869 mit einigen Veränderungen im Reichstag trotz heftiger Debatten angenommen sei und mit Rückwirkung vom 1. Januar 1873 auch für das Königreich Bayern Gültigkeit erlangt habe.
Schon nach einer Woche erhält Sebastian Kneipp selbst Einblick in den Wortlaut dieser nicht ganz unwichtigen Verordnung, für die auch der gute Merkle aus ganzem Herzen mit „Ja!" gestimmt hatte. Sie lautete folgendermaßen:

Deutsche Reichsgewerbeordnung.

Titel I.

Allgemeine Bestimmungen.

§ 1.) Der Betrieb eines Gewerbes ist jedermann gestattet, soweit nicht durch dieses Gesetz Ausnahmen oder Beschränkungen vorgeschrieben oder zugelassen sind.
Wer gegenwärtig zum Betriebe eines Gewerbes berechtigt ist, kann von demselben nicht deshalb ausgeschlossen werden, weil er den Erfordernissen des Gesetzes nicht entspricht.

. . . .

§ 6.) . . . Auf das Bergwesen, die Ausübung der Heilkunde, den Verkauf von Arzneimitteln, den Vertrieb von Lotterielosen und die Viehzucht findet das gegenwärtige Gesetz nur insoweit Anwendung, als dasselbe ausdrückliche Bestimmungen darüber enthält.

(Ausübung der Heilkunde siehe § 29.)

. . . .

§ 29 Ziffer 4.) Ärzte: Während nach dem Entwurf von 1869, vorbehaltlich der landesrechtlich zuzulassenden Ausnahmen, die Befugnis zur gewerbsmäßigen Ausübung der Heilkunde an die Voraussetzung einer gewerbepolizeilichen Genehmigung geknüpft werden sollte, ist durch die endgültige Fassung des § 29 G.O. die Ausübung der Heilkunde, und zwar auch wenn sie gewerbsmäßig stattfindet, im Allgemeinen freigegeben, und es kann diese Freiheit des Heilberufes auch nicht landesrechtlich eingeschränkt werden. Es ist also die Kurpfuscherei an sich weder nach Reichs- noch Landesrecht strafbar oder polizeilich unterdrückbar, soweit nicht dabei dem § 29 G.O. (Führung eines unerlaubten Titels!) zuwider gehandelt wird oder der Tatbestand einer anderweit mit Strafe bedrohten Handlung oder Unterlassung vorliegt, wie z. B. unberechtigte Verabfolgung von Heilmitteln, fahrlässige Tötung oder Körperverletzung.
Eine Ausnahme von der Freigebung der Heiltätigkeit besteht nur insofern, als nach § 30 Abs. 2 G.O. weibliche, nicht appro-

bierte Personen gewerbsmäßig bei Entbindungen nur dann Hilfe leisten dürfen, wenn sie hierzu durch Erteilung eines Prüfungszeugnisses die gewerbepolizeiliche Genehmigung erhalten haben. Ferner sind gewisse Beschränkungen bei Ausübung des Heilberufes bedingt durch die Vorschriften des § 29 G.O. über Führung arztähnlicher Titel und über die Wahrnehmung amtlicher Heilverrichtungen, sowie durch das in § 56a Ziff. 1 G.O. festgesetzte Verbot der Ausübung der Heilkunde im Herumziehen durch nicht approbierte Personen.
Im übrigen ist, soweit nicht die ausdrücklichen Vorschriften der G.O. maßgebend sind, die zum Zwecke der Gewinnerzielung in fortgesetzten Handlungen stattfindende Ausübung der Heilkunde nicht als ein selbständiger Gewerbebetrieb im Sinne der G.O. zu betrachten. Es finden daher auf diesen Beruf die nicht ausdrücklich als anwendbar erklärten Vorschriften der G.O. keine Anwendung. Insbesondere ist bei Beginn des selbständigen Heilberufes eine Anzeige nach § 14 G.O. nicht zu erstatten, auch sind die Vorschriften über die Stellvertretung und über die etwa bei Ausübung des Berufes verwendeten Gehilfen nicht anwendbar."
Kurierfreiheit!! Was war für einen Sebastian Kneipp nicht alles in diesem simplen Wort enthalten an Gewissensbissen, Verleumdungen, Enttäuschungen, Hoffnungen und Erfolgen! Priester, Bauer und Arzt konnten sich jetzt verbinden in e i n e r Person und hintreten vor alle Welt!

Vater Kneipp

Das Gesetz von der Kurierfreiheit zeigte zuerst eine völlig andere Wirkung, als es die Naturheilpraktiker Deutschlands erwartet hatten. Ärztevereine, einzelne Kapazitäten und die medizinischen Kreise der Hochschulen fanden sich zusammen, und es hagelte Proteste.
Vater Kneipp, der sich in seinem Wörishofen endlich neben dem Dr. Keller friedlich einzurichten gedachte, fand sich plötzlich aufs neue im Mittelpunkt einer höchst fragwürdigen Dis-

kussion, die aus oberflächlicher Kritik und Beschimpfung zusammengesetzt war. So heillos bekannt war also sein Name schon in den Fachkreisen Süddeutschlands, daß sich sogar ein Professor Dr. von Ziemssen, Direktor des Allgemeinen Krankenhauses zu München, dazu hergab, an den Verunglimpfungen seiner Person teilzunehmen.

„Kneipp, der Kakochimist, Kneipp, der Anhänger einer längst überholten Humoralpathologie, Kneipp, der große Betrüger von Wörishofen!" . . . So kamen die Urteile aus München, Nürnberg, Augsburg, Stuttgart und Ulm. Alle Mediziner Süddeutschlands schienen plötzlich mit den Fingern nach Wörishofen zu deuten.

Aber die Herren Gegner vergaßen, daß sie einen Blitzschwaben vor sich hatten, der Furcht nicht kannte und sich auch von tausend Gegnern nicht kopfscheu machen ließ. Es waren ja das eigene Gewissen und das bischöfliche Ordinariat zu Augsburg gewesen, die den Beichtvater von Wörishofen manchmal unsicher gemacht hatten. Jetzt, mit der Kurierfreiheit in der Tasche, lächelte er sein breites Lächeln, ein bißchen pfiffig, ein bißchen grob. Sogar auf der Dorfstraße blieb er wieder stehen, schwätzte und ließ sich beschwätzen, war bei guter Laune und machte keine Unterschiede zwischen den Menschen. Er duzte sie alle, wenn es ihm einfiel.

Der Kneipp! . . .

Mit Frauen machte er kurzen Prozeß. Einer feinen Dame aus Ulm, die sich über das Barfußlaufen aufhielt, sagte er recht treffend: „Was hascht denn, bischt ja au nacked an deim feine Hälsle!" Einer andern, die sich die Haare recht in die Stirn kräuselte, gab er zu wissen: „Dös habe früher d' Hexe so trage!" Einer dritten, die ihm zuviel redete, verordnete er: „Drei Güss' aufs Maul!"

Konnte sich denn dieser Beichtvater von Wörishofen über alle Sitten der guten Gesellschaft einfach hinwegsetzen?

Kneipp und die Frauen! Er schimpfte sie „Kaffeeschwestern", wenn sie ihm ihre Beschwerden klagten — und das war oft seine ganze Diagnose, er schimpfte sie „schlechte Mütter", wenn sie ihm ihre kranken Kinder brachten, er schimpfte sie „Drei=

viertelsgräfinnen", wenn sie ihm zu aufgeputzt daherkamen.
„Weil sie ihm alle nachlaufen, deshalb kann er sich das erlauben!"
„Weil er für Frauen nichts übrig hat!"
„Eine Schwäche hat er aber doch, der Herr Beichtvater, das ist die schöne Schwester Sebastiana im Kloster der Dominikanerinnen!"
„Ach, mein Allerwertester, könnten Sie mir darüber nicht Näheres erzählen?"
„Nein, meine Allerwerteste, darüber kann ich Ihnen im Augenblick leider nichts mehr erzählen!"

Der Zulauf der Kranken hatte wieder einen Grad erreicht, der dem vor dem Krieg gleichkam. Sechsmal, achtmal, oft auch zehnmal täglich klopfte es an die Pforte der Schwester Benedikta.
Es ging ein Gemurmel von Ort zu Ort: „Die von den Ärzten Aufgegebenen haben noch lang nicht alle Hoffnung verloren, der Vater Kneipp richtet sie wieder her!"
Es kamen schwere, so schwere Fälle, daß Kneipp sie dennoch wieder heimschicken mußte, sollten sie noch in den eigenen Betten sterben. Es kamen Schwindsüchtige im letzten Stadium, denen keine Menschenkunst mehr half, es kamen völlig Erblindete, denen nur durch ein Wunder das Augenlicht wieder erscheinen konnte, es kamen so jämmerlich Verkrüppelte, daß kein irdischer Meister mehr ihre Glieder zu strecken vermochte. Es kamen bresthafte Kinder in großer Zahl.
Merkle war in Sorge um seinen Bastian. Fahrlässige Tötung und Körperverletzung stand als straffällige Tat immer noch in der neuen Gewerbeordnung über die sogenannte „Kurpfuscherei". Er begleitete deshalb seinen Kneipp mehrfach in den Klosterhof und schaute sich die Bittsteller selbst an.
„Soll i den vielleicht fortschicke?" fragte der Bastian den alten Freund.
„ . . . ?" Und Merkle wagte nichts zu erwidern, weil ihn das Mitleid überwältigte.
„Soll i die do fortschicke oder die?"

Und Merkle schwieg wieder. Dann sagte er: „Du müssescht an Doktor um dich habe, Baschtian!"
„Ah so! Aber wo soll i denn die Doktor schnell herbringe? Und i mag die Ärzt nimmer!"
„Was soll denn dann werde?"
„Mir machet so fort! I derf ebe koin Mensche schterbe lasse!" sagte Kneipp seelenruhig und schaute vor sich hin.
„Der Nächste!" rief Schwester Benedikta schon wieder mit heller Stimme. –
Die Hunderte von kranken Menschen, die ihm nun seit zehn Jahren die Ohren volljammerten, daß es oft eine Qual war, sie hatten in ihm die Überzeugung geweckt, daß es möglich sein mußte, fast alle Krankheiten mit der Wasserkur zu heilen. In der Art seiner Anwendungen aber paßte er sich jeweils dem Kranken an. Er war überzeugt, kein Fall glich dem andern. Seit zwanzig Jahren hatte er alle seine Praktiken vielfachen Veränderungen unterworfen, „war von starken Anwendungen zu milden und von milden Anwendungen zu noch milderen übergegangen". So waren seine eigenen Worte. Denn das wurde seine letzte und wertvollste Erfahrung, daß jede Anwendung um so wirkungsvoller war, je kürzer sie dauerte und je angenehmer sie vom Kranken empfunden wurde.
Die „Roßkuren" eines Oertel und eines Prießnitz waren in Wörishofen um das Jahr 1874 längst überwunden. In den stillen Jahren, die nun hinter ihm lagen, hatte Sebastian Kneipp für seine Mitwelt gewirkt, nicht nur als Arzt mit den Kräften des Wassers, sondern auch als Priester mit einem wachen Gewissen. Bei aller Derbheit in seiner Art war ihm der Kranke wie eine zarte Pflanze. Und so wurde er ein Meister der Erkennung und der Behandlung zugleich.
Die Hydropathik glaubte mit Prießnitz alle ihre Möglichkeiten erschöpft zu haben.
„Wickel und Bäder sind Bäder und Wickel!" lautete ein Spottruf der Zunft.
Da kam Kneipp mit seinen Güssen und trieb die Entwicklung sprunghaft voran. Neue Möglichkeiten der Anwendung! Auch bei den Güssen begann er jetzt mit abgeschrecktem Wasser

und steigerte langsam den Kältegrad. Zwölf Güsse kannte der Vater Kneipp: Knieguß, Schenkelguß, Rückenguß, Oberguß, Vollguß, Armguß, Kopfguß, Gesichtsguß, Augenguß, Ohrenguß, Oberkopfguß, Oberohrenguß. Zwölf Güsse, alle bereit, dem kranken Körper an den bedrängten Stellen zu Hilfe zu eilen.

Die Güsse, „Sebastian Kneipps strömende Kräfte", stellten eine letzte Möglichkeit der Wasserbehandlung dar, die an Verteilung und Anpassung ihresgleichen nicht hatte. Und so kam es, daß auf die neugierige Frage, was denn der Beichtvater von Wörishofen mit seinen Kranken eigentlich triebe, alsbald nur noch eine Antwort in der Runde ging: „Er begießt sie!"

Mochte die Welt spotten und lachen, Kneipp füllte seine Gießkanne und goß mit Seelenruhe weiter. Er war ein Meister des Gießens, und alle seine Kranken waren darin einer Meinung, daß sie sofort die führende Hand des Meisters erkannten, wenn er sie überraschend einmal selber begoß.

„Ja, gießen denn noch andere Leute in Wörishofen?"

„O ja! Da gießt noch der Bader Kustermann aus Kirchdorf und der Bader Schneider aus Türkheim. Und Fräulein Theres, die Schwester des Beichtvaters, kann auch gießen."

„Dieses Narrendorf gehört ausgerottet! Und wer es noch wagt, nach Wörishofen zur Kur zu gehen, muß als Obernarr bezeichnet werden!"

Die ersten warmen Tage . . . und schon kommen die Karren und die Kutschen. Bald reißt der Zug der Kranken nicht mehr ab. Vater Kneipp! Wenn der Zustand eines Menschen auch nur die geringste Hoffnung läßt, er macht den letzten Versuch.

Schon seit Jahren hatte er die kräftigende Wirkung des Augenbades an sich selbst erprobt. Auch das Waschen der Augen mit Aloewasser oder mit Alaun oder mit Honigwasser war seine ureigene Entdeckung. Er hatte dann einen Mann aus Mindelheim, der plötzlich so schwache Augen bekam, „daß er Mensch und Vieh nicht mehr unterscheiden konnte und, ohne ärztliche Hilfe zu finden, der Erblindung entgegenging", mit Aloe und Honigwasser, Salzwickeln und Rückengüssen in seiner Gesundheit soweit hergestellt, daß „der neuaufblühende Körper auch das Augenlicht wieder zurückgab".

Nun hat man aus Mindelheim noch einen Knaben von neun Jahren gebracht, den Dr. Sauter längere Zeit in eine Augenheilanstalt geschickt hatte, bis man ihn mit der Erklärung entließ, „das Leiden sei der unheilbare graue Star".

„Neun Jahre alt und schon blind!" schreibt Sebastian Kneipp über diesen Knaben später in seiner „Wasserkur".

Er rettet auch diesen neunjährigen Jungen mit den Kräften des Wassers. „ . . . der Knabe gedieh körperlich so kräftig, daß von Woche zu Woche seine Kräfte zunahmen, sein Aussehen frischer, gesünder, blühender wurde und Geist und Körper allmählich in die richtige Verfassung zurückkehrten. In dem blühenden Kopf erblühten auch wieder die so lange geschlossenen Augen. Sie leuchten zur Freude der Eltern hell und klar."

Spricht so ein Pfuscher, ein Narr, ein Betrüger?

„Der Vater Kneipp kann alles, er ist ein Messias!" Eine Frau sagt es zu einer andern. Und das Wort macht flüsternd die Runde: „Er ist ein Messias!" –

Eines Tages läßt die gute Schwester Benedikta einen geistlichen Herrn durch die Pforte treten. Der arme Mann mag kaum dreißig Jahre alt sein, aber er schleppt sich daher wie ein müder Greis.

„Ich bin der Kaplan Aloys Stückle aus Schondorf, geboren zu Mindelheim. Ich hab einen Blutsturz erlitte, und die Ärzte habe mich aufgebe. Aber mei Vatter, der Sattler Philipp Stückle, der schon beim Herrn Beichtvater in Wörishofe war, schickt mich jetzt her!"

Und Benedikta weist den Todkranken in den Klosterhof.

Sebastian Kneipp erscheint. Was für ein Jammerlappen von Mensch, denkt er, als er das lange Gestell betrachtet. Und einer im Priesterrock! Aber der hat sich die Gesundheit nicht selbst ruiniert, wie so mancher andere. Der war schon gleich nicht viel wert. Vater Kneipp tritt teilnahmsvoll näher, während der Kaplan sich vorstellt.

„Ja . . . und von acht Geschwistern send siebe und auch d' Mutter an der Schwindsucht gschtorbe!" hört Kneipp nun die

matte, unsichere Stimme. Diese Augen! Ein paar gescheite feinblaue Augen in Todesangst! Darf auch ein Priester Todesangst haben? Aber wenn ein Blutsturz das lumpige Leben vor sich herpeitscht zum letzten Tanz . . .
„Ich bin moribund!" sagt Stückle mit hohlem Atem.
„Net so viel schwätze!" mahnt Kneipp und verzieht den Mund.
„Aber . . .", fährt Stückle fort und schweigt schon wieder.
„Aber . . . Ihr hoffet do no!" brummt Kneipp und nimmt den andern fest in den Blick. Himmel, der ist wirklich am Ende! Aber ein Trostwort darf auch ein Priester haben. Und des weiteren verschreibt Kneipp dem Stückle noch einen Tee aus Spitzwegerich und Lungenkraut, alle paar Stunden zu nehmen, und rät ihm, zur Kräftigung morgens und mittags einen Teller Haferschrotsuppe mit Honig verdickt zu essen. An Wasseranwendungen empfiehlt er dem Kranken für die nächsten Wochen Kniegüsse und Rückengüsse täglich zweimal, dazu Waschungen des Oberkörpers und zweimal in der Woche einen kurzen Wickel.
In der Gesindestube bekommt der Kaplan dann eine Tasse Milch, denn weiter reicht sein Appetit nicht. Dann schiebt Kneipp seinen Gast in die Kutsche und wünscht ihm gute Heimkehr nach Schondorf. „Lang kreucht der au nimmer!" meint er dann zur Schwester Benedikta. –
Aber Stückle kommt nach vier Wochen wieder daher. Er macht einen recht frischen Eindruck, hat Blut in den Ohren und in den Wangen und läßt sich diesmal in der Gesindestube nicht lang zum Mitessen auffordern.
„Die Güss' von euerm Beichtvater, die tun Wunder!" sagt er zu den Mägden.
„Ah, der Herr Stückle!" sagt Kneipp, als er in die Stube tritt. Hm! Jetzt ist der Kneipp am Staunen, und er zwinkert der Schwester Benedikta unter den buschigen Brauen einen überraschenden Blick zu. Aber dann gibt er dem Herrn Kollegen in der Waschküche gleich einen saftigen Oberguß und einen Knieguß! –
Nach acht Wochen kommt der Stückle schon wieder und sagt zu Kneipp: „Jetzt bin ich ganz gesund!"

Ja, so schaut er auch aus! Eigentlich ein recht lieber Mensch, dieser Herr Stückle aus Schondorf, der als Geistlicher den Mut hat, trotz der mißgünstigen Stimmung des Augsburger Ordinariats hierher zu kommen. Denn die Geistlichen der Diözese machen gern einen Bogen um Wörishofen.
Schüchtern steht er da, der Herr Stückle. Aber das Schüchterne gefällt dem Vater Kneipp, weil er selbst gar nicht schüchtern ist. Und er lädt den Stückle ein, doch ein paar Tage in Wörishofen zu bleiben. Am Sonntag darf er einmal in der Klosterkirche predigen.
Da steht er auf der Kanzel, wie eine Adelsgestalt, der man ihre Kinderstube beim Sattler von Mindelheim in nichts mehr anmerkt. Ein beseligtes Lächeln liegt über dem schmalen Gesicht, und die feingeschwungenen Lippen formen wohlklingende Worte.
„Wir zwoi passet recht guet zu anander!" sagt der derbe Kneipp und drückt dem Stückle die feine Hand.

Es wurde Sommer, und der Herr Beichtvater schrieb das letzte seiner drei Bücher gegen die Landflucht: „Fritz, der fleißige Futterbauer – auf vieljähriger Erfahrung beruhende Anleitung zur Pflege der Wiesen, wie auch zum Klee- und Futterbau."
Er hatte ja die neue Wiesenkultur in Wörishofen eingeführt, die tiefe Wiesenegge. Eine großzügige Drainage, neue Kleesorten hatte er aufgebracht. Das Vieh gedeiht, wenn die Weide gedeiht. Die Viehzucht des Klosters hatte einen guten Ruf. Wenn die Bauern auch die fremden Gesichter immer noch nicht mochten, die die Wasserkunst des Herrn Beichtvaters nach Wörishofen lockte, die fremden Ochsen und Kühe, die er persönlich aus Österreich und aus der Schweiz einführte, kaufte man dem Kloster recht gern ab.
Ohne Zweifel, das Dorf war im Aufblühen begriffen. Die meisten Fassaden der engstirnigen Häuser waren mit Spalierobst bekränzt. Das Vieh maulte wohlig in gepflegten Ställen. Und Bürgermeister Scharpf, so tuschelte man heimlich, trieb schon die Wasserkur.
Die verfluchte Wasserkur! . . .

Es rumorte zudem eine allgemeine Spekulationswut in der Luft herum und bohrte sich in jeden Kopf, auch den dümmsten. Seit die Eisenbahn bei Türkheim vorüberdampfte, war die Welt an beiden Seiten wie aufgerissen.
Die Geldwirtschaft gab den Anstoß. Vom Gulden und vom Kreuzer war man auf Mark und Pfennig gekommen. Überall Mark und Pfennig im ganzen Reich! Das war eine Vereinfachung für das ganze Volk, obzwar es anfänglich viel Rechnereien gab.
Auch der Boden hatte seinen Wert, das darf man glauben. Was die Bauern um Augsburg und um München für einen Profit machten, weil die freßgierigen Städte Acker auf Acker verschluckten! Der Quadratfuß zu drei Pfennig, das war ein Geschäft! . . .
Wenn nur Wörishofen sich auch bald so aufblähen könnte! – Es gab schon Zuzug im Dorf, Neueinbürgerungen zählte man schon mehrere. Aber vorläufig waren es einfache Handwerker, die mit Kind und Kegel daherkamen, weil der Zulauf von Kranken zum Beichtvater Kneipp eben überall großes Aufsehen machte und der Name Wörishofen schon in aller Mund war. Da kam neulich der Maler und Nagelschmied Konrad Waibel mit seiner neunköpfigen Familie aus Hindelang und war in Wörishofen ansässig geworden. Aber wo Handwerker ansässig werden, da will sich doch bald was rühren!
Man schaute neidisch auf Türkheim hin; da rührte sich noch mehr. Was die Eisenbahn doch für einen Auftrieb schaffte. Wenn auch die Bauern ihren Grund billig hatten hergeben müssen, als das Dampfroß seinen Weg durch die Gegend nahm, es kam doch wieder etwas herein mit der Eisenbahn. Und alle Welt sprach vom Geschäft.

Ein neues Badhaus für Kleriker ist im Kreuzgarten des Klosters im Bau. Die Waschküche ist doch allzu ärmlich und gibt immer wieder zu gehässigen Klatschereien und zu Ermahnungen des bischöflichen Ordinariats Anlaß.
Wann endlich werden sich die bösen Mäuler mit etwas anderem beschäftigen? Wie er lebt, der Vater Kneipp, von Tag zu

Tag, das zum Beispiel sollten sich die Schwätzer einmal zum Anlaß nehmen, ihr Maulwerk in Bewegung zu setzen.
Wie er lebt, der Vater Kneipp? Ja, wie lebt er denn? Mein Gott, so lebt er schon seit zwanzig Jahren . . .
Da oben im Kloster brennt ein Talglicht. Da studiert der Beichtvater manchmal bis Mitternacht. Aber am andern Morgen ist er mit dem ersten Knecht um vier Uhr schon auf den Beinen. Mit der Frühglocke des Klosters steht er auf. Dann geht er in die Klosterkirche und zelebriert seine Messe. Die Frühmesse hat er noch nie verschlafen seit zwanzig Jahren. Nach der Messe nimmt er ein kleines Frühstück . . .
„Sicher eine Brennsuppe oder eine Haferschleimsuppe?"
„Nein, eine Tasse Malzkaffee und ein Stück Schrotbrot!"
„Malzkaffee?"
„Ja, aus gebrannter Gerste bereitet man im Kloster ein bekömmliches Getränk. Den andern Kaffee, den giftigen Kolonialkaffee, verdammt ja der Vater Kneipp."
„Oh, unsern guten, anregenden Morgenkaffee?"
„Gebt euren knochenschwachen Kindern Eichelkaffee und euch selbst Malzkaffee", sagt er zu den Müttern.
„Und Schrotbrot?"
„Kleiebrot! Aus nicht ausgeschrotetem, grobem Mehl gebacken!"
Vater Kneipp liebt die Mehlspeisen, aber auch sie dürfen nicht aus dem weißen, feinen Bäckermehl, sondern müssen aus grobem Mehl hergestellt werden. Wie die Natur es gibt, so ist es recht. Er ist kein Vegetarier, das hat er nicht vom Professor Oertel übernommen, aber sein eifriges Studium der Wurzeln, der Kräuter bringt auch den Früchten der Felder und Gärten seine Neigung zu. Das Kraut liebt er ganz besonders und hält es neben dem Brot für den wichtigsten Bestandteil unserer Ernährung. Krautnudeln sind seine Lieblingsspeise.
„Eine einfache, glückliche und wohlfeile Lebensweise", das ist seine tägliche Richtschnur. „Was kann man auf dem Land alles lernen?" Das ist seine tägliche neue Frage.
Nehmt, was die heimische Natur gibt! – Kümmel, Fenchel, Anis, Pfefferminz und Thymian, das sind unsere Gewürze.

Nicht Nelken, nicht Zimt, nicht Pfeffer, nicht Paprika oder was sonst fern im Süden wächst. Auch der Essig ist meist ein schlechtes Gemisch aus allerlei Essenzen, aber Kneipps Apfelessig ist rein und bekömmlich. Das Salz ist kein organischer Zusatz zu den Speisen, und man muß sparsam mit ihm umgehen. Zucker ist nicht gesundheitfördernd. „Aber der Honig ist über alles zu loben", sagt der Bienenvater. Man kann ihn mit Wasser verdünnen und zu einem Wein gären lassen, dem Honigwein, einem herrlichen durststillenden Getränk. Honigwein braut das Kloster in großen Mengen. Und Honig, mit dem Extrakt von Tannenzapfen gemischt, gekocht und abgedampft, liefert eine Wunderspeise für Lungenkranke, Halsleidende und Blutarme, den Honigtannensaft, Vater Kneipps edelstes Naturprodukt aus der geheimnisvollen Apotheke.
Dort stehen große Gläser voll Wasser, in denen Tannenzapfen und junge Fichtensprößlinge schwimmen. Das gibt später, mit Branntwein versetzt, wertvolle Einreibemittel, Bäder und Gurgelwasser für Brust-, Rückenmark- und Nervenleidende. Arnika und Tausendguldenkraut liefern mit feinem Weingeist stärkende Tinkturen, Wermut den kräftigenden Wermutwein.
„Aber das tägliche Leben dieses absonderlichen Mannes, wie setzt es sich fort?"
„Nach besagtem Malzkaffeefrühstück begibt sich der Beichtvater zum Brevierbeten und zum Beichthören. Das dauert bis sieben Uhr."
„Und dann?"
„Dann ist die Pforte des Klosters schon von Kranken belagert. Es sind meist die ganz Armen, die nun den Beichtvater auf Schleichwegen zu erreichen suchen. Aber er ist für die Kranken eigentlich erst um acht Uhr zu sprechen. Denn jetzt hat er noch mit der Oberin und mit Schwester Sebastiana die tägliche Unterredung über laufende Fragen der Klosterwirtschaft und der Ökonomie. Ein zweites Frühstück wird dabei eingenommen, bestehend aus einem Teller Brennsuppe und einer kleinen Mehlspeise. Nun läßt Schwester Benedikta die ersten Kranken ein. Und so geht es fort bis gegen Mittag um elf Uhr. Aber es wird meist zwölf Uhr, bis der Beichtvater zum Essen

erscheint. Dann rastet er eine halbe Stunde in seiner Apotheke, trinkt eine kleine Tasse Malzkaffee und geht auf einen Sprung zu seinen Kindern ins Waisenhaus. Aber auf dem Weg überfallen ihn schon wieder die Kranken. Er kann sie kaum auf zwei Uhr vertrösten, denn da beginnt die ‚Beratung' wieder und dauert bis fünf Uhr."

„Das ist ja furchtbar! Wann kommt er denn zu sich selbst, der Vater Kneipp?"

„Um fünf Uhr entflieht er mit ein paar Waisenkindern ins Freie, streift mit ihnen am Mühlbach entlang, durch die Wiesen, durch die Wälder. Dann ist es sechs Uhr, und nun ist Nachtessenszeit im Kloster. Sind liebe Gäste oder Freunde da, dann erzählt Sebastian Kneipp ein paar Schnurren, bis der Angelus läutet. Dann nimmt er sein Käpple ab und betet den Abendsegen. ‚Gute Abed!' — sagt er dann und geht."

„Bitte — noch eine Frage! Was hat's für eine Bewandtnis mit den Kneippsandalen?"

„Oh, ein Schuster in Türkheim hat ein Schuhwerk ins Fenster gestellt, das besteht nur aus Sohlen, die mit ein paar Riemen an den Füßen befestigt sind. Die nennt er ‚Kneippsandalen'. Die reichen Kurgäste laufen schon häufig mit ihnen herum."

„Ja, . . . und stimmt denn das auch mit der Leinenfabrik in Memmingen, die nach Anleitung und mit dem Namen des Beichtvaters Kneipp Wäscheartikel in den Handel bringt?"

„Sie wissen aber auch alles!"

„Alles weiß ich nicht, aber das eine weiß ich, daß diesem Beichtvater von Wörishofen alles gelingt! Jetzt kommt er sogar in die Industrie!"

Das neue Badhaus der Kleriker im spalierobstgeschmückten Hof des Klosters war schon wieder ein Anstoß für alle Lästerzungen.

Seit dem Gesetz über die Kurierfreiheit konnte selbst ein Dr. Schmidt persönlich einem Kneipp keinen Strick mehr drehen. Aber der Ort seiner Heiltätigkeit, der Klosterhof, gab immer noch die Möglichkeit zu weiteren Verdächtigungen. Dr. Keller zwar wollte sich nicht einmischen, aber Dr. Sauter und der

Amtmann Spengler aus Mindelheim hatten ihre Spione in Wörishofen. Wenn nur ein Delikt gegen Sitte und Anstand festzustellen gewesen wäre! Aber es fand sich nichts.
Nun sollte die Politik einen Grund liefern. Die Zeit war nicht mehr dazu angetan, solche „Extraspäße", wie die des Beichtvaters in Wörishofen, einfach stillschweigend hinzunehmen. Die altkatholische Bewegung wühlte nicht nur in München die Gemüter auf. Ein paar Theologen, voran der Universitätsprofessor Ignaz Döllinger, waren wegen Insubordination aus der Kirche ausgeschlossen, aber in ihrer Haltung vom Staat verteidigt worden. Ein „Kulturkampf", so schrieb die Presse, drohte zwischen Kirche und Staat. Da konnte so ein Beichtvater von Wörishofen leicht zwischen die Mühlsteine geraten.
Wenn man nur die geringste Handhabe gehabt hätte, die Angelegenheit Kneipp im Landtag zur Sprache zu bringen!
Nun aber trat plötzlich ein außergewöhnliches Ereignis ein, und der Hof des Wagners Kreuzer war der Ort dieses Geschehens. Veronika Kreuzer, Mutter von zwölf Kindern, lag dort an schwerer Lungen- und Brustfellentzündung und verlangte in ihrer Todesangst nach geistlichem Zuspruch. Da Pfarrer Ziegler selbst erkrankt war, erschien Sebastian Kneipp. Aber hören wir Fidel Kreuzer selbst:
„... Dr. Keller war noch bei der Kranken. Ich selbst mußte in Türkheim eine Medizin holen. Als ich beim Dunkelwerden zurückkam, waren alle Tanten in der Stube und beteten die Sterbegebete. Ich schlüpfte zwischen den Basen hindurch, um in die Kammer zu kommen, wo eben Kneipp seines geistlichen Amtes waltete.
Kneipp sagte, nachdem er die heilige Ölung gespendet: ‚Ja, nun laßt die Kranke, mit der ist nichts mehr zu verderbe!' Zu meinem Vater sagte er später: ‚So, jetz nehmet Ihr ein Leintuch, taucht es in kaltes Wasser und legt's eine Viertelstund in den Schnee hinaus.' Es war Anfang Februar. Dann wurde das Tuch geholt, und Kneipp legte selbst den Wickel an, sagte meinem Vater, er solle ihn nach einer Stunde wegnehmen, aber die Kranke zudecken. Das war abends gegen acht Uhr.
Gegen acht Uhr früh kam Kneipp wieder. Er hatte am Abend

meinem Vater noch befohlen, in der Früh gleich Haferstroh zu kochen.
In dieses warme Haferstrohwasser tauchte Kneipp dann einen großen Kornsack und steckte die Kranke hinein. Aber am Hals wurde der Sack zugebunden und die Kranke noch mit Wolldecken eingewickelt. Nach einer Stunde wurde der Sack wieder abgenommen. Die Abwechslung von kaltem Wickel und Haferstrohsack wurde zehn Tage lang gemacht. Untertags wurden die Füße – die Mutter litt auch an offenen Füßen – eigens in Watte oder Tücher gewickelt. Nach vierzehn Tagen konnte die Mutter aufstehen."
Frau Kreuzer, eine gute Mutter, eine tüchtige, saubere Schwäbin, war dem Tod entrissen. Mehrere Bäuerinnen hatten am Bett der Kranken gestanden, ihren Todeskampf mit eigenen Augen gesehen und mit eigenen Ohren gehört, wie sie nach dem Herrn Pfarrer rief . . .
Und jetzt war sie gerettet durch den Beichtvater Kneipp! Man erzählte sich, wie sie sich im Bett aufrichtete, als es ihr besser ging und zu den Ihren feierlich die Worte sprach, ihr Leben fernerhin der Wasserkur zu weihen. Sich selbst, ihren Mann, ihre Kinder, den dreizehnjährigen Fidel, die fleißige Maria, den Simpert, alle, alle wollte sie den Heilkräften Sebastian Kneipps zuführen! . . .
Auch der Bürgermeister Scharpf brach nun wieder eine Lanze für Sebastian Kneipp, der Sonnenwirt Brunner sprang ihm bei, August Huber, Johann Singer, entdeckten ihr Wohlwollen für den Herrn Beichtvater.
Inzwischen aber lief eine Anzeige gegen Sebastian Kneipp wegen eines Vergehens gegen § 29 Ziffer 4 der Gewerbeordnung im Amtsgericht Mindelheim ein.
Kneipp war in München gewesen! Ein hoher geistlicher Rat, Dr. Anton Schmid, Domkapitular zu Bamberg und Referent im Kultusministerium, hatte ihn rufen lassen. Der hohe Herr litt an Asthma. Und Kneipp hatte den größten äußeren Erfolg seiner bisherigen Heiltätigkeit. Er vermochte den fettsüchtigen Herrn Kapitular in Kürze mit dem kalten Wasser von seiner Atemnot zu befreien. Er wird sich dankbar erweisen, der hohe

Herr! O ja! Seine Beziehungen reichen bis in das Privatzimmer des Ministers Dr. von Lutz ...

Nun gab es also die erneute Anzeige gegen Kneipp, er habe seine Heilpraxis „im Herumziehen“ in München ausgeübt. Der Amtmann Spengler rieb sich die Hände. Jetzt konnte man ihn fassen, – den Kneipp.

Aber dann wurde nichts aus der Geschichte.

Merkle, der alte Freund, ist wieder in Wörishofen. Er hat die Absicht, dem lauten Leben in Berlin und im Reichstag bald Valet zu sagen und sich ganz zu seinem Bastian zurückzuziehen. Schon meldet sich auch der Vetter Funk zur Kur. Andreas Schmid, der „Kunstschmid“, hat sein Examen mit Glanz bestanden und kommt zum Vater Kneipp. Der Lehrer Wendelin Kaufmann muß oft auf die Empore steigen. Dann singen die Waisenkinder den gelehrten Herren ein Lied. Auch Pfarrer Schuster aus Mindelheim macht Besuch, einer der wenigen Geistlichen aus der Diözese, die den Mut haben, sich offen zu Sebastian Kneipp zu bekennen. Zuletzt erscheint der Pfarrer von Wald, der cholerische Herr. Und während der sanfte, vornehme Stückle in Kneippschen Sandalen wie ein griechischer Jüngling durch die Wiesen schreitet, laufen die andern im Barfußmarsch nach Großried.

Nun geht es über die Ärzte.

„Ein Geschrei ischt überall gege de Kneipp, aber wir fühle uns ganz wohl dabei!“ sagt Michele Funk und patscht im nassen Gras. Alle sind guter Laune, nur der Pfarrer von Wald ist grimmig, wie immer.

„Was wissen denn die Herren Ärzte von der menschlichen Natur? Nix wissen sie, gar nix!“

Alle stimmen lebhaft bei, nur Merkle schweigt und schaut seinen Bastian von der Seite an.

Ja, die Ärzte! ...

Man spricht von neuen Krankheiten, die plötzlich bekanntwerden und die Wissenschaft täglich vor neue Rätsel stellen. Jetzt hat die „Tunnelkrankheit“ am St. Gotthard die Köpfe in Bewegung gesetzt. „Ägyptische Bleichsucht!“ sagen die Italiener. Jedenfalls ist unter den italienischen Arbeitern am St. Gotthard eine unheimliche Epidemie aufgetreten, die mit Kolik und Übelkeit beginnt und schnell zur völligen Ermattung und zum Tod führt.

Eine Blutkrankheit? Die Ärzte sind ratlos. Vielleicht eine Wurmkrankheit? Man hört, daß sich die von der Krankheit befallenen Arbeiter selbst mit einem Absud aus Farnkraut behandeln.

„'s gibt für jede Krankheit a Kräutle!" sagt Kneipp. –

Aber gegen den Tod ist kein Kraut gewachsen! Mitten in diesem Sommer 1879 stirbt der Pfarrer von Türkheim. Eine Deputation von Bürgern erscheint im Kloster zu Wörishofen, um die vakante Pfarrei dem Beichtvater Kneipp anzutragen. Ein hübsches Pfarrhaus, ein schönes Einkommen, ein lieblicher Ort mit freundlichen Menschen, die dem Beichtvater Kneipp von Herzen zugetan sind, seitdem er die Haushaltungs- und Mädchenschule so glücklich ins Leben gerufen und betreut hat. Die Wasserkur? Oh, die könnte der Herr Beichtvater viel besser in Türkheim betreiben! Der Dr. Schmidt, dieser Hetzer, der packt schon die Koffer! Ein junger Arzt ist seit kurzer Zeit ansässig, ein gewisser Dr. Bernhuber, selbst ein rabiater Naturmensch, an dem würde der Herr Beichtvater sicher seine Freude haben ...

Mutter Augusta Müller ist anderer Meinung. Den Beichtvater Kneipp, den kann man in Wörishofen nicht entbehren, sagt sie energisch. Und auch die Base Sebastiana spricht ungefähr die gleichen Worte.

Also bleibt Sebastian Kneipp in Wörishofen und verzichtet auf die gute Pfründe von Türkheim. Aber das will er bald einmal tun, die Bekanntschaft dieses neuen, ganz rabiaten Doktors, von dem der Bürgermeister von Türkheim erzählt hat, die will er bald einmal machen.

Doch dann muß er seine ganze Kraft für die Seelsorge einsetzen. Pfarrer Michael Ziegler wird bettlägerig. So finden sich beide Männer doch noch zusammen, der hagere, wenig freundliche, ehemalige Kaplan von Stephansried und sein alter Schüler, der Baschtl. Das Jahr geht dahin. Schon glaubt Kneipp, den Pfarrer, der von Dr. Keller behandelt wird, auf dem Weg der Besserung, als er von einer Gehirnhautentzündung befallen wird, die seinen Zustand aufs äußerste gefährdet. Dr. Keller weiß nicht mehr zu helfen. Als schon der Tod an den Pfarrer rührt, springt Sebastian Kneipp dem fliehenden Leben noch einmal bei. Zu spät! Pfarrer Michael Ziegler stirbt am 31. Oktober dieses Jahres 1880.

Sebastian Kneipp bewarb sich auf besonderes Betreiben Merkles alsbald um die Pfarrei Wörishofen. Aber der Bezirksamtmann Wilhelm Spengler in Mindelheim gab höheren Orts ein bedenkliches Zeugnis. Was war leichter, als in der Zeit des Kulturkampfes in Bayern die Regierung gegen einen Geistlichen aufzubringen? Doch auch dieser Streich mißlang.
Der Regierungspräsident Winfried von Hörmann kannte ja den Beichtvater von Wörishofen auch schon einige Zeit, und sein Sekretär Kellner war eben der, der mit Kneipp auf einer Bahnfahrt zufällig bekannt geworden war, als Kneipp von einem Viehhandel heimkehrte. Ein tüchtiger Bauer, dieser Beichtvater! Das war Kellners Überzeugung. Zuletzt aber erinnerte sich auch der Domkapitular von Bamberg, Dr. Anton Schmid, Referent im Kultusministerium in München, an seinen Wohltäter Kneipp, ging persönlich zum Minister Dr. von Lutz und empfahl Sebastian Kneipp als Nachfolger Michael Zieglers im Pfarramt von Wörishofen.
Die Amtsschimmelkomödie zu Mindelheim folgte auf dem Fuß. Jener aufgeklärt-engstirnige, akademisch-protzige Amtmann Spengler wurde angehalten, über einen gewissen Beichtvater Kneipp zu Wörishofen ein anderes und gerechteres Zeugnis auszustellen und sein vorheriges Urteil selbst zu kassieren. Es war eine seiner letzten größeren Amtshandlungen. Schon bald darauf hörte man, daß am Bezirksamt zu Mindelheim ein Wechsel bevorstände.
Vater Kneipp aber zog am 7. April 1881 als neuer Herr auf der Pfarrei von Wörishofen ein. Er war, bis auf einige Tage, gerade sechzig Jahre alt.

Alle Wasser loben den Herrn

„Dämonen suchten Zauberer einst zu bannen,
Kneipp treibt sie aus mit seinen Zauberkannen."

Spruch aus der Zeit.

Sebastian Kneipp hielt sich wie vordem tagsüber meist im Kloster auf. Dort hatte er seine Apotheke, seinen Lieblings=raum, dort lebten seine Waisenkinder, dort empfing er auch seine Kranken.

Es war ihm kurz nach seinem Amtsantritt ein Kaplan zugeteilt worden, Johann Baptist Schorer, ein Bauernsohn aus Dirle=wang, der im Pfarrhaus ein Zimmer bewohnte. Jungfer Theres, die Schwester, betreute den Pfarrhof und richtete das große untere Eckzimmer beim Tor als gute Stube ein, in dem der Herr Bruder auch einmal weltliche Gäste empfangen konnte. Die Küche neben dem Zimmer aber diente kaum dazu, ein Frühstück zu bereiten, denn Sebastian Kneipp, Jungfer Theres und der Herr Kaplan speisten im Kloster.

Bei so viel Reichtum an Räumen, die sich plötzlich vor ihm auftaten, zwei Kirchen und zwei Häusern, änderte sich doch die Lebensweise des Pfarrers von Wörishofen nicht einen Deut. Und auch nach außen blieb er derselbe. Einfach und brummig blieb sein Ton, und wenn er über die Gasse ging, senkte er das Haupt, um allzu lästigen Blicken und Anreden zu entgehen. Doch war der Frühsommer, gottlob, noch recht ruhig, und Kneipp konnte mit den Waisenkindern täglich zum Kräuter=sammeln gehen. Dann tänzelte oft ein Mädchen neben ihm her, das von bezaubernder Anmut und quicklebendigen Gei=stes war. Es plapperte unaufhörlich und schwatzte, daß der gestrenge Herr Pfarrer oft nicht aus dem Schmunzeln kam. Die vierzehnjährige Veronika war das dritte Kind des Nagel=schmieds und Malers Konrad Waibel, der vor einigen Jahren nach Wörishofen übergesiedelt war.

Vera, wie man sie nannte, war in der Klosterschule bald die erste aller Schülerinnen geworden, und die Schwestern hatten ihr eingeredet, ein Studium zu ergreifen. Nun trug die Kleine

ihren Wunsch auch einmal dem Herrn Beichtvater vor. Aber Kneipp war ein ausgesprochener Feind des Frauenstudiums. Und daß die hübsche, lebhafte Vera gar den Schleier nehmen sollte, das ging ihm durchaus nicht in den Kopf.
„Du ghörscht ins Lebe, in a richtige Familie!" dozierte er und machte sich anheischig, Vera zu gegebener Zeit in einem Haushalt in Augsburg unterzubringen. Nun kam der Wendelin gelaufen, Veras jüngerer Bruder und Hüterbub von Wörishofen, auch ein aufgeweckter Bursch, der dem Herrn Pfarrer und dem Herrn Prälaten Merkle, wenn sie die Messe lasen, als Ministrant diente. Auch der Wendelin durfte sich den Spaziergängen anschließen, denn Sebastian Kneipp liebte diese Waibels alle in ihrer feinen Art und stellte sie oft den andern Kindern als Beispiel vor.
„Was macht der Zacher? Ischt er auf Hausiere?"
„Er kommt von Lauchdorf!" antwortete die schnelle Vera.
„Dann wolle mer halt warte!" sagte Vater Kneipp, und alle Kinder freuten sich schon auf den Zacher. Nun kam er, der älteste Sohn des Konrad Waibel. Huf= und Schuhnägel des Vaters hatte er verkauft, und drei Silbermark trug er nach Hause.
„Bischt a tüchtiger Bub!" sagte Vater Kneipp, und alle Kinder liefen nun neben Zacher und seinem Ziegenbock her und begleiteten ihn mit Gesang in das Dorf.
Das war eine Idylle aus dem unbekannten Wörishofen von 1881.

Der Sommer kam und mit ihm die Gäste, Priester und geistliche Herren, die im Kloster für eine Reichsmark Kost und Logis bekamen und im Priesterbadhaus im Klostergarten vom Herrn Pfarrer für ein „Dankschön" persönlich begossen wurden.
Besucher anderen Standes wohnten in den drei Wirtschaften. Betten waren immer zu haben, denn die feinen Leute blieben nicht lange, vier, fünf Tage, eine Woche, dann verließen sie den Ort wieder, der ihnen wenig Gastfreundschaft entgegenbrachte, sowohl was das Lager als auch was das Essen und die

Mienen der Bauern betraf. Kneipp empfing solche Besucher im Pfarrhof. Die Waschküche dort im Garten wurde das Badhaus für Laien.

Josef Kustermann begoß die Männer. Die Frauen schickte Sebastian Kneipp meist zu Frau Kreuzer, wenn seine Schwester Theres verhindert war.

„Geht nur zur Frau Kreuzer, die woiß alles!"

Das unbekannte Wörishofen! Aber man hatte nun schon eine eigene Poststelle, deren Leitung der frühere Bürgermeister Bernhard Scharpf übernommen hatte. Scharpf war auch zugleich der Mentor der Fremden, und alle Anliegen und Beschwerden wurden ihm vorgebracht. Dann lächelte er sein breites Lächeln und wußte eine beruhigende Antwort zu geben. Dabei blieb es. Der neue Bürgermeister Josef Birk, ein tüchtiger Bauer, gehörte zu den besonnenen und abwägenden Elementen der Dorfgemeinschaft. Er sah dem Treiben der fremden Leute ruhig und gelassen zu und machte sich über die Wasserkur nicht viel Gedanken. Er war fromm, ging eifrig in die Kirche und liebte die kernigen Predigten des Pfarrers Kneipp.

Eines Tages bevölkerte sich das Pfarrhaus mit drei leibhaftigen Weibsbildern. Da hatten die Bauern wieder zu staunen. Und die Fremden sagten: „Das sind die drei Grazien des Herrn Pfarrers!" Aber es waren keineswegs elfenhafte Gestalten, die da herumschwebten, es waren drei derbe, gar nicht hübsche, aber offenbar äußerst brave und fleißige Mädchen, nicht mehr von tausend Lenzen, sondern schon drei angehende Dreißiger, es waren die drei Nichten Sebastian Kneipps, die Töchter seiner Lieblingsschwester Magdalena.

Jungfer Theres hatte die Unterweisung der drei „Grazien". Es sollte nach Kneipps Wunsch Walburga die Hausarbeit verrichten, Rosina und Theresia aber die Behandlung weiblicher Kranker erlernen.

Einmal kam der Merkle auf einen Sprung aus München.

„Wenscht so weitermache willscht, im große Stil, muscht do no an Arzt habe! Was ischt denn mit dem neue aus Türkheim?"

„Der schneidt d' Leut die Bäuch auf!" brummte Kneipp.

„Aber er ischt doch a Naturmensch!" erinnerte Merkle.
„Hm! Jeder Jäger ischt au a Naturmensch!" brummte Kneipp. Der Teufel und die Ärzte — ein schwieriges Kapitel für einen Pfarrer von Wörishofen.

Zeit der großen Ferien! Moloch Stadt speit seine Sünder aus. „Refugium pecatorum!" Dr. Andreas Schmid, der „Kunstschmid", ruft es aus, sobald er vom Bock seiner Kutsche aus den spitzen und den runden Turm erblickt. Kneipp schaut den treuen Knappen recht von der Seite an, die hohe, elegante Gestalt, das feine, durchgeistigte Antlitz, die geformte Nase. Er ist mit seinen vierzig Jährlein schon Professor der Theologie und Direktor am Georgianum in München, der Kunstschmid. Aber die schnelle Laufbahn und das unruhige Leben der Großstadt haben Nerven gekostet.
„Ihr Junge seid alle nix mehr!" sagt Kneipp und klopft dem Herrn Direktor derb auf die Schulter.
„Nervenschwäche, die Krankheit unseres Jahrhunderts!" antwortet Schmid verlegen lächelnd.
Man hat schon ein Wort dafür: „Neurasthenie!" Die Therapie der Ärzte besteht in einem Achselzucken. Wie kann man schwache Nerven erneuern? Aber Kneipp hat vor schwachen Nerven gar keinen Respekt. Da war neulich ein feiner Herr da in Wörishofen, einer aus Berlin. Der hatte es auch mit den Nerven. Und hatte auch gleich einen Vers darauf, daß der Kneipp laut auflachte:

„Haste nie und raste nie,
Sonst haste die Neurasthenie!"

Ja, ja! Stehkrägen von zwanzig Zentimeter Höhe und dazu ein Großbetrieb! Abgeschnürt von der Natur und in einen Hexenkessel gesetzt! Und da fragt der Mensch noch, warum er das auf die Dauer nicht aushält . . .?
„Ich helf dir scho, Anderl!" sagt Sebastian Kneipp und führt den zitternden Schmid in die Waschküche. —
Zeit der großen Ferien! Nun kommt auch der Funk, der Jubelpriester, der lustige Herr Vetter mit dem Fettbauch und der

roten Nase, auf der blinkend und ein bißchen schief der Klemmer sitzt. Der Funk hat zu viel, was der Schmid zu wenig hat. Bei dem muß das Wasser etwas abbauen. Da gibt es scharfe Rücken- und Kniegüsse, daß der alte Feigling au und weh schreit.

Aber er zeigt sich doch immer wieder, Jahr für Jahr.

„Das Durchschnittsalter des Menschen von heut beträgt laut Statistik fünfunddreißig Jährle! Wir wolle etz die Epoch der Siebzigjährige einleite!" sagt er großsprecherisch zu Kustermann.

Nun kommt auch der gute Merkle wieder, Professor der Moraltheologie, Land- und Reichstagsabgeordneter. Ganz müd kommt er aus Berlin. Die Session ist zu Ende. Ganz eingeschrumpft ist der Merkle in diesem einen Jahr, so bläulich liegen die Schatten unter den mächtigen Schläfen, und die Ohren haben gar kein Blut mehr. Da wird das Wasser eine lange Arbeit leisten müssen.

Moloch Stadt! Dem einen hat er die Nerven zerfetzt, dem andern hat er in einem allzu bequemen Leben einen Mühlstein von Fett um den Bauch gelegt, aber dem guten Merkle hat er wie ein Vampir die besten Kräfte aus dem Blut gesaugt. Berlin! Das muß ja die Tretmühle des Teufels sein! Merkle erzählt von den Elendsquartieren, die sich in einem Jahrzehnt dort gebildet haben, von ganz neuen Städten an der Peripherie, die wie die Pilze aufschossen: Charlottenburg, Neukölln, Spandau, Köpenick, Schöneberg ...

Und anderswo im Reich? Ist es da nicht ebenso? Schaut München! Drei Dörfer vor seinen Toren, Sendling, Giesing und Schwabing, sind in wenigen Jahren große Städte geworden. Und Hamburg und Leipzig und Dresden und Frankfurt und Köln? Überall dieselbe Entwicklung! Moloch Stadt überall! ...

Da liegt der große Moralist Merkle und hält die Hand seines Bastian. Da liegt er auf dem schmalen Sofa in Kneipps Zimmer im Kloster, das ihm die Mutter Augusta Müller auf Kneipps Wunsch recht wohnlich eingerichtet hat. Der Qualm der Zigarre hüllt die weiße Stirne in eine bläuliche Wolke. Die matten Augen sind geschlossen.

Hier ist die große Stille, in Wörishofen im Kloster der Dominikanerinnen, bei dem Freund, dem Bastian; da ist man geborgen. Bienen summen bedächtig um die Topfblumen am Fenster, als wollten sie leise Musik machen, frohe Sommermusik. Manchmal knallt weither eine Peitsche. Dann rollt ein voller Erntewagen auf der Landstraße ins Dorf herein. Die Blätter der Nußbäume dort gilben schon. Sonnenwende, Blattwende! Bald wird es Herbst.

„Und du, Bastian, was mache deine Kranke?"

„Jeden Tag kommet mehr."

„Ischt gut, ischt gut! Aber die Ärzt?"

„Der Dokter Sauter in Mindelheim, der belfert no."

„Und der hiesige, der Dokter Keller?"

„Der hiesige, der Keller . . ." Und Kneipp zögert, es zu sagen: „Der Dokter Keller, der will Wörishofe verlasse."

„Was will er?" fragt Merkle und richtet sich auf.

„Fort will er, ganz fort; er macht koi Gschäft mehr."

Aber der Merkle glaubt es nicht.

Der heilige Sebastian stand recht einsam in der ernüchterten Pfarrkirche zu Wörishofen. Die Krankheit und der schnelle Tod des Pfarrers Michael Ziegler hatten das Gotteshaus unvollendet zurückgelassen.

„I möcht etz das und das mache!" sagte Sebastian Kneipp eines Tages zu seinem jungen Freund, dem Herrn Direktor vom Georgianum, dem „Kunstschmid".

„Also, was wollet Sie mache, Herr Pfarrer?" fragte der lächelnd.

„Du bischt doch aus der Kunschtschtadt Münche, du muscht dös wisse!" brummte Sebastian Kneipp und schaute mißmutig an den kahlen Wänden entlang.

„Habe Sie ein Maler?" fragte Schmid.

„Da ischt unser Hofmaler!" sagte Sebastian Kneipp und deutete auf den behenden Mann, der eben aus der Sakristei kam. Es war Konrad Waibel. Schmid nickte beifällig und schlug vor, die ganze Pfarrkirche in einem freundlichen Ton ausmalen zu lassen. Dann sollten die entbarockisierten Wände neu im

Schmuck guter Bilder prangen. Tafeln aus Terrakotta seien besonders wirkungsvoll.
„Da müsse ma halt fescht in die Tasche greife!" sagte Kneipp und schaute den Waibel an. Aber was der Schmid sagte über Kunst und feinen Geschmack, das war dem Kneipp Gesetz.
„Fangscht morge a!" sagte er zu Konrad Waibel, der mit dem ganzen Gesicht strahlte, weil er nun endlich eine große Arbeit bekam. „Und du muscht alle Vierteljahr einmal komme und nachschaue, denn i verschteh ja nix!" wandte er sich dann zu Schmid.
Und Schmid sagte es zu. Eine Tafel müßte auch angebracht werden zur Erinnerung an die in den Napoleonischen Feldzügen von 1805 bis 1815 in Rußland, Tirol und Frankreich gefallenen Angehörigen der Pfarrei und zum Andenken an die drei im Siebzigerkrieg auf Frankreichs Feldern gebliebenen Söhne der Gemeinde.
Auch die Klosterkirche könnte man eines Tages ebenso verschönern.
„Kommt alles nur auf mein Geldsack a!" brummte Kneipp. Vielleicht konnte man eines Tages auch das Pfarrhaus und das Kloster selbst neu verputzen lassen. Dieses ganze Wörishofen könnte sich überhaupt verputzen lassen. Wie freundlich schaute Türkheim aus! ...
Aber die Bauern von Wörishofen wollten weder von einer Verbesserung der Wege noch von einer Nachtbeleuchtung etwas wissen.
„Uns ischts recht so!"
Pläne mochte der Herr Pfarrer haben, so viel er wollte; aber diese Pläne durften der Gemeinde kein Geld kosten.

Sebastian Kneipp behandelte Tag für Tag an zwanzig Kranke. Und die Helfer wuchsen ihm zu. Die bleiche Schwester Sebastiana mit der schönen, klugen Stirn ordnete wie ein guter Geist alle äußeren Angelegenheiten des Klosters und des Herrn Pfarrers. Kaplan Schorer unterstützte sie. Frau Benedikta empfing die Kranken. Burgl, Rosl und Resl hatten sechs fleißige Hände, die alle auf die Wünsche des Herrn Onkels warteten. Im „Rößle", im „Adler", in der „Sonne" bemühte man sich um die Gäste. Bei Kreuzers konnte die ganze Familie die Wasserkur nach Kneippschen Anweisungen machen. Der junge Fidel, Maria, Simpert waren gelehrige Schüler Pfarrer Kneipps. In der Familie Waibel erlernte Veras Schwester Anna die Heilkünste des Wassers. Nun hatte sich auch ein Schlossermeister aus Brannenburg bei Sebastian Kneipp gemeldet, mit Namen Ludwig Geromiller. Geromiller war vor einem Jahr mit einem schweren Lungenkatarrh nach Wörishofen gekommen und von Kneipp erfolgreich behandelt worden. Nun wollte der Wiedergenesene dem Vater Kneipp als Helfer beispringen. Kneipp, mit sicherem und unbestechlichem Blick, erkannte den Wert dieses treuherzigen Mannes mit dem flotten Schnurrbart und ermunterte ihn, alsbald nach Wörishofen zu übersiedeln. –

Auch ohne Straßenlaternen und ohne Ruhebänke zeigten sich Anfänge eines Fremdenverkehrs. Und neben den Kranken erschienen nun auch die Gesunden, die an dem Treiben in Wörishofen ihre Freude hatten und auch selbst einmal daran teilnehmen wollten.

Eine Kutsche voll junger Damen aus Augsburg, die ohne Zweifel den besten Kreisen angehörten, erschien da zum Beispiel eines Tages, weil die Frau Mama den Herrn Pfarrer konsultieren wollte. Im Mühlbach vor dem Dorf trampelten gerade ein paar Wasserapostel, Männlein und Weiblein.

„Ah!" kam es mehrstimmig aus der vornehmen Kutsche. Da waren sie also wirklich, die Barfüßler! Es war kein Märchen; in Wörishofen gab es solche Menschen! ...

Ein lustiges Hin und Her, ein Rufen, ein Fragen, und schon springt eine junge Schöne aus der Kutsche, zieht Schuhe und Strümpfe aus, hebt die langen Röcke bis über die Knie und hüpft auf zarten Füßen „à la mode du Curé Kneipp" und zum Entsetzen der Frau Mama in den Mühlbach. Wie der modische, wagenradgroße Hut auf der hohen Frisur wackelt, es ist ein Gaudium für alle Zuschauer! Nur für die Frau Mama nicht. Aber nun, hupp, hupp, machen sich auch die andern Evastöchter auf zum Wassertanz! ...

Das war wie ein Alarmsignal, das die Zeitungen sogleich in alle Welt hinausschmetterten: „Feine Damen laufen barfuß in Wörishofen und zeigen vor aller Öffentlichkeit ihre nackten Beine!"
Welch eine Sensation für die gute Gesellschaft! – Nun war die Eisenbahn nach Türkheim an manchen Tagen recht gut besetzt, und manche Kutsche rollte nach Wörishofen. Da kamen Kavaliere mit ihren Damen, schaulustige Stutzer, merkwürdige Dämchen, alte Spießer und entrüstete Tanten.
„Beruhigt euch! Es ist nur eine Verrücktheit des Augenblicks, nichts weiter! Dieses Wörishofen ist ein Nest, in das niemand ein zweites Mal zurückkehrt! In engen Quartieren bei trüben Funzeln mit den Hühnern ins Bett, das ist nichts für die große Welt! Keine Musik, kein Zirkel, kein Tanz! Aber in allen Ecken kranke, elende zerlumpte Menschen, die offenbar meist arm, bettelarm sind und sich zu Fuß nach Wörishofen geschleppt haben. Da vergeht einem ja die Lust! Und dieser Kneipp selbst ist ein unfreundlicher, grober Geselle, der mit feinen Leuten gar nicht umgehen kann. Adieu, Wörishofen!" – Aber auch der Arzt Dr. Keller verließ nun das Dorf und das Doktorhaus. Still, wie er gekommen war, ohne Kampf räumte er nun das Feld.

Ein Herbsttag kalt und voll Nebel! Ein Rosenkranz in der Pfarrkirche! Schwelende Kerzen! – Der neue Lehrer spielte die Orgel, Karl Dillmann, ein schwarzer Musikerkopf, Nachfolger des braven Wendelin Kaufmann, des Pestalozzianers und Kinderfreundes, der kürzlich in den Ruhestand getreten war.
Unfreundlich fegte der Wind um den spitzen Kirchturm.
Pfarrer Kneipp hielt die heilige Messe. Wendelin Waibel, der liebe Bursch, war sein Ministrant, und der Vater Waibel hockte bei den Bauern und schaute mit zufriedenem Blick in seine neugetünchte Kirche.
Letzte Messe! Bald lag Matthias Merkle wieder oben in seinem Zimmer im Kloster auf dem schmalen Sofa, und Sebastian Kneipp saß bei ihm. Er hatte den sterbensmüden Freund mit

den Kräften des frischen Wassers noch ein halbes Jahr mit sich fortgeschleppt. Aber der große Moralist Merkle, der kleine Mann, hatte dennoch genug von dieser geräuschvollen Welt.
„Um dich gehts etz, Bastian, net um mich! Ich brauch koin Arzt mehr, aber du brauchscht an Arzt!"
Immer wieder sprach der Matthias in letzter Zeit davon, daß man die Wasserkur jetzt mit einem Arzt fachwissenschaftlich ausbauen müßte. Als ob der Kneipp nicht genug hätte von allen Ärzten! . . .
„Und der in Türkheim, der junge Mann mit dem Vollbart?"
„Hm!" brummte Kneipp. Am End' war der auch nur da, um ihn zu bespitzeln. Sollte er mit seinen sechzig Jahren vielleicht dem fünfunddreißigjährigen Herrn Dr. Bernhuber einen Anstandsbesuch machen? . . . Aber es war jetzt keine Zeit mehr für solch widerstrebende Gedanken. Da lag einer, der schrumpfte täglich mehr und mehr zusammen.
„Ich bin am End', gottlob, mein Kreis, der schließt sich! Aber dein Kreis, der geht auf!" Der Merkle hatte die müden Augen wieder geschlossen. Die kalte Zigarre steckte fest in dem engen Mund. Draußen heulte der Novembersturm. Schwester Sebastiana brachte die Öllampe und stellte sie auf die Kommode. Und beide, Sebastian und Sebastiana, saßen, wie so oft, schweigend in ihren Ecken.
Plötzlich fuhr Merkle hoch auf. Die Zigarre entfiel ihm; er holte schwer Atem. Dann bat er den Priester Kneipp um die letzte Wegzehrung. So verlief eine schwere Stunde. Der Kranke war wieder ruhig geworden. Aber ins Bett wollte er nicht. Da lag er auf dem schmalen Kanapee, den mächtigen Kopf in ein Kissen gedrückt, das ihm Sebastiana bereitgelegt hatte. Nun kam die Oberin, Mutter Augusta Müller, und Merkle schüttelte ihr die Hand. Dann wollte er mit seinem Bastian noch ein Letztes reden in leisen Worten. Und wieder schlief er ein. Und wieder fuhr er auf und fiel schwer zurück. Der energische Mund schien zu lächeln wie in leichter Ironie. Und Matthias Merkle, der Professor der Moraltheologie und Religionsphilosophie, fand den Weg über die große Brücke.
Das war am 10. November 1881. — Sebastian Kneipp begrub

den treuen Freund, der alles, was er an Kleinigkeiten auf dieser irdischen Welt noch besaß, in einem Testament seinen lieben Nächsten verschenkt hatte. Sogar seinem Ministranten, dem Hüterbuben Wendelin Waibel, war ein kleines Legat vermacht worden. Durch dichte Nebel wanderte der Sarg in den Schatten der Pfarrkirche, wo am nördlichen Tor die Gruft geöffnet war . . .

Aber die Zeit eilte. Ein neuer Sommer kam, ein neues Bauernjahr. Schon standen die Waisenkinder mit ihren Kräuterkörblein wieder im Klosterhof und erwarteten ihren Vater Kneipp. Schlossermeister Geromiller war aus Brannenburg schon übergesiedelt und hatte an der Bachstraße eine Werkstatt eingerichtet. Er würde ein guter Helfer sein: der Techniker der Heilpraxis des Vaters Kneipp. Er hatte den Plan einer Wasserpumpe im Kopf, die jeder Patient selbst betätigen konnte. Der Patient sollte sich auf diese Weise selbst warm arbeiten, ehe ihn der kalte Wasserstrahl traf. Eine Erfindung, die ganz im Sinne Kneipps war. Nun wollte Geromiller auch eine Handwasserspritze konstruieren, mit der man „Blitzgüsse" verabreichen konnte. „La douche mobile" war Sebastian Kneipp schon aus der französischen Hydrotherapie bekannt geworden, doch hatte er diese Art der Behandlung noch nicht in sein System eingefügt. Nun schien durch die Erfindung Geromillers auch diese Möglichkeit gegeben. –

Die Zeit der großen Ferien kam und der Strom der Kranken. Kustermann empfing alle Bittsteller im Pfarrhof, hatte sich ein Notizbuch angelegt, in das er die Namen der Kranken und dann die von Vater Kneipp festgesetzten Anwendungen eintrug. Das waren nicht mehr die umständlichen Kurvorschriften, wie sie noch vor dreißig Jahren eine Jungfrau Columba Haas in Boos erhalten hatte. Heute war Sebastian Kneipp zu einem Meister gereift, und meisterhaft kurz und klar waren seine Anweisungen:

Josef Meier, Oekonom
Oberguß mit Knieguß
Halbbad drei Tage lang.

Valentin Müller, Weber
Oberguß, Schenkelguß täglich
Wassertreten vier Tage lang.

Es gab Stunden am Tage, wo ihm das Mitleid mit dieser Menschheit wie ein Ärgernis war. Dann flüchtete er in seine Apotheke im Kloster und war für niemand mehr zu sprechen, nicht einmal für die Schwester Sebastiana. Müde saß er dann vor seinen Kästen und Flaschen und kaute an der kalten Zigarre. Müde und abgespannt schaute er vor sich hin, der vierundsechzigjährige Mann. Die derben Fäuste lagen schwer auf der schwarzen Soutane gefaltet, deren obere Knöpfe über der Brust geöffnet waren. Blitzweiß standen die Haare unter dem Käpple hervor, und der Blick der graublauen Augen war mißmutig auf die Türe geheftet.
Da, es klopfte! Frau Benedikta erschien schon wieder. Neue Kranke! Immer neue Kranke! Auch am Nachmittag kamen sie jetzt in großer Zahl. „'s ischt a Lascht!" sagte Sebastian Kneipp und erhob sich.
Da standen sie alle, die Armen und die Reichen, die Verlumpten und die Eleganten, zwischen Pfarrhof und Klosterpforte und warteten auf den Vater Kneipp. Geduldig standen sie nebeneinander und hintereinander, alle nur von dem einen Wunsch beseelt, wieder gesund zu werden. Hatte Vater Kneipp dann seine Wunder vollbracht, dann sah man oft zwei also Geheilte, einen Armen und einen Reichen, sich in die Arme fallen und lachen und singen. Manchmal sah man solche Paare Arm in Arm und barfuß durch das Dorf ziehen, ihre zerbrochenen Krücken triumphierend schwingend: „Vater Kneipp – gesunder Leib!" Ein Glück für alle Poeten, daß sich der Kneipp auf den Leib reimt!
„Gott erhalte uns den Vater Kneipp!"
„'s ischt a Lascht!" sagte der zu Schwester Sebastiana. Er war wieder ganz unwirsch und müde.

Eines Tages hat sich Dr. Bernhuber aus Türkheim angesagt. Sebastian Kneipp will ihn im Pfarrhof empfangen und hat die

Schwester Benedikta angewiesen, auch alle Heilungsuchenden dorthin zu schicken. So findet zum erstenmal die Beratung im Pfarrhof statt.
Als Dr. Bernhuber erscheint, sind noch ein paar Kranke zu betreuen. Kneipp unterbricht die Beratung und geht dem Doktor entgegen. Der breitschulterige Oberbayer mit dem Vollbart und dem Zwicker auf der Nase macht ihm gar keinen unrechten Eindruck. O nein! Das kurz angebundene Wesen dieses jungen Doktors entspricht ganz der Art Sebastian Kneipps.
„I bin grad dabei!" sagt er und lädt seinen Gast zum Sitzen ein. Da sitzt nun der Arzt, der studierte, und horcht auf die Diagnosen des Pfarrers von Wörishofen. Gar keine Scheu scheint dieser Pfarrer zu haben, seine Ansichten über Krankheiten und ihre Behandlung von sich zu geben. Breit sitzt er am Tisch, die kalte Zigarre im Mund, und fragt ohne Umschweife seine Kranken aus. Treffsicher und immer auf die Gesamtkonstitution der einzelnen Klienten bezogen sind die Urteile.
Bernhuber ist irgendwie beeindruckt. Was da vor sich geht, erscheint ihm ganz natürlich und ganz einfach. Vielleicht allzu einfach, jawohl! Eine stark suggestive Kraft scheint von diesem Pfarrer von Wörishofen auszugehen. Ob man seine unbestreitbaren Heilerfolge dieser Kraft zuschreiben muß? Wer weiß, was dieses Jahrhundert der Entseelung und des Experiments noch für überraschende Sprünge macht?
Was dieser Kneipp hier treibt, ist vielleicht auch eine Art Gesundbeten mit etwas Wasserspielerei zum Schein vermengt, der „Christian Science" verwandt, die jetzt in Deutschland Fuß gefaßt hat.
„Christliche Wissenschaft, 1866 von Miß Baker in Amerika begründet, Heilung von Krankheiten durch ständig wiederholte, gleichmäßige Gebetsformeln." Dr. Bernhuber muß davon reden. Doch Sebastian Kneipp fängt sogleich an zu lachen und platzt schallend heraus, als der Doktor von Miß Baker spricht.
„Ich und a Weibsbild und Gesundbeterei? O noi, Herr Dokter! In Wörishofe treibt man die Teufel mit der Wasserpeitsch naus!"
„Aber . . . ?"

„Aber den Wille zum Gsundwerde muß der Mensch natürli au habe, dös ischt freili wahr!"
Seelenheilkraft, Psychotherapie? – Bernhuber, der Chirurg, ist voll neuer, einander widerstrebender Gedanken. Und er bittet darum, bald wiederkommen zu dürfen.

Tage gingen, Wochen. Aber Dr. Bernhuber kam nicht mehr.
Es gab neue Ereignisse auf dem Gebiet der Heilpraxis. Man hörte wiederum von der Gründung einer Gesellschaft zur Bekämpfung des Kurpfuschertums. Man hörte, daß Bismarck im Zuge seiner sozialen Reformen eine allgemeine Krankenversicherung plane, die jeden Arbeiter und Angestellten in Deutschland versicherungspflichtig machte.
Eines Tages aber war Dr. Bernhuber wieder da. Er entschuldigte sich wegen seines längeren Fortbleibens. Er wäre damals mit den besten Eindrücken aus Wörishofen geschieden. Aber dann hätten die Zweifel wieder eingesetzt, ob denn in einem so einfachen Mittel, wie dem frischen Wasser, wirklich eine Heilkraft zu finden sei oder ob alles, was er gesehen habe, doch zuletzt auf Täuschung, Zufall und Selbstbetrug beruhe. Die Zwangsjacke der Medizin zöge der nicht so leicht aus, der mit ihr groß geworden sei. Aber nun wären ihm doch wieder Zweifel an seinen Zweifeln entstanden. Und nun käme er als Schüler der Wasserheilkunde, käme mit allen seinen Unklarheiten und seinen Bedenken und bitte fürs erste nur um eins, jede Woche zweimal an den Sprechstunden – „Sprechstunden!" sagte Dr. Bernhuber – teilnehmen zu dürfen, um die verblüffend sicheren Diagnosen des Herrn Pfarrers vom ärztlichen Standpunkt aus nachprüfen zu können.
Sebastian Kneipp, beeindruckt von den offenen Worten des bärtigen jungen Mannes, faßte in jener flüchtigen, aber guten Stunde seines Lebens und ganz gegen seine Überzeugung vielleicht seinen größten Entschluß . . .
„Wir könnet doch zammarbeite, Herr Dokter!"
Es war im Sommer des Jahres 1884, kurz vor der Ankunft der Männer aus Beuron, als Dr. Bernhuber in die dargebotene Hand Sebastian Kneipps mit voller Zustimmung einschlug.

Der Erzabt Maurus Wolter von der Benediktinerabtei Beuron bei Sigmaringen war auf der Fahrt von Memmingen nach München mit seinem Bruder Placidus Wolter schon im Vorjahr einmal in Türkheim ausgestiegen, um dem Kloster der Dominikanerinnen in Wörishofen einen Besuch abzustatten. Der hochgebildete und freundliche Abt war damals von dem kurz angebundenen Wesen des Pfarrers von Wörishofen gar nicht sehr eingenommen. Aber Placidus Wolter, Prior aus der Diözese Namur, interessierte sich für den verrückten Wasserpfarrer. Erstaunlich dieser Zulauf von allerlei Volk in einem elenden Nest, erstaunlich dieser Kult der Einfachheit und Natürlichkeit in einem solchen Jahrhundert!

Placidus Wolter hatte damals der Oberin Augusta Müller den Rat gegeben, als Dokument für spätere Zeiten ein Gästebuch im Kloster aufzulegen. Es geschah. Erzabt Maurus Wolter trug sich als erster mit frommen Wünschen ein. Ein Witzbold aber, es wird sich wohl um Placidus selbst handeln, schrieb darunter:

Kanne gieße,
Wasser fließe,
Daß die schwachen Glieder
Finden Leben wieder!

Ausgezeichnet, dieser Placidus aus der Diözese Namur! In diesem Jahr kommt er schon wieder und bringt den Bruder Erzabt mit.

Maurus Wolter ist ein geistiger Mensch und ein Mensch der Zeit. Er kann die Erscheinungen des Lebens nicht einfach hinnehmen, er muß ergründen und kritisieren. So kommt es zwischen ihm und Sebastian Kneipp alsbald zu folgendem Gespräch:

„Man hört jetzt mancherorts, daß der Pfarrer von Wörishofen ein Wunderdoktor sei!"

„O noi!" erwidert Sebastian Kneipp, „'s ischt alles ganz natürli bei uns!"

„Aber . . .", meint Wolter und lächelt bedächtig, „die Heilanwendungen sind wohl sehr schwierig und für andere kaum erlernbar?"

„O noi!" erwidert Sebastian Kneipp mit Eifer, „die Anwendunge mache in Wörishofe scho a Haufe Leut, und jede Mutter könnt dös ebeso mache!"
„Was ist es dann", fragt Wolter gespannt weiter, „was die Menschen nach Wörishofen treibt? Hat denn das Wasser hier besondere Kräfte?"
„O noi!" erwidert Kneipp und schüttelt lebhaft den grauen Kopf. „Das Wasser da, das könnt ebeso aus Türkheim, Mindelheim, Beuron, München, Berlin und Buxtehude schtamme!" –
Es verging wieder ein Jahr. Ein neuer Kaplan war da mit dem Namen Greck, ein langbeiniger, fleißiger Mensch, recht für Sebastian Kneipp. Und Dr. Bernhuber war ein Schüler der Wasserkur geworden, wie ihn Kneipp sich wünschte. In dem bärtigen fünfunddreißigjährigen Mann ging eine Revolution vor sich. Trotz aller anonymen Schmähungen, die ihm zugingen, hatte er seinen Medizinkasten längst in die Rumpelkammer geworfen.
Nein, es bestand kein Zweifel mehr! Dieser Kneipp bedeutete einen Umsturz in der gesamten Heilkunde. Prießnitz, Oertel, Hahn, alle diese Vorläufer, hier fanden sie ihren Vollender. Ein Gedächtnis sondergleichen baute hier ohne Hilfe geschriebener Worte in langen Jahren aus Tausenden von einzelnen Erfahrungen ein großes System zusammen, das System der Wasserkur.
Bernhuber konnte im Disput über Kneipp und seine Heilweise recht drastisch, ja taktlos sein.
„Ihr versteht das no net", sagte er oft, „aber daß sich die Leut in Wörishofen die Haxn waschn, ist allein schon eine Errungenschaft in unserm Jahrhundert!" –
Zum drittenmal erschien im Kreis der Freunde der Erzabt von Beuron wieder. Auch er war zur Wasserkur bekehrt, mehr noch, er war ein leidenschaftlicher Anhänger Sebastian Kneipps und sein besorgter Freund geworden. Kneipp berichtete später selbst das folgende Gespräch.
Der Abt: „Sie haben doch wohl Ihre Erfahrungen mit der Wasserkur auch aufgezeichnet, Herr Pfarrer, damit sie nach Ihrem Tod der Nachwelt erhalten bleiben?"

Kneipp: „Dafür ischt aufs beschte gsorgt! Wenn i schterb, findet ma net a oinzige Zeil!"
Der Abt: „Warum nicht? Sie sind es der Menschheit schuldig, Ihre Erfahrungen mitzuteilen!"
Kneipp: „Wenn i mi hinsetz und schreib, fühl i mi ganz trocke!"
Der Abt: „Und wenn Sie einfach reden, diktieren?"
Kneipp: „Dös tät vielleicht gehe!"
Der Erzabt beauftragte alsbald den Pater Ildefons Schober, zum Diktat von Beuron nach Wörishofen zu kommen. Ildefons Schober hatte die Kurzschrift noch bei Gabelsberger in München erlernt, war literarisch beflissen und der Sekretär des Erzabtes. Er schien der richtige Mann für einen Sebastian Kneipp, geduldig, fleißig, ohne Gehabe.
Ein Buch über die Wasserkur? Es war ein Vergnügen, das niederzuschreiben! . . .
Der Titel lag schon fest. Sebastian Kneipp sprach ihn ja täglich aus: „Meine Wasserkur."
In den Morgenstunden nach der Frühmesse und nach einer Tasse Malzkaffee, gewöhnlich in der Zeit von ein halb sieben bis acht Uhr, wurde diktiert und geschrieben. In der Apotheke, dort war es am ruhigsten. Um acht Uhr brachte die Schwester Anna zwei Teller Brennsuppe herauf. Dann besprach man beim Essen noch ein paar Gedanken, die Pater Ildefons alsbald dem Diktat einfügte.
So ging es sechs Wochen lang. Kneipp diktierte, Pater Ildefons schrieb und schrieb.
Unmittelbar, völlig unliterarisch und aus dem eigenen Erlebnis erzählte Sebastian Kneipp die Geschichten von mancherlei Krankheiten und ihren Heilungen durch die Wasserkur. In einer Einleitung äußerte er seine Ansichten über den eigenen Weg zu den Heilkräften des Wassers, über Wasseranwendungen im allgemeinen und über die medizinischen Verirrungen seiner Zeit.
Nach einem Vorschlag von Pater Ildefons entschloß man sich, das Thema in drei Teilen darzustellen.

Erster Teil: Wasseranwendungen.
Zweiter Teil: Apotheke.

Dritter Teil: Krankheiten.

Dieser dritte und größte Teil ist Sebastian Kneipps ureigenstes Tagebuch. Unbekümmert, ohne Wortgepränge, ohne Bildungsdünkel, ja ohne viel Rücksicht und Höflichkeit stellt er seine Kranken selbst vor uns hin. Persönlich treten sie auf, berichten von ihren Leiden und Schmerzen . . .

Ein Herr erzählt: „Ich bin sechsundvierzig Jahre alt, seit zwanzig Jahren leide ich an Asthma . . .“

Ein Landwirt erzählt: „Ich habe schon mehr als zwei Jahre einen Ausschlag im Gesicht und am ganzen Körper . . .“

Ein Hausvater kommt: „Meine Frau leidet schon länger an Blutfluß und liegt am Sterben . . .“

Ein Priester, fünfundvierzig Jahre alt, gibt an: „Seit mehr als fünfundzwanzig Jahren leide ich an hartnäckiger Stuhlverstopfung und seit einigen Jahren an Magenbeschwerden . . .“

Ein Weib berichtet: „Mein Mann bekommt die Gesichtsrose, das ganze Gesicht ist ihm angeschwollen, sieht feuerrot aus . . .“

Ein Bauer klagt: „So stark und korpulent ich aussehe, gerade so elend bin ich. Mein Urin ist meistens recht dick und mit Blut vermischt . . .“

Wer nicht reden kann, kann nicht selbst erzählen. Dann springt Sebastian Kneipp ein: „Paulus hat der Schlag gerührt, die rechte Seite ist zur Hälfte gelähmt, der Mund schrecklich verzogen, mit der gebrochenen Sprache auch aller Mut gebrochen. Der rasch gerufene Arzt erklärte, es lasse sich vorläufig nichts machen, man müsse abwarten, ob nicht ein zweiter Schlag . . .“

Wie kommt die Heilung zustande? Das sagt Vater Kneipp sogleich und in allen Fällen, sagt es den Kranken zur Tröstung und denen, die kranke Menschen heilen wollen, in kleinweiser Belehrung.

Buch der Mütter? Was hat da einmal der Wendelin Kaufmann von Pestalozzi erzählt, dem großen Kinderfreund?

Sebastian Kneipp schreibt sein „Buch der Mütter“, und Pater Ildefons hilft ihm, die Sätze zu ordnen, die Abschnitte zu gliedern. Das aber ist die Sprache des Volkes, die widerhallt im Herzen eines Mannes, der dieses Volk liebt. Oft schmecken die Worte knusprig derb, wie frischgebackenes Kornbrot, oft

fließen sie mild wie Honigwein, Blumen- und Kräuterduft steigt aus den Blättern.
Und immer wieder tritt das Volk selbst vor uns hin, ohne Förmlichkeit und ohne Aufputz. Krankheit, da gibt es keine Lüge mehr! Da gibt es keine Ausflucht in eine Schöngeisterei, in ein kunstvolles Wortgefüge. Ein Buch, in das der Tod seine Schatten wirft, muß dem Leben tausend Brücken schlagen. Ein Buch, das Mutterhände fragend und angstvoll öffnen, muß schnelle Antwort und gute Hoffnung bringen.
Noch ein Wort? Ein Vorwort! So hört es! . . .
„Als Priester liegt mir vor allem das Wohl der unsterblichen Seelen am Herzen. Dafür lebe ich und dafür will ich sterben. In den verflossenen vier Jahrzehnten, dreißig bis vierzig lange Jahre hindurch, haben mir indessen auch die sterblichen Leiber viele Arbeit und opfervolle Sorgen bereitet. Ich habe diese Arbeit nie gesucht. Das Kommen eines jeden Kranken war und ist mir (natürlich gesprochen) eine Last. Nur der Aufblick zu demjenigen, der vom Himmel herabgestiegen ist, unser aller Krankheiten zu heilen, und der Gedanke an die Verheißung: Selig sind die Barmherzigen, denn sie werden Barmherzigkeit erlangen . . . und der letzte Trunk Wasser soll nicht unbelohnt bleiben! waren imstande, die naheliegende Versuchung, alle Bittgesuche ohne Unterschied des Bittstellers in jedem Fall abzuweisen, zu unterdrücken. Diese Versuchung lag um so näher, da nicht Gewinn, vielmehr unberechenbarer Zeitverlust, nicht Ehre, vielfach Verleumdung und Verfolgung, nicht Dank, sondern in gar manchem Falle Undank, Spott und Hohn meine Diäten bildeten. So mußte es gut sein, und ich bin ganz zufrieden damit. Daß ich aber nach solchen Vorgängen nicht besondere Lust verspüre zum Schreiben, begreift ein jeder, zumal bereits das Alter drückt und Geist und Körper sich nach Ruhe sehnen.
Nur das anhaltende und ungestüme Drängen meiner Freunde, die es eine Sünde gegen die Nächstenliebe nennen, wenn meine Erfahrungen mit meinem modernden Körper in die Grube fahren, zahllose Bittschreiben von Geheilten, insbesondere aber das Flehen armer, verlassener Kranker auf dem Lande, drücken

mir den Schreibgriffel in die widerstrebende, bereits zitternde Hand ..."

Wörishofen, Bahnstation Türkheim.

Im September 1886. Der Verfasser.

So sollt ihr leben!

Indessen waren vor dem Erscheinen der „Wasserkur" zwei Ereignisse eingetreten, die auch in Wörishofen und im Leben Sebastian Kneipps nicht ohne Rückwirkung blieben.

Das erste Ereignis war staatspolitischer Art und zog im ganzen Land eine große Erregung nach sich. Am 13. Juni 1886 hatte der weltfremde König Ludwig II. in den Wassern des Starnberger Sees den Tod gefunden. Der langbeinige Kaplan Greck brachte die Kunde tags darauf aus Türkheim mit. Jedermann war tiefbewegt. Als jedoch dann die eigentlichen Ursachen des unglückseligen Ereignisses bekannt wurden, griff auch im Allgäu ebenso wie im Chiemgau eine Stimmung der Empörung um sich. Auch in Wörishofen sprach man harte Worte gegen die Minister in München und gegen den königlichen Oheim und Regenten, Prinzen Luitpold.

Das andere Ereignis war persönlicher Art. Am 17. Mai des gleichen Jahres hatte der Blitz in das Kneippsche Anwesen zu Stephansried, jetzt Eigentum des Georg Epple und seiner Frau Maria, geborene Kneipp, eingeschlagen und es eingeäschert.

Die Schwester Theres verließ sogleich den Bruder und das unruhige Wörishofen. Heimweh und Herzweh hatte sie erfaßt. Bald kam dann auch Sebastian Kneipp selbst nach Stephansried und ließ seine letzten Ersparnisse in der Hand der Verwandten zurück. –

So stand er nun wie ein recht bedürftiger Schriftsteller vor dem Verleger Ludwig Huber in Kempten. Der Verlag Josef Kösel, den Herr Huber innehatte, blickte schon auf ein mehrhundertjähriges Bestehen zurück und verdankte sein Aufblühen einer allzeit seriösen und sorgfältigen Leitung. Auch Herr Huber besaß diese Eigenschaften im vollsten Maße. Als nun der Pfarrer von Wörishofen mit seiner abgewetzten Soutane und seinem dicken Manuskript vor ihm stand, wich Herr Huber erst einmal einen Schritt zurück.

„Wie hoißt Ihr Buch, Hochwürde?"

„Meine Wasserkur!"

„Meine Wasserkur ...", wiederholte zögernd und etwas überrascht Herr Huber. Ganz recht, der Kneipp! Herr Huber hatte schon von dem großen Zulauf in Wörishofen gehört. Jetzt erinnerte er sich daran ... Gut, Hochwürde, drucke mer amal sechshundert Stück!"

Sebastian Kneipp brummte zustimmend. Sechshundert Stück von so einem Mordsbuch, das schien ihm eine ausreichende Zahl. Auch der Preis war mit Mark 2.60 nicht zu hoch bemessen. Zwanzig Pfennig, das war sein Anteil pro Exemplar.

„Da hätte Se also an der Wasserkur scho an schöne blaue Hunderter verdient!" lächelte Herr Huber.

Kneipp schien es zufrieden.

„Was wolle Se eigentlich mit dem Buch bezwecke?" fragte dann Herr Huber bei einer Zigarre.

„I möcht, daß d' Leut alle dahoim bleibe und sich selbst kuriere", antwortete Kneipp.

Aber er irrte sich gründlich. –

Die Postkutsche von Türkheim, ein neuer zweispänniger Viersitzer, kam jetzt fünfmal am Tag. Selbst auf dem Dach saßen die Menschen. Sechs Lohnkutschen warteten außerdem am Bahnhof Türkheim auf die Fahrgäste.

Wer arm war, ging zu Fuß. Manchmal humpelten die Lahmen und die Krüppel zu zweit und zu dritt miteinander, heulten vor Schmerz oder sangen voll Hoffnung. Im Umkreis Wörishofens konnte man als Sehender den Weg zum Pfarrhof nicht mehr verfehlen; die Siechen und die Kranken bezeichneten ihn.

Die Bauern, die schimpften. In jedem Winkel hockten fremde Leute, in jedem Heuschober nächtigten sie. Es gab ja keine Fremdenkontrolle. Nur der Rößlewirt hatte sein Fremdenbuch. Darin hatten sich vor wenigen Jahren noch Fuhrleute und Handwerksburschen eingetragen. Heute fand man die Namen von Grafen und Baronen.

„Nur so drauflos lebe, ihr feine Herrschafte! Nur so drauflos mache! Was koscht die Welt?“ Und er ballt die Fäuste und schlägt auf den Tisch. An hundert Menschen stehen dichtgedrängt von der Pfarrstube bis auf die Tenne …
„Was haben wir denn verschuldet? Wie sollen wir denn leben?“ So geht das Geflüster.
Da kommt ein Pfäfflein mit dickem Hals und rotem Kopf und klagt über Schwindel und Benommenheit. Gleich hat der Kneipp wieder ein Kraftwort: „Hochwürde, du säufscht z'viel; dös ischt der ganz Schwindel!“
Auch die feinen Damen duzt er alle. Weh ihnen, wenn sie Hüften haben „wie die Wespen so dünn“. Denn das Korsett der Frauen kann er so wenig leiden wie die hohen Stehkrägen der Männer.

Seht nur: Und zum Überflusse
Ist sie auch noch eingeschnürt,
Daß das Blut im Lauf gehemmt ist
Und sich keine Rippe rührt!

Kommt mir nur mit euren Leiden!
Vor die Türe laß ich's schreiben:
Wer den Leib zusammenrattelt,
Soll mir aus dem Hause bleiben!

So hat Herr Binder aus München dem Herrn Pfarrer neulich nachgedichtet, als er selbst dabei war, wie er eine „Dreiviertelsgräfin“ mit ähnlichen Worten, aber prosaisch, heruntergeputzt hat.

Der Friedhof ist jetzt der Versammlungsort aller Heilungsuchenden, die nach Wörishofen kommen.
Kneipp hat, um das Kloster völlig zu entlasten, alle Beratungen ins Pfarrhaus verlegt …
Sechs Uhr! Da hocken sie bald nach der Frühmesse im Morgennebel auf den Gräbern und klagen den Toten ihre Gebrechen. Sieben Uhr! Nun kommen der Bäcker und der Metzger aus Türkheim und schlagen beim Pfarrhof ihre Verkaufsbuden auf. Acht Uhr! Nun eilt alles an die Türe des Pfarrhauses. „Die

Beratung beginnt!" Man schiebt, man drängt. Schon erscheint Dr. Bernhuber und stellt seine Kutsche in den Hof beim „Adler". Die ihn kennen, machen ihm respektvoll Platz. Sie wissen, der Herr Doktor ist auch dabei. Er schaut jeden Kranken gründlich an, eh sich der Vater Kneipp selbst um ihn kümmert.
Wenn dann das Fräulein Walburga endlich die Haustür öffnet, entsteht sogleich eine gewisse Ordnung. Denn nur zu fünft oder zu sechst dürfen die Wartenden zugleich in die Pfarrstube treten. Die andern müssen draußen ganz still sein, denn jetzt ist Beratung.
Dort sitzt er! Die Morgenzigarre im Mund, das Käpple auf dem blitzweißen Kopf, drei Knöpfe der Soutane über der Brust lässig geöffnet. Das ist er, Vater Kneipp! Auch die ihn noch nie gesehen haben, erkennen ihn doch sofort, so genau ist er ihnen beschrieben worden.
Dr. Bernhuber untersucht schon. Nun hört man Kneipps barsche, gurgelnde Stimme: „Also, was ischt?"
Eine Pause folgt, und nun flüstert die zögernde Stimme des Kranken ...
Da! Der erste Tadel, das erste „Du", das erste unwillige Trommeln der dicken Finger auf der blanken Tischplatte. Und dann die Anweisung, die „Kurvorschrift", wie die feineren Leute sagen. Das klingt alles wie ein Kommando.
„Der Nächschte!" Ein Aufatmen der übrigen. Das ging ja noch glimpflich ab.
„Und der Nächschte!" Durchdringend sind diese graublauen Augen auf den Kranken geheftet. Das Häufchen Elend, das sich da vor ihm krümmt, ist diesem Kneipp alsbald kein Geheimnis mehr. Da gibt es kein langes Fackeln. Und schon folgt die Anweisung: kurz, klar, wie ein Kommando.
So zieht zwischen dem Arzt Dr. Bernhuber und dem Pfarrer von Wörishofen täglich und täglich die Kette der Kranken vorbei.
Neun Uhr! Zehn Uhr! So gehen die Stunden ...
Doch die Glücklichen, die ihre Kurvorschrift schon in der Tasche haben, hocken am Rand der Dorfstraße im Gras, wik-

keln ihre Eßwaren aus, kaufen sich beim „Adler" ein Glas Bier. Über ein Glas Bier schimpft er nicht, der hochwürdige Herr, das trinkt er selber ganz gern.

Inzwischen aber sind im „Rößle" und in der „Sonne" die feinen Kurgäste auch munter geworden.

Damen und Kavaliere, dort marschieren sie barfuß dem Walde zu! „Ein kleines Stelldichein im Eichwald?"

„Aber barfuß, meine Gnädige, wenn ich bitten darf!"

Vater Kneipp will solche Pärchen nicht sehen. Er hält sie sogleich an und wird sehr deutlich. Erst kürzlich hat er gegen die „Süßholzraspler" gewettert und gedroht, sie eines Tags alle aus dem Dorf zu weisen.

„Die Kur! Die Kur!" Dort laufen zwei mitten im Bach, einer mit Monokel und Gehrock und ein Priester in der Soutane.

„Das Dorf der Barfüßler!" – Ein Schlagwort, das durch die Welt eilt.

Viele duzen sich. Der Vater Kneipp duzt sie alle; also duzt man sich auch untereinander. Das gehört zur Kur, das Duzen! Das reinigt den inneren Menschen von den Krankheiten der Mode und der Konvention.

Jetzt singen die Barfüßler! Horch, ihr „Kneipplied" schallt durch das Tal:

„Nur der erfüllt die erste Pflicht,
Der kneippt mit Wasser, Luft und Licht!
Was Kneipp der Menschheit hat gebracht,
Des werde dankbar stets gedacht!"

Immer am Sebastianstag liest der Pfarrer von Wörishofen eine Messe für die Opfer der großen Pest des Jahres 1347. Denn die Gottesgeißel erschlug damals in Wörishofen allein an fünfhundert Menschen. Nur zwei Bauern, der Gallenbauer und der Adamebauer, blieben mit den Ihrigen verschont. So erhebt der Gallenbauer auch heute noch die Opfergaben im ganzen Ort, und der Adamebauer muß ihn daraufhin feierlich in seinem Haus empfangen und verköstigen.

Dem heiligen Märtyrer Sebastian war damals ein Pestkirchlein erbaut worden. Dann kam derselbige Sebastian in die Pfarr-

kirche, weil die alte Kapelle, die um ihn gebaut war, längst zerbröckelte und zerfiel.
Der Pfarrer Sebastian Kneipp zelebriert die „Gottesackermesse“ in jedem Jahr mit besonderer Feierlichkeit. Fünfhundert arme Seelen einst vom Pesttod hinweggemäht, das bedeutet heute ein Scherflein für fünfhundert Arme.
Draußen ist ein Geschrei in der Dorfstraße! ... Zwei Kranke sind da mit verschwollenen, entstellten Gesichtern! Scheußlicher Unrat quillt dem einen aus den wuchernden Wangen; der andere hat eine Nase, dick und rot wie eine giftige Frucht, die ihm aus dem Gesicht wächst!
„Der Wolf! Das ist der Wolf! Der Wolf im Dorf! Der Lupus!“ Man läuft den beiden davon.
Es sind zwei aus der menschlichen Gesellschaft Verstoßene, die da als „unheilbar“ in ihrer Verzweiflung nach Wörishofen gekommen sind, um den Vater Kneipp noch zu sehen.
Hierbleiben wollen die beiden? Es gibt einen Aufruhr vor der Wirtschaft „Zum Adler“. Gestalten des Ekels und des Entsetzens, wer möchte sie beherbergen? Mein Gott, der Lupus ist im Dorf! Was werden die Gäste im „Rößle“ und in der „Sonne“ sagen? Kein Mensch darf die beiden aufnehmen! Man muß sie aus dem Ort peitschen! Der Lupus, der frißt um sich wie die Pest! Das ist der reißende Wolf! ...
Sebastian Kneipp nimmt auch die Lupuskranken zur Beratung in sein Haus auf, und der barmherzige Adlerwirt bereitet ihnen in seinem Anbau ein Lager.
Nun wird Sebastian Kneipp an den Unheilbaren und Entsetzlichen die Kräfte des Wassers und der Erde erproben. Heiße Dämpfe hat er in den letzten Jahren mehr und mehr gebraucht, um hartnäckige Gifte im kranken Körper aufzulösen und mit kalten Wasserströmen dann fortzuschwemmen. Der Kopfdampf wird nun auch die erste Anwendung gegen den Wolf sein, Kopfdampf, der mit Absud aus Zinnkraut und Wermut gesättigt ist. Dann aber soll das wunde Antlitz des Kranken eine Packung aus Lehm erhalten. „Es ist“, sagt Kneipp mit eigenen Worten, „eine Einpressung von Wärme nötig, um solch langwierige Heilprozesse einzuleiten.“

Nebenher aber gehen immer die Waschungen und die kalten Güsse. Denn immer gilt es, den kranken Körper wieder an den Kreislauf der Natur anzuschließen. Das ist und bleibt die Grundlage jeder Heilung.
Tag für Tag sieht man nun die beiden armen Gesellen ins Pfarrhaus wandern. Sebastian Kneipp selbst legt ihnen die Lehmbinden um die stinkenden Gesichter und gibt ihnen selbst die Güsse.
Und wieder gelingt es! Wieder gehen zwei glückliche Menschen fort aus Wörishofen. Und weithin erschallt nun der Ruf: „Der Vater Kneipp hat auch den Wolf bezwungen!"

Es mehrten sich aufs neue die Stimmen der ärztlichen Autoritäten gegen den „Kurpfuscher von Wörishofen", und auch Dr. Sauter ließ keine Gelegenheit vorübergehen, ohne sich mit lächerlichen Behauptungen zu blamieren.
Dr. Bernhuber wurde als Gefolgsmann beschimpft, anonym und öffentlich.
Professor von Ziemssen, Direktor des Münchner Allgemeinen Krankenhauses und führender Kliniker an der Universität München, äußerte sich damals folgendermaßen: „Aufs tiefste müssen wir es bedauern, daß sich Ärzte so weit herabwürdigen können, zu Helfershelfern des Kneippschen Hokuspokus zu werden. Wir weisen solche Afterärzte von der Schwelle der geheiligten Wissenschaft!"
Geheiligte Wissenschaft und geheiligte Torheit! –
Auch die Einwohner Wörishofens waren immer noch in zwei Gruppen geteilt. Vor allem kamen nun Klagen und Beschwerden von seiten der Bauern von Großried, Schlingen, Stockheim, Kirchdorf und Lauchdorf: Die wanderlustigen Barfüßler zertrampelten Äcker und Wiesen.
Und Sebastian Kneipp donnerte wieder eine Philippika.
Aber aus Mindelheim wehte ein freundlicheres Lüftchen. Vorstand des Bezirksamts war jetzt an Stelle des bürokratischen Wilhelm Spengler der junge, freisinnige Regierungsrat Joseph Ossenbrunner geworden. Dem gefiel der Pfarrer von Wörishofen und sein Treiben ganz außerordentlich, denn er war

selbst ein Wanderer und ein Schwimmer und schwärmte für ein einfaches Leben. Wasseranwendungen machte er selbst zwar nicht, aber er klopfte auf seinen Spaziergängen gern am Pfarrhaus in Wörishofen an und trank ein Glas Honigwein. Auch mit Fidel Kreuzer war Ossenbrunner gut befreundet. Und Fidel Kreuzer gab später über ihn ein treffendes Urteil ab: „Regierungsrat Joseph Ossenbrunner, zur guten Stunde und gerade beim Beginn der ersten Entwicklungsperiode unseres Kurbetriebes auf seinen Mindelheimer Posten berufen, erwies sich alsbald als derjenige Mittler und Vermittler, der unserer Sache die Wege bereiten konnte. Ich bin jetzt fest überzeugt, und es ist durchaus kein Geheimnis, daß wir gegen die Regierung, die von mißgönnerischer Seite unablässig gegen ‚das Wörishofer Kurpfuschertum' scharf zu machen versucht wurde, noch viel schwerer hätten aufkommen können, hätte nicht Ossenbrunner unsere Bestrebungen, für die ihm ein warmes Herz im Leibe schlug, immer wieder durch sein mannhaftes Eintreten nachdrücklichst unterstützt." –

Es ging ruckweise vorwärts.

Der Apotheker Boneberger aus Mindelheim machte eines Tages seinen Laden zu, warf die Medikamente in die Abfallgrube und erklärte, er sei zwar nicht verrückt, aber Pfarrer Kneipp habe recht. Denn was der Mensch zur Wiederherstellung seiner Gesundheit brauche, seien nicht Gifte und künstliche Essenzen, sondern Blumen und Kräuter des Feldes und die Kräfte des frischen Wassers.

Boneberger kam nach Wörishofen und bat Sebastian Kneipp, ihn in der Wasserheilkunde auszubilden. Er wolle nämlich nichts Geringeres, als später selbst irgendwo eine „Kneippanstalt" errichten. So reihte sich Boneberger in den Kreis der Männer um Kneipp ein, als damals waren: der Bader Kustermann, von Kneipp selbst „moin erschter Badwart" genannt, der langbeinige Kaplan Greck, „der Seelenbeistand", Veronika und Aloys, Fidel, Maria und Simpert Kreuzer, „Bahnbrecher des Kurbetriebs", Ludwig Geromiller, der „Techniker der Wasserkur", der inzwischen die Witwe Kraus und ihre Schmiedewerkstätte in der Bachstraße erheiratet hatte, die Familie Waibel, die Bauern Scharpf, Rauch, Breier, Sproll, Singer und Zapf. Im Hintergrund aber standen wie die guten Geister die weißen Gestalten der Schwestern Sebastiana und Benedikta. –

Es galt, einem Befehl des bischöflichen Ordinariats zufolge, das Kloster der Dominikanerinnen mehr und mehr vom Kurbetrieb zu lösen. Das war auch der Wunsch der Mutter Augusta Müller, und Sebastian Kneipp selbst wollte es so. Pankratius, der Bischof, war ihm ja nicht wohlgesinnt ...

„Der Pfarrer von Wörishofen sollte die Behandlung von Kranken Fachmännern überlassen!“ Das war auch jetzt noch seine ständige Redensart. Nun war zwar Dr. Bernhuber da, aber jetzt nörgelte man in Augsburg eben aufs neue darüber, daß Geistliche in einem Kloster strenger Observanz Quartier und Verpflegung bekamen.

Es war eine Freude für Sebastian Kneipp, daß der Kaplan Aloys Stückle jetzt als Pfarrer nach Mindelau versetzt wurde. Täglich kam nun Stückle aus seinem „Druidentempel“, wie er sagte, denn Mindelau war auf einer keltischen Siedlung erbaut, nach dem eine Stunde entfernten Wörishofen herüber und machte sich erbötig, die zahlreiche Briefpost Vater Kneipps zu erledigen, der von Gesunden und Kranken aus aller Welt mit jeder Post an zwanzig Briefe erhielt.

Und die Flut steigt, steigt über den belfernden Dr. Sauter von Mindelheim und über den mächtigen Bischof von Augsburg hinweg.

Fünfzehn Lohnkutschen fahren jetzt täglich zwischen dem Bahnhof Türkheim und Wörishofen auf schlechter Straße hin und her. Zwei Briefträger haben vollauf zu tun, die tägliche Post im Dorf zu bestellen. Trotz der zögernden Haltung der bayerischen Postverwaltung, „weil das in Wörishofen doch nicht lang dauert“, muß man sich entschließen, dem „Nest“ eine Postagentur zu geben und den Josef Geisel auf Dienstvertrag als Expeditor anzustellen. –

Immer neue Gesichter, immer neue Kranke! Kneipp hat eines Abends mit Dr. Bernhuber ein langes Gespräch.

Am nächsten Morgen kommt die Neuigkeit heraus: Sebastian

Kneipp, Pfarrer von Wörishofen, wird jetzt täglich, außer sonntags, im Pfarrhof „öffentliche Sprechstunde" abhalten. Dr. med. Bernhuber wird ihm dabei assistieren und hat für seine Person den Titel „Badearzt" angenommen. – Eine schriftliche Bekanntmachung am Pfarrhaus tut diese Nachricht kund.
„Öffentliche Sprechstunde? War denn der Zutritt zu Vater Kneipp bisher nicht immer öffentlich gewesen?" So fragen die einen. – „Nein", sagen die andern, „wer den Beichtvater Kneipp bis jetzt sprechen wollte, wurde sozusagen privatim von ihm empfangen. Aber jetzt verkündet ein Anschlag, daß der Pfarrer Kneipp in Wörishofen fortan Sprechstunden abhält wie jeder beliebige Arzt!"
Öffentliche Sprechstunde! – Das ist eine Herausforderung an die ganze Ärztewelt. Ein neuer Hagel von Beschimpfungen und Verleumdungen folgt.
Aber Regierungsrat Ossenbrunner vom Bezirksamt Mindelheim zuckt nicht einmal mit der Wimper, selbst als eine Regierungskommission aus München kommt, um in Wörishofen zu inspizieren.
Man hat auch in Wörishofen keine Zeit mehr, sich mit solchen Nichtigkeiten aufzuhalten. Die Gießräume reichen nicht mehr aus! Das ist wichtiger! Die Betten reichen nicht mehr aus! Die Krüge, die Teller, die Tassen, Löffel und Messer reichen nicht mehr aus! ...
Die „Wasserkur" hat indessen die zweite Auflage erreicht, und diesmal hat Herr Huber in Kempten nicht mehr sechshundert, sondern zweitausend Stück gedruckt. Zweitausend? Werden sich denn so viel Leser finden? ...
Unentwegt geht der Strom der Fremden. Zwanzig Lohnkutschen fahren zwischen Türkheim und Wörishofen. „Station Türkheim!" Das ist ein Ausruf, den kennt man schon im ganzen Reich und in Österreich und in der Schweiz. Im „Rößle" kostet das Bett siebzig Pfennig.
Der Apotheker Boneberger hat einen jungen Arzt aus Biberach in Württemberg mitgebracht, einen Mann mit Geld, lustig und unternehmungslustig und mit den Irrtümern seiner Fakultät in keiner Weise belastet. Herr Dr. Stützle gewinnt schnell das

Vertrauen Kneipps. Er will, so sagt er, ein großes Heilbad im Sinne Kneipps bei Biberach errichten.
Jetzt sitzt er auf der linken Seite des Meisters und schreibt die Anweisungen für die Kranken, während rechter Hand am Tisch Dr. Bernhuber die Untersuchungen vornimmt. Auch Boneberger ist meist in der Runde und schwätzt gern dazwischen, bis Kneipp ihm einen barschen Blick zuwirft und sagt, was er denkt: „Da bei mir, da schwätze nur d' Kranke und der Kneipp!"

Beim „unteren neuen Badhaus" hatte sich indessen ein Jahrmarktsbetrieb entwickelt. Bude stand bei Bude, Auslage bei Auslage: Kuchen und Zuckerwerk, Gießkannen und Sandalen, Andenken und Scherzartikel, Kneippbücher und Badehosen verkaufte man hier. Und die Drehorgeln gingen nicht aus.
Da, ein Ereignis! Ein photographisches Atelier ist da: „Kommen Sie 'rein, meine Herrschaften, lassen Sie sich photographieren! Barfuß mit Spazierstock und in aufgerollten Hosen, wie schön!" Ja, es war lustig in Wörishofen, und das Süßholzraspeln begann schon wieder. –
Das laute Murren der Einheimischen war einem überheblichen Trotz gewichen. Man würde diesen Hergelaufenen schon zeigen, daß man selbst etwas war. Eine Zimmerstutzengesellschaft wohlhabender Bauernsöhne hatte sich gebildet. Eduard Schöllhorn, ihr Vorstand, war ein ansehnlicher Mann. Aber die Tanzereien und Schießveranstaltungen wurden bald von den Fremden überlaufen, und fremde Gesichter gaben auch dort den Ton an.
Fremde Sprachen! Französisch, Italienisch! Jetzt wär' die Vera recht, die Waibel Vera! Aber das dunkeläugige, zartwangige Mädchen, Vera, die Krebsgeborene, war ihrer Schwester Klara gefolgt und fern der Heimat in Chartres in die „Congregation des Soeurs Notre Dame" eingetreten. Aus Schwermut, aus Angst vor dem Leben hatte die Zwanzigjährige den Schleier genommen.
Sebastian Kneipp aber, der Stiergeborene, stand mitten im Leben. Und auf den Blättern des Gästebuches im Kloster der

Dominikanerinnen tummelte sich ihm zu Ehren der akademische Pegasus.
Man höre:

Duld es still und denk daran:
Auch dich heilt der Wassermann!
(Geiger, stud. philos. aus Tübingen)

Den Blinden schaffst du Augenlicht,
Die Lahmen machst du gehen,
Vertreibest Schwindel, Kopfweh, Gicht,
Machst heil und stark, was tauget nicht,
Von Kopf bis zu den Zehen.
(Pfarrer Rödlstürz aus Mühlheim)

Es kamen einst aus Schwaben
Zwei wasserscheue Knaben;
Doch kneippten sie mit Eifer,
Es waren Lungenpfeifer.
Gott lohne alle Gaben,
Die jene beiden Knaben
In diesem Haus empfingen,
Eh sie gesundet gingen!
(Karl Reich, stud. theol. aus Weingarten)

O Kneipp, o Kneipp,
Bleib mir vom Leib!
Du bist mit deinem Wasser
Ein rechter Menschenhasser.
Doch als meine Not
Schier war wie der Tod,
Da kam der Vater Kneipp
Mir dennoch auf den Leib.
Und bin ich wieder am fröhlichen Rhein
Und trinke wieder meinen Wein,
Dann wird es mir gelingen,
Vater Kneipp noch schönere Lieder zu singen.
(Ein froher Zecher aus Köln)

Der Kneipp=Poet Binder von München aber schrieb die erste Ballade aus Wörishofen.

Die Kroaten

Auf dem Weg nach Wörishofen
Gingen rüstig zwei Kroaten,
Hatten turmhoch ihren Rücken
Mit Hausiererkram beladen.
„Väterchen, du liebes Freundchen",
Sprach der jüng're der Kroaten,
Als sie aus dem Waldesdunkel
Ins Bereich der Wiesen traten.
„Väterchen, du liebes Freundchen,
Darf ich meinen Augen trauen,
Welche dort auf jener Wiese
Feine Herren barfuß schauen?"
„Zwetko, Bruderherz, geliebtes!"
Spricht verwundert nun der Alte.
„Zwetko, sieh die noblen Frauen
Barfuß dort am Rain, am Walde!"
Und auf einem Ruhebänkchen
Stellten sie die Kästen nieder
Und berieten auf kroatisch,
Ehrlich und getreu wie Brüder.
„Zwetko", sprach zuletzt der Alte,
„Solches hab' ich bald erkannt:
Alle halbwegs feinen Leute
Wandeln barfuß hierzuland'."
Und es zogen die Kroaten
Rasch die schönen Stiefel aus
Und hausierten, barfuß wandelnd,
Mit Erfolg von Haus zu Haus.

Vom Dorfe Schlingen her spazierte am Morgen des 10. Juni dieses Jahres 1888 ein junger Mann mit blondem Bart, wallen=dem blondem Haupthaar, den Blick gedankenvoll gesenkt. War

er auch ein Dichter, ein Träumer, ein Philosoph? Am Moosberg blieb er stehen, schaute zum Waldsee hinunter, wo ein paar Schwimmer ihre Künste zeigten.
Als man den einsamen Wanderer bemerkte, winkte man ihm nach Wörishofener Art und rief ihm zu. Er aber war schon im Gehölz verschwunden. Nun tauchte er beim Herrenwald auf. Aber kaum war er auch dort entdeckt, als er sich schon wieder den Blicken der Männer und Frauen entzog, die da gemessenen Schrittes barfuß im Grünen wandelten.
Verrückte Welt! Seltsames Gewimmel um ein Dorf, in welchem ein Pfarrer sitzt, der sich wie ein neuer Hippokrates auf=spielt! . . . Er, Dr. med. Kleinschrod, war aus dem Elsaß gekom=men, sich in Schlingen eine Praxis zu begründen, weil ja die Gegend seit Jahren ohne Arzt war. Nun amtierte da in der Nähe dieser Pfarrer von Wörishofen und hatte zugleich den Vogel, in täglichen Sprechstunden Kranke zu empfangen und der Wissenschaft ins Handwerk zu pfuschen.
Unerträglich für einen Arzt, so ein Fall, wenn man zum Bei=spiel eine Bäuerin mit einem Kindsfuß in Behandlung hat, und diese Bäuerin bleibt plötzlich weg. Nach sechs Wochen trifft man sie wieder, und sie sagt: „Es ischt scho gheilt, mei Boi; der Pfarrer Kneipp, der hat's gheilt!"
Ein Pfuscher im großen Stil war dieser Pfarrer Kneipp und einer, dem einfach alles glückte. Ein anderer hätte bei so viel Zulauf längst seine fünf bis sechs Toten auf dem Gewissen und säße irgendwo hinter Schloß und Riegel, jawohl! . . .
Am 17. Juni kam Dr. Kleinschrod in die „Sprechstunde" nach Wörishofen und wurde, weil er ein „Herr Doktor" war, von dem Fräulein Resl bevorzugt eingelassen. Er stellte sich Kneipp vor.
„Ischt scho recht, Herr Dokter; dort ischt ein Stuhl für Sie!"
Nun machte sich Kleinschrod auch mit Dr. Bernhuber bekannt; später kamen Dr. Stützle und der Apotheker Boneberger. Die „Sprechstunde" begann.
Dr. Kleinschrod wäre am liebsten sofort wieder davongelaufen. Was er da aus dem Mund dieses Vaters Kneipp hörte an schwä=bisch=drastischen und laienhaften Ausdrücken, das empörte

ihn. Sein fachwissenschaftlich und philosophisch gebildeter Geist wehrte sich wie in tiefer Abneigung gegen diese volkstümliche und unbekümmerte Art, mit den Menschen, ihren Schmerzen und Leiden, umzugehen, ihnen zuletzt auch noch ihren Lebenswandel vorzuwerfen und sie der Lächerlichkeit preiszugeben.

Gegen die exakten Diagnosen Dr. Bernhubers war ja nichts einzuwenden. Aber daß dieser stämmige Chirurg Tag für Tag hier saß und diesem Pfarrer da in die Hände arbeitete, das war unbegreiflich. Dieser Kneipp kümmerte sich ja oft keinen Deut um das, was Dr. Bernhuber feststellte, sondern schaute sich den Kranken selbst an, und schnell war sein Urteil.

„Der soll arbeite, dann ischt er gsund!" – „Die da, dös ischt a Kaffeeschweschter!" – „Die alte Sünder moinet alle, da z' Wörishofe, da bläst der Kneipp auf ihr verlebts Gschtell, und sie send gsund!"

Doch manchmal kam dann ein Spruch, da mußte auch Kleinschrod den Kopf heben.

„D' Homöopathie han i au ausprobiert! Da han i mir gsagt, laß du das Wässerle, geh glei ans Wasser!" –

Dr. Kleinschrod bat Dr. Bernhuber um eine Unterredung. Und sie diskutierten. Nach Kneipps Ansicht hatten alle Krankheiten ihre Ursache im Blut. Vom Blut her wurde jede Krankheit in Angriff genommen. Der kranke Körper erhielt zuerst einen „Anstoß". Der Blitzguß zum Beispiel, der mit der von Ludwig Geromiller konstruierten Pumpe verabreicht werden konnte, war die stärkste Form dieses Anstoßes. War der Organismus erst in neue Bewegung gebracht, dann war die Schlacht schon halb gewonnen. Hartnäckige Rückstände löste man mit heißen Dämpfen, mit heißen Wickeln und Kräuterbädern, mit Lehmerde. Mit kaltem Wasser wurden sie dann ausgeschwemmt.

In einfachen Worten schilderte Dr. Bernhuber die neue Wissenschaft.

„Aber Robert Koch", fiel Kleinschrod ein, „dieser kleine Robert Koch, der in Berlin die Welt jetzt in Bewegung versetzt und für jede Krankheit einen Bazillus findet?"

„Mag sein, daß es kleinste Lebewesen sind, die die Krank-

heiten eigentlich verursachen", entgegnete gleichmütig Bernhuber, „aber ..."
„Jeder Professor der Medizin, der mit dem Mikroskop umzugehen vermag, ist auf der Mikrobenjagd! Auch ich selbst", ereiferte sich Dr. Kleinschrod. „Die Keimtheorie Robert Kochs hat die Zellentheorie Rudolf Virchows verdrängt!"
„Also Koch gegen Virchow!" sagte Bernhuber befriedigt.
„Koch gegen Kneipp! Hie Koch – hie Kneipp! Ist das nicht der Kampfruf von Kneipps eigenen Anhängern?" fragte Kleinschrod.
„Gott schütze uns vor den allzu eifrigen Freunden!" erwiderte Bernhuber. „Warum Koch gegen Kneipp? Koch und Kneipp! Koch weist uns den Weg zur Blutbahn zurück, nimmt das Blut zum Träger der Mikroben im kranken Körper. Die ‚Kochsche Lymphe' mag eine Hilfskraft gegen die Krankheit sein, aber ich sehe hinter ihr die ‚Kneippsche Lebenskraft' schon wieder emporsteigen als den Erzengel unserer Gesundheit! ... Abhärtung, Stärkung der Lebenskraft, das ist unsere Forderung! Auf den Menschen kommt es an, nicht auf die Krankheit!" – Medicus philosophus, deo equalis! sagt Hippokrates.
Dr. Kleinschrod merkte erst bei sich zu Hause in seinem Sprechzimmer und vor seinem Mikroskop, daß ihm die Stube zu eng wurde ...
Das Wesen der Krankheit ist nichts als eine Störung des harmonischen Ablaufes der Lebensvorgänge. Das war richtig, absolut richtig! Und das war auch die Ansicht Sebastian Kneipps.
Der Mensch ist keine chemische Versuchsanstalt; er ist ein totales Wesen. Auch das war richtig! Der philosophische Geist Kleinschrods wehrte sich schon lange gegen die materialistischen Anschauungen seiner Fachgenossen. Der Mensch ist ein beseeltes Lebewesen. Wer sprach so? Sebastian Kneipp!
Abhärtung ist erst die Krönung der Gesundheit! Ohne Abhärtung gibt es keine Gesundheit! Abhärtung gehört zu den sittlichen Pflichten des Menschen! ...
Dr. Kleinschrod mußte schon wieder nach Wörishofen; es litt ihn nicht mehr zu Hause.

„Herr Dokter, i möcht unser Jahrhundert das Zeitalter der Verweichlichung nenne! Dagege müsse mer ankämpfe, das ischt die Hauptsach!" Wer sprach so? Sebastian Kneipp! –
„Meine Wasserkur" hatte vor kurzem die siebente Auflage erreicht. Im November 1888 war zum fünftenmal eine Auflage von sechstausend Stück gedruckt worden, im Februar und April 1889 waren dann zwei weitere von je sechstausend Stück gefolgt. Neue Druckmaschinen liefen bei Kösel in Kempten.

„Was wollen denn die Ärzte alle, die sich in Wörishofen aufhalten? Ein Dr. Wolf aus Traunstein ist eingetroffen, ein Dr. Bilfinger aus Stuttgart. Dr. Kleinschrod, Dr. Stützle weichen dem Kneipp nicht mehr von der Seite. Sagt uns doch, was wollen denn plötzlich diese Ärzte alle?"
„Die wolle", sagt der Posthalter Josef Geisel, der sich schon lange über die Wörishofener Bauernschädel ärgert, „die wolle überall in der Welt Kneippanstalte eirichte, denn ihr in Wörishofe da, ihr seid z' dumm zum Bettle!"
Köpfe tauchen auf, denen man die Unternehmungslust anmerkt. Da ist der Verleger Ludwig Auer aus Donauwörth gekommen, ein ebenso jovialer wie gewitzigter Mann, und findet Aufnahme in den engeren Kreis um Sebastian Kneipp. Ein Herr Johann Colling aus Passau erklärt im „Adler" voll Geschäftigkeit, der Zweck seines Hierseins sei nicht nur die Wiederherstellung seiner Gesundheit, sondern auch die Erlernung der Kneippschen Anwendungen, um in Passau ein Kneipp-Institut zu errichten. Ein Pfarrer Johann Gruber aus Tirol hat sich an Kneipp gemacht und ihm die Idee eingegeben, mit allen denen, die nicht nach Wörishofen kommen können oder wollen, „Heilversuche auf brieflichem Weg" zu versuchen. Schon nennt sich Gruber den zweiten Sekretär Pfarrer Kneipps und übernimmt neben Pfarrer Stützle die täglichen Korrespondenzen.

Die Zahl der Heilungsuchenden hat im August dieses Jahres 1889 den bisherigen Höchststand von viertausend erreicht. Der Kurbetrieb ist nicht mehr imstande, die fremden Gesichter alle zu erfassen. In den Gasthöfen sind alle Betten belegt. Man bietet Preise von achtzig und neunzig Pfennigen das Bett, ja man würde auch eine Mark dafür zahlen. Aber jedes Bett ist schon dreimal vorbestellt bis zum Herbst. Niemand fragt, wer vorher dringelegen hat. Tuberkulose, Darmkranke und Syphilitiker folgen aufeinander.

„Was machts? Der Kneipp hilft uns allen!"

„Nur hier sein, am Ort, in seiner Nähe! . . ."

Und die Bauern weichen dem Strom, die Bauern von Wörishofen, öffnen ihre Kammern, Winkel und Scheunen den fremden Gesichtern. Denn da draußen im nächsten Dorf, da nimmt man die Fremden alle — für Geld.

Es füllen sich die Dörfer, die Märkte der Umgegend. Türkheim ist ganz besonders beliebt. Die Dörfer Schlingen, Gammenried, Großried, Dorschhausen und Irsingen sind überfüllt bis auf das letzte Bett. Kirchdorf, Mindelau, Lauchdorf, Baisweil haben ihre Gäste. Selbst die Gasthäuser zu Mindelheim und Buchloe kommen auf ihre Rechnung.

Tausend Einwohner hat Wörishofen und viertausend fremde Gesichter. Man muß auf Heuböden und in Ställen Massenquartiere errichten. Mit dem Abendzug kommen meist bessere Gäste nach Türkheim, die sich durch nichts abhalten lassen, noch am gleichen Abend nach Wörishofen selbst zu fahren. Also wohin mit ihnen? In einen Stall! „Mit Muh und Mäh werden am andern Morgen die feinsten Herrschaften aus dem Schlaf geweckt, und die Stallmagd hat keine Ahnung, daß sie einer Gräfin guten Morgen wünscht", sagt Fidel Kreuzer.

Milch und Brot, Kartoffelsuppe und Brennsuppe, Krautnudeln und Zwetschgendatschi! Der Küchenzettel ist sehr einfach für verwöhnte Mäuler. Die drei Wirtschaften bringen oft das nötige Fleisch nicht herbei. Semmler und Döring, Metzger aus Türkheim, halten jeden zweiten Tag am Pfarrhaus und verkaufen Würste und Fleisch. Auch Gemüse kann man kaufen. Aber sollen die feinen Damen sich selber kochen? . . . Lieber Himmel, was es bei besseren Leuten für Wünsche gibt am Morgen, am Mittag, am Abend, selbst in der Nacht! Da möchten sie noch musizieren oder lesen oder sich unterhalten! Im

„Rößle" sitzen sie beieinander und wollen nicht schlafen gehen, bis Vater Kneipp wieder mit einem Donnerwetter dreinfährt.

Er ist jetzt sehr beschäftigt, der gute Kneipp, denn er schreibt schon wieder ein Buch. Und wenn die größten Köpfe der Medizin gegen ihn auftreten, er bleibt bei seiner Wasserkur! . . .
Was ist geschehen? Es hat zwei Todesfälle gegeben. Zwei Fremde, die kamen, um Heilung zu suchen, sind schon in den ersten Tagen gestorben. Kneipp leugnet die Todesfälle mit keinem Wort. Im Gegenteil, er hebt sie noch hervor. In dem Vorwort, das er dem Pater Ildefons diktiert, sagt er das Folgende:
„Freilich heißt es: ‚Man stirbt auch bei der Wasserkur, man hat diesen oder jenen nicht mehr retten können!'
Darauf antworte ich kurz: Für den Tod ist kein Kraut gewachsen, sterben muß jeder! – Sodann kommen, wie ich mich hundertmal überzeugte, zur Kur oft solche, die keine Hilfe mehr gefunden haben und von allen Ärzten schon aufgegeben waren. Oder es kamen solche, auf die der Tod schon seine Hand gelegt, und die das unruhige Verlangen fortgeführt, doch noch gesund zu werden.
So kam zu mir ein Kranker aus weiter Ferne, er war, von der Reise ganz erschöpft, gar nicht mehr imstande, seine Krankheit zu erzählen. Er mußte eilig ins Bett, hatte hochgradige Lungensucht. Von Wasseranwendungen war keine Rede. Nach neun Tagen starb er. Und da hieß es bei manchen: ‚Die Wasserkur hat ihn umgebracht!'
Ein Herr aus weiter Ferne kam in Begleitung, weil er nicht allein reisen konnte, mit einem solchen Herzleiden, daß er trotz aller Mühe nicht eine Treppe besteigen konnte. Zwei einzige Male hat er sich bloß im Zimmer gewaschen, und während er in der größten Heiterkeit und Fröhlichkeit im Garten verweilte, sank er um, vom Herzschlag getroffen, und starb. Natürlich mußte das unschuldige Wasser seinen Tod verschuldet haben . . ."
Das neue Buch soll eine Ergänzung der „Wasserkur" sein. Ein zweiter Teil soll der Betrachtung jener Krankheiten gewidmet sein, die in der „Wasserkur" nur ungenügend oder überhaupt nicht erwähnt waren.

Aber der erste Teil? Er soll ein Leben der Gesundheit zur Darstellung bringen. Beispielhaft dokumentiert durch das eigene Leben wird Sebastian Kneipp die Frage vieler Tausende beantworten:

„Wie sollen wir leben?"

„So sollt ihr leben!" – Ein Titel, kühn, schlagend, großartig, ein Titel, der seinem Jahrhundert um fünfzig Jahre vorauseilt! Licht, Luft, Wärme, Kleidung, Wohnung, Nahrung, Arbeit und Freizeit, Pflichten der Eltern, Pflichten der Kinder, Wahl des Berufes . . . ein breites und reiches Leben streut seine Schätze aus! Sebastian Kneipp, der Erzieher, mehr noch, der Geber eines Beispiels! . . .

Sein grobes Leinenhemd wird zum Muster gesunder Unterwäsche, sein breiter Bauernschuh zum Muster der Sandale! Die Ernährung besteht aus Dienstbotenkost ohne jede Verfeinerung! Wer Hunger hat, liebt einfaches Essen! Getränke? Ein Glas Bier meinetwegen! Aber vor allem: statt Bohnenkaffee Malzkaffee und Eichelkaffee! Tee aus China, aus Indien, aus Sumatra? Nein! Tee aus den Kräutern der heimatlichen Erde!... Der Tageslauf? Der Verstand eines Huhnes begreift ihn! Warum nicht auch der Verstand eines Menschen? Früh aus den Federn und früh in die Federn, das muß der erste Grundsatz sein! Pfarrer Kneipp steht früh um vier Uhr auf und legt sich abends um neun Uhr zu Bett. Tätig ohn Hast, tätig aus Freude am Dasein, das ist sein Tagesspruch. Vielseitigkeit liegt im Wesen des gesunden Menschen. Hört ihr, Vielseitigkeit! Vom Bauernleben aus ist alles andere Menschenleben zu bemessen, zu bewerten. Der Bauer in seiner Universalwirtschaft ist der Grundmeister aller anderen Berufe. Sein Leben ist das natürliche Leben schlechthin, ein Leben in der Natur, mit ihren „Anwendungen" von Licht und Luft, Sonne und Regen, Hitze und Kälte.

So sollt ihr leben, mit der Natur! Sie ist unsere gute Mutter! Fort mit der Künstlichkeit und Verweichlichung dieses Jahrhunderts! Fort mit dem schlechten Beispiel einer sogenannten „besseren Gesellschaft", die mit den arbeitenden Massen der großen Städte nichts mehr anzufangen weiß, ja, sie in ihrer tiefsten Not völlig im Stich läßt! Fort mit Mode und Unnatur! Aber diese arbeitende Masse der großen Städte, lebt sie natürlicher? Nein, auch sie nicht! Unnatur oben — Unnatur unten! Wo ist der natürliche Mensch? ...

In der Apotheke im Kloster der Dominikanerinnen wandelt er mit breiten Schritten hin und her und diktiert dem Pater Ildefons mit anklagenden und anfeuernden Worten „Winke und Ratschläge für Gesunde und Kranke zu einer einfachen, vernünftigen Lebensweise und einer naturgemäßen Heilmethode".

Nicht mehr müde, unlustig oder bedrückt ist dieser Sebastian Kneipp; jetzt ist er frei, frisch und kampflustig wie irgendein Junger, dabei doch behäbig und voll Humor wie ein guter Alter, der sich noch ein paar Jährchen am Abglanz des Lebens freut ...

„So sollt ihr leben! So sollt ihr leben!"

Schicksalsschwer aber lastete die Stimmung über diesem Gemeinderat, der in den ersten Septembertagen 1889 im „Adler" zusammenkam.

Bauerndorf oder Badeort? Das war hier die Frage, die plötzlich und dringend an alle Männer von Wörishofen gerichtet schien.

„Wir haben eine Mission zu erfüllen, die Mission Vater Kneipps!" sagte der junge Fidel Kreuzer im Auftrag seiner Mutter.

Und Johann Singer, Augustin Huber, Moritz Rauch, Georg Breier, Michael Zapf und Hans Sproll stimmten ihm zu. Dagegen stand die Partei unter der Führung des Bürgermeisters Joseph Birk: „Wir bleiben Bauern, und Wörishofen bleibt ein Bauerndorf!"

Hitzig gingen die Reden. Den Ort verschönern? Warum den Ort verschönern? Und wer hat für so etwas Geld?

„Die Kur, die bringt Geld!" ...

In Mayenbach bei Mindelheim hatte der Apotheker Boneberger ein Kneippbad eröffnet und für bequeme Unterkünfte gesorgt. Alle Betten hatte er schon belegt und mit den feinsten Leuten. Dr. med. Stützle hatte Anfang April in Biberach in Württemberg das Jordanbad eröffnet, und Pfarrer Kneipp hatte den Stützle und sein Unternehmen im Vorwort zur sechsten Auflage seiner „Wasserkur" aller Welt bestens empfohlen. Johann Colling, nicht einmal ein Arzt, ein geschäftiger Mann, nichts weiter, hatte sich ein Haus in Passau gekauft, um dort die Wasserkur nach Kneipp zu betreiben.

Die Stadt Rosenheim hatte soeben Dr. Bernhuber gerufen, um sich mit ihm wegen einer großen Heilanstalt nach Kneippschem System zu besprechen.

In Traunstein wollte Dr. med. Wolf das frühere Gesundheitsbad in ein Kneippbad verwandeln.

Und ähnliche Bestrebungen waren in Ulm im Gange.

„Alle diese Herren haben in Wörishofen gelernt. Und andere werden kommen und bei Vater Kneipp die Wasserkur lernen. Und wir? Was wird mit uns werden? . . ."

„Wörishofen wird . . ." Der temperamentvolle Singer sagte es wörtlich, „ein armseliges Bauerndorf bleiben!"

Aber die Opposition mit dem Bürgermeister an der Spitze behielt doch die Mehrheit: Wörishofen bleibt ein Bauerndorf! Spazierwege und Anlagen braucht es nicht, auch keine Nachtbeleuchtung und keine Kanalisation. Der Herr Pfarrer, der ist ganz recht, der ist ja selber ein Bauer. Aber mit den fremden Gesichtern soll er seine Gemeinde bald wieder in Frieden lassen. –

Wenige Tage darauf, es war am 6. September 1889, ereignete es sich, daß durch ein süddeutsches Depeschenbüro folgende Nachricht in der Welt verbreitet wurde:

„In Wörishofen ist Pfarrer Kneipp heute nacht um zwölf Uhr in der Badewanne vom Schlag getroffen worden!"

Auf diese Kunde, die alle Gegner Sebastian Kneipps mit hämischer Freude erfüllte, kamen am nächsten Tag die guten Freunde zusammen, Stückle aus Mindelau, Schuster aus Kirchdorf, Jubelpriester Funk und Dr. Andreas Schmid vom Georgianum in München.

Kneipp aber saß mit seinem Zigärrle frisch und munter bei seinen Waisenkindern und ließ sich wieder einmal ein schönes Stück vorspielen.

Weil aber gerade Manöver zwischen Buchloe und Augsburg war, so stellte sich auch der Chef des 10. Regiments, Prinz Rupprecht von Bayern, zu einem Besuch im Pfarrhaus ein, sprach Sebastian Kneipp seine Befriedigung aus, daß die Depeschenagentur sich wieder einmal hatte nasführen lassen, und gratulierte ihm zu seinem guten Befinden. Dann ließ sich Königliche Hoheit vom Vater Kneipp eigenhändig einen Oberguß und zwei Kniegüsse verabreichen. Ein Poet schrieb den Schwestern ins Stammbuch:

Während Neid ihn läßt begraben,
Stellt sich Prinz Rupertus ein,
Möcht von Kneipp zwei Güsse haben,
Auch ein Obergüßlein fein.
Schnell drei volle Wasserkannen
Über seine Hoheit rannen!
Und die Militärkapelle
Spielt vorm Kloster ihm zum Dank;
Vater Kneipp verordnet schnelle
Einen guten Klostertrank.

Der Weltverein

1889. – Welch ein schöner Herbst!
Die Anwesenheit des Prinzen Rupprecht von Bayern hatte in Wörishofen eine wahrhaft fürstliche Nachsaison im Gefolge. Es trafen ein und wohnten im „Rößle" und in der „Sonne": Karl Fürst zu Löwenstein-Kleinheubach, Fürst und Fürstin von Öttingen-Wallerstein, Fürst Osinsky aus Dresden, Prinz und Prinzessin von Rohan, Achmed Pascha aus Konstantinopel.
„Send au Mensche!" sagte Sebastian Kneipp, als man ihm erzählte, wie einfach und bescheiden die hohen Herrschaften alle untergebracht seien.
„Send au Mensche" ... Eines Tages kam Herr Joseph Urban gleich nach der Sprechstunde. Herr Urban war ein „Zugezogener", ein Hotelier aus Augsburg und der neue Pächter des Gasthauses „Zur Sonne".

„Grüß Gott, Herr Pfarrer!"
„Grüß Gott! Was gaits?"
„Möchte S' noch fünf bis zehn Jährle lebe, Herr Pfarrer?"
„Was moinscht?"
„Etz wo S' scho amal totgsagt ware, moin i!"
„Hm! I moin scho! Und warum sollt i no so lang lebe?"
„Da möcht i nämli dann a groß' Hotel nach Wörishofe herbaue."
„A Hotel? Ja, hat Er denn Geld?"
„So viel wie Sie, Herr Pfarrer, han i net; aber es reicht scho!" sagte der Urban und lachte. –

Geld? Sebastian Kneipp war in geschäftlichen Dingen unerfahren wie ein Kind. Über Geld machte er sich überhaupt keine Gedanken. Da hatte jetzt der Verlag Kösel in Kempten ein paar Bücher von ihm herausgebracht. Rund fünfunddreißigtausend Stück von der „Wasserkur" hatte Herr Huber schon abgesetzt. Und nun druckte er die zehnte Auflage, wieder mit sechstausend Stück. Seit der fünften Auflage druckte er immer sechstausend Stück, der Herr Huber. Er rechnete dabei fleißig ab. Fünfhundert, tausend, zweitausend, fünftausend Mark betrug das Konto Sebastian Kneipps. Zu ein paar schönen Glocken für die Pfarrkirche würde es bald reichen. Auch die zweite Auflage „So sollt ihr leben!" war schon im Druck. Wenn das so weiterging, kamen die Tausender nur so geflogen. Hm! Sebastian Kneipp hatte keine Vorstellung von Geld und Geldeswert. Was sollte man mit soviel Geld anfangen? Sein tägliches Essen kostete noch keine hundert Pfennig, und die alte, spiegelglatte Soutane, die hielt noch ein paar Jahre.

Freilich, ein Priesterkurhaus hätte er gern gebaut. Schon um das Kloster endlich ganz zu entlasten und die Quengeleien aus Augsburg nicht mehr zu hören. Ein Priesterkurhaus mußte gebaut werden! Er würde die Idee gleich dem „Kunstschmid", dem Dr. Andreas Schmid, ins Georgianum nach München schreiben.

Und ein Kinderkrankenhaus? Wie wäre es damit? Jämmerlich, wie viel fremde bresthafte Kinder jetzt täglich in Wörishofen abgesetzt wurden!... „Wieder ein Kind für den Vater Kneipp!"

Aber wohin mit den armen Würmern? Dort hinauf auf die Höhe in ein lustiges Kinderasyl, in einen sonnigen Garten!
Und dann die Lupuskranken, die entstellten Gesichter, die ekelerregenden Fratzen!
„Send au Mensche!" Sebastian Kneipp ballte die Faust. Einer dieser Armen hatte ihm neulich erzählt, wie er von Arzt zu Arzt, von Stadt zu Stadt gepilgert war und überall abgewiesen wurde.
„Für den Wolf ist bei uns kein Platz!"
Aber hier ist Platz für den Wolf! In Wörishofen, beim Pfarrer Kneipp, da wird diese Menschheit ein Beispiel bekommen, wie man mit dem wirklichen Elend umgeht! Verächtlich schiebt sich die Oberlippe wieder über den breiten Mund. Die Gesunden, die Schönen, die Reichen sind Egoisten! Alle? Da läuft ein kümmerliches, älteres Fräulein seit einiger Zeit um ihn herum, das opfert sein Leben für diese Verworfenen. Fräulein Ruda! Sie stammt aus der rheinischen Industrie, kam letztes Jahr todkrank nach Wörishofen. Kneipp gab ihr die Gesundheit wieder. Nun opfert sie seinem Werk ihr Leben. Fräulein Ruda! Den Ärmsten wird sie Pflegerin und Beschützerin sein; die Lupuskranken nimmt sie in ihre Obhut. Meist sitzt sie still in der Sprechstunde, schreibt Krankenzettel oder bringt einen Krüppel selbst ins Quartier.
Ja, in Wörishofen wird man der Menschheit ein Beispiel geben! . . .
Aber das Geld, das liebe Geld? Fidel Kreuzer, der vorausschauende Sohn seiner Mutter, hatte es in Erfahrung gebracht, daß Herr Urban, der jetzt ein Hotel nach Wörishofen baute, eigentlich gar kein Geld besaß. Dieser Herr Urban spekulierte ganz einfach auf den Strom der Fremden, der da Jahr für Jahr mit der Schneeschmelze ins Dorf flutete. Fidel Kreuzer hätte es am liebsten genau so gemacht. Wenigstens ein Bad wollte er einrichten, damit die Kurgäste ihre Anwendungen nicht wie letzten Sommer in irgendeinem Winkel machen mußten. Veronika Kreuzer, die Mutter, sprach also mit Sebastian Kneipp. Und ihr, seiner ältesten Mitkämpferin, schlug der zögernde Mann nichts ab: Ja, sie sollte ein Bad einrichten bei ihrem

Haus! Er würde schon mithelfen, die ersten Schwierigkeiten zu überbrücken!
Fidel Kreuzer besprach sich mit Ludwig Geromiller. Geromiller sagte zu und entwarf einen Plan, wie er sich so ein richtiges Kneippbad vorstellte: eine Tenne mit Steinfliesen, damit das gebrauchte Wasser einen guten Abfluß hatte, in der Mitte aber die berühmte Handpumpe zur Selbstbedienung der Patienten. In der unteren Badeanstalt stand ja auch schon so eine Handpumpe aus Geromillers Werkstatt.
In ein paar Wochen war das erste Kreuzersche Privatbad unter Dach, und schon kamen die ersten Gäste. –
Bis in den Spätherbst dieses Jahres 1889 blieben diesmal die fremden Gesichter, immer noch fünfhundert an der Zahl. Und der tägliche Zustrom riß noch nicht ab. Ja, es fehlte nun an Gießräumen für die Weiblichkeit. Fräulein Resl goß die feinen Damen im Kloster. Fräulein Rosl aber mußte sich immer noch mit der ärmlichen Waschküche des Pfarrhofes begnügen ...
Da entschloß sich Vater Kneipp und ließ nach Geromillers Plan hinter dem Dominikanerinnenkloster ein zweites Badhaus untermauern und mit einem schmucken Holzbau krönen. Hübsch war die Anlage, ein Frauenbad! Dem unteren Bad, dem „Männerbad", gegenüber das „Frauenbad".
Der Jahrmarktrummel nahm kein Ende mehr. –
Aber eines Tages klopfte Joseph Birk, erster Bauer und Bürgermeister von Wörishofen, in höchsteigener Person am Pfarrhaus an. Lange könne er da nicht mehr mitmachen, sagte er zu Vater Kneipp.
„D' Wörishofer send bald koine Baure mehr!"
Kneipp beruhigte ihn. Ein paar Anbauten, ein paar Umbauten, ein paar Badehütten und ein paar neue Betten, was bedeutete das schon? Fremde kämen, aber sie gingen auch wieder. Die Bauern aber blieben auf ihrem Grund. Aber Birk ließ sich nicht beruhigen. Der Bernhard Scharpf, der hatte eine Tafel an seinem Zaun angeschlagen: „Land zu verkaufen!" – Die beiden, der Pfarrer und der Bürgermeister, saßen sich gegenüber und schauten sich stumm an. Was wird noch werden? ...
In der nächsten Gemeinderatssitzung am 15. Oktober 1889 kam

es neuerdings zu heftigen Auseinandersetzungen beider Par=
teien. Johann Singer und Bernhard Scharpf griffen den Bürger=
meister Birk persönlich an, daß er durch sein ablehnendes, fremdenfeindliches Verhalten den Ruf Wörishofens als Kurort zu Schaden bringe. Nur auf äußerstes Drängen seiner Freunde blieb Birk auf seinem Posten. Die Gegenpartei aber tat sich nach der Sitzung zusammen und gründete den „Verschöne=
rungsverein Wörishofen". Freiwillige Arbeit, freiwillige Spen=
den sollten dem Ort ein freundlicheres Aussehen geben. Moritz Rauch wurde zum Vorstand gewählt, Fidel Kreuzer, Ludwig Geromiller, Johann Singer standen ihm als Helfer zur Seite. Noch im November und Dezember konnten neue Wege an=
gelegt, neue Stege gebaut werden. Der Verein kaufte aus eige=
nen Mitteln sechzehn Straßenlaternen, die unter Aufsicht Gero=
millers im ganzen Ort angebracht wurden. Eine ausreichende Zahl von Ruhebänken sollte im Frühjahr an den schönsten Punkten in der Umgebung des Dorfes aufgestellt werden.

1890. — Die „Wasserkur" erreichte die dreizehnte Auflage.
Das Frühjahr brachte wohl die vierzig Ruhebänke für die Um=
gebung Wörishofens, aber weit mehr „Unruhebänke" für das Dorf selbst.
Herr Joseph Urban hatte inzwischen so viel Geld aufgetrieben, sich einen Grund für sein Grand=Hotel kaufen zu können. Aber nun kam eine Strömung gegen ihn auf, die seine Absicht, sich in Wörishofen festzusetzen, plötzlich zu vereiteln schien. Urban fand den passenden Platz für sein Hotel nicht. Als er dann doch von Johann Singer einen Grund an der Stockheimer Straße, gleich hinter dem Kloster, erwerben konnte und seine Türkheimer und Mindelheimer Arbeiter schon zu schaufeln anfingen, kam ein Einspruch des bischöflichen Ordinariats aus Augsburg, so nah am Kloster der Dominikanerinnen ein großes Hotel zu bauen. Und Herr Urban, der Unentwegte, schüttete sein Loch wieder zu.
Inzwischen entschloß sich jedoch die Familie Kreuzer, auf ihrem Anwesen ein zweites Bad mit vielen Verbesserungen, wie Ein=

zelauskleidekabinen, Einzelgießräumen und einem „Bewegungsraum für die Kurgäste“, zu errichten. Dieser „Bewegungsraum“, der ganz im Sinne Kneipps dazu diente, daß sich die Patienten vor und nach den Anwendungen in Wärme brachten, gab der Kreuzerschen Schöpfung bald einen großen Ruf. Die ganze Familie war in der Badewart tätig.
Aber nun war auch Ludwig Geromiller soweit, auf seinem Anwesen an der Bachstraße eine Badeanstalt zu errichten. Hier herrschte der Geist der technischen Neuerungen und Erfindungen. Bei Geromiller wurden die Güsse schon mit Schläuchen verabreicht. Sebastian Kneipp kam selbst oft zu seinem Techniker, um das Gießen mit dem Schlauch zu handhaben. Denn der Schlauch erlaubte weit mehr als die Kanne, den Guß aufs feinste zu regulieren, ihn vom milden Rinnsal bis zum Blitzguß hundertfältig zu steigern. Geromiller verfaßte selbst eine „Anleitung für Vorrichtungen, um die Kneippschen Güsse auch mit dem Schlauch geben zu können.“ – Wieviel Schwierigkeit war vor der Einführung der Wasserleitung mit solchen Anwendungen verbunden! Hören wir Geromiller selbst:
„ . . . man stellt ein Gefäß, ein sogenanntes Reservoir, in der zweiten Etage des Hauses an einem bequemen Ort auf, wohin man mit dem hinaufzutragenden Wasser leicht gelangen kann, und leitet von dem Gefäß, welches von Holz oder Zinkblech gefertigt sein kann, durch ein Rohr, welches fünfundzwanzig Millimeter lichte Weite hat, das Wasser in das Lokal, worin die Anwendungen vorgenommen werden sollen. Das Reservoir soll mindestens so groß sein, daß es so viel Wasser faßt, als zu dem betreffenden Guß nötig ist, da eine Unterbrechung der Anwendung schädlich ist.
Die Weite der zu den Güssen zu verwendenden Schläuche soll dem Wasserdruck entsprechen, jedenfalls aber nie mehr als zwanzig Millimeter lichte Weite betragen. Die Länge des Schlauches zum Blitzguß ist mit einem Meter genügend; sollen damit aber auch andere Güsse gegeben werden, so soll die Länge bis zu drei Meter betragen.“
Alle Gießräume Wörishofens stellten sich in diesem Frühjahr 1890 auf die Geromillersche Erfindung um, und Sebastian

Kneipp, der fast Siebzigjährige, wurde noch einmal der eifrigste seiner Schüler. –

Kneipp wird siebzig! Jubelpriester Funk hat es einmal gesagt vor vielen Jahren: „Wir bringen die Siebzigjährigen in Mode!" „Die Siebzigjährigen sind da! Das Leben läßt sich verlängern! Sein Durchschnitt ist nicht mehr fünfundzwanzig, fünfunddreißig, sein Durchschnitt ist jetzt fünfundvierzig, sein Ziel, seine Höhe siebzig, achtzig Jahre! Wir wollen länger leben, viel länger als bisher, hundert Jahre lang!"

Sebastian Kneipp zeigt uns den Weg. Er kennt die geheimen Kräfte in uns und um uns, er weckt die Geister des langen Lebens.

Zwei Namen sind die meistgenannten in der Zeit, zwei Siebzigjährige: Fürst Bismarck und Pfarrer Kneipp. Der eine, politischer Kopf der europäischen Politik, der bei seinem Kaiser, dem selbstherrlichen Wilhelm II., in Ungnade gefallen ist und erst vor wenigen Tagen, am 20. März 1890 nämlich, seine Entlassung erhalten hat, und der andere, der Pfarrer Kneipp, der ein unbekanntes schwäbisches Dorf zu europäischer Bedeutung emporhebt. –

Schon im April begann der Zustrom der Fremden. Um einem nochmaligen Chaos wenigstens einigermaßen zu steuern, setzten die fortschrittlichen Köpfe der Gemeinde die Errichtung einer Gemeindekanzlei durch. Der Gütler Karl Seidl wurde mit einem Jahresgehalt von achthundert Mark als Gemeindeschreiber angestellt. Seidl sollte nach einem früheren Vorschlag Dr. Bernhubers jedem Fremden gegen ein Entgelt von fünfzig Pfennig eine „Kurkarte" ausstellen, ohne die niemand mehr zur Visite zugelassen wurde. Die erste Kurtaxe Wörishofens war somit geschaffen, der Kurbetrieb gleichsam legitimiert worden. Seidl mußte ferner eine genaue Fremdenliste führen, was also zugleich einer Fremdenkontrolle gleichkam.

Ein fürstlicher Sommer brach an! . . . Ein langes Leben, eine neue Jugend! Wofür gab man sein Geld aus? Für Luxus, für Kleidung, für Pferde, für Frauen, für die Riviera? Für eine Fahrt in das Dorf Wörishofen! Die Fremdenliste glich seitenweise dem Gothaer Adelskalender: Prinz und Prinzessin von

Lichtenstein, Prinz und Prinzessin von Solms-Braunfels, Fürst und Fürstin Waldburg, Adolf Fürst von Schwarzenberg, Eleonora Herzogin von Arensberg, Graf von Schäßberg-Tannheim, die Grafen Edgar und Henkel von Donnersmark, Prinzessin Fechenbach, Joseph Graf Stollberg-Wernigerode, die fesche Gräfin Olga von Auersperg, Karl Baron von Gagern, Herzog Paul von Mecklenburg mit der ganzen Familie, Fürst Ghika aus Budapest, Gräfin Emma Gondrecourt aus Luxemburg.
An geistlichen Herren waren anwesend Ildefons Schober, jetzt Abt von Sekau in der Steiermark, Joseph Koppes, Bischof von Luxemburg, Georg Posilovic, Bischof von Kroatien, Michael Napotnek, Bischof von Mährisch-Marburg.
Professor Collin aus Paris, Architekt Rimanowsky aus Großwardein vervollständigten in der Anwesenheitsliste das europäische Gepränge. –
Diese internationale Gesellschaft fand in Wörishofen ein wundersames Mädchen vor, das Dolmetscherin, Unterhalterin und Kind der Musen in Person war. Vera Waibel, die Krebsgeborene, hatte nach harten Seelenqualen das Nonnenkleid wieder abgestreift, war vor Ablegung der ewigen Gelübde aus der „Congregation des Soeurs Notre Dame" in Chartres wieder ausgetreten und in die Heimat nach Wörishofen zurückgekehrt. Ihr Talent für fremde Sprachen hatte schon früher den Pfarrer Kneipp in Staunen versetzt. Französisch, Italienisch, Englisch sprach sie fließend, Lateinisch, Griechisch, Spanisch und Russisch waren ihr vertraut. Aber jetzt in dieser internationalen Gesellschaft schien sich Vera selbst zu vollenden. Ihre Schönheit, ihre Anmut machten sie bald zum zweiten Mittelpunkt dieses Dorfes von Welt. Der Schatten der Entsagung, der noch wie ein feiner Schleier ihre Gestalt zu umhüllen schien, gab ihrem jungfräulichen Wesen einen seltsamen Zauber. –
Tafeln standen schon wieder an den Straßen: „Land zu verkaufen!" Die Grundstücke stiegen im Preis. Man sah gar manchen Auswärtigen, der nicht nach Wörishofen gekommen war, um die Kneippkur zu machen. Die Einheimischen mußten zusehen, wo sie blieben. Frau Haggenmiller hatte das „Doktorhaus" erworben. Inzwischen hatte auch Herr Urban am Irsinger

Weg neues Land für sein Grand-Hotel in Aussicht. Man munkelte noch von anderen Ankäufen durch fremde Interessenten. Aber die Bauern zogen die Zipfelmützen noch tiefer über die Ohren und redeten nichts.

Es wurde spekuliert in Wörishofen . . .

Sebastian Kneipp war in Sorge um sein Priesterkurhaus. Sollte er nun zu bauen anfangen oder sollte er immer noch warten? Vielleicht gab es dann auch für ihn keinen passenden Platz mehr? Der „Kunstschmid" kam aus München wegen der neuen Kirchenglocken, die Vater Kneipp in Auftrag geben wollte. Man besprach sich auch über das Priesterkurhaus, und auch Schmid drängte, den Plan alsbald in die Tat umzusetzen. Bischof Pankratius in Augsburg würde seine Stimmung gegen Wörishofen nicht früher ändern. Und die Diözese Augsburg würde nicht früher in Wörishofen vertreten sein.

Und Kneipp ging ans Werk. Plötzlich zögerte er nicht mehr; er drängte. Den passenden Bauplatz ermittelte Geromiller an der Bachstraße. Es war ein alter Hof von sechsundsechzig Dezimalen, dem Bauern Joseph Schropp gehörig. Um fünftausend Mark in bar erwarb Sebastian Kneipp den Grund. Geromiller entwarf einen Plan, Dr. Schmid verbesserte ihn. Kneipp drängte.

Als der zweite Plan fertig war, mußte Geromiller sofort die nötigen Bauarbeiter bestellen und mit dem Niederreißen des alten Anwesens den Anfang machen. Kneipp überzeugte sich täglich selbst von dem Fortschritt der Arbeit. —

Inzwischen hatte Frau Haggenmiller in Verbindung mit Dr. Kleinschrod, der im „Doktorhaus" ordinierte, eine „Wörishofener Küche nach Pfarrer Kneipp" in Betrieb gesetzt. Die erste Wörishofener Küche entstand so, die sich alsbald lebhaften Zuspruchs erfreute. Sie verabreichte neben vegetarischen Speisen „Klosterkraftsuppe, Klosterkraftbrot, Hafermehlspeisen, Honigwein", alles Produkte aus Kneipps eigener Klosterküche.

Der „neue Küchengeist" aber, der bei Frau Haggenmiller umging, polterte bald auch in anderen Kochtöpfen, schlich sich mit den Kurgästen fort in andere Städte. Eine neue, naturgemäßere Ernährungsweise fand bald ihre Anhänger im ganzen Reich.

Um die gleiche Zeit aber geschah es, daß sich ein Vertreter der „Münchner Kolonialwarenhandlung am Dom" in Firma Franz Kathreiners Nachfolger, beim Herrn Pfarrer in Wörishofen anmelden ließ. Der Prokurist Pfäffle nämlich war mit seinem Chef in München der Meinung, daß dieser polternde Pfarrer von Wörishofen allen Kaffeegeschäften des Reiches durch seine täglichen Schmähreden auf den Bohnenkaffee mit der Zeit großen geschäftlichen Schaden verursachen mußte. Nun kam Herr Pfäffle nach Wörishofen, um diesem Bauernpfarrer persönlich den rechten Kaffeegenuß beizubringen und ihm sein Malztränklein abzugewöhnen.
Es kam anders, als man sich dachte. Herr Pfäffle kehrte von dem Pfarrer aus Wörishofen ganz begeistert zurück und schwärmte für den Malzkaffee: „Ein bekömmliches Getränk, dem nur noch ein gewisses Aroma fehlt! Nur eine Idee von Geschmack, die fehlt noch! Aber deutsches Kaffee-Erzeugnis, großartig!" — Wenn man die Gerste zum Beispiel langsam und nicht so stark mälzte, wie das im Kloster der Dominikanerinnen geschah? Wenn man diesen Mälzprozeß früher unterbrach? Ausgezeichnet! Dann schmeckte dieser Malzkaffee nicht mehr so bitter! . . .
Die Firma Kathreiner griff Pfäffles Vorschlag auf, und Pfäffle fuhr wieder nach Wörishofen und ließ dem Herrn Pfarrer eine Tasse des neuen Malzkaffees servieren.
„Hm! Je!" brummte der zufrieden.
„Wie wär es, Herr Pfarrer, so ein Pfundpaket mit Ihrem Namen und Ihrer Unterschrift zu schmücken?"
„Und daß d' Firma Kathreiner den Malzkaffee dann selber machet?"
„Ja, mit Ihrer Protektion!"
„Warte mer no a bißle!" sagte Vater Kneipp, der sich noch nicht recht ausmalen konnte, wie sein Kopf auf einer Kaffeetüte prangte. —
Der Hochsommer rückt heran. An sechstausend Menschen drängen im Dorf zusammen. Neue Bretterbuden, neue Verschläge blitzen da und dort zwischen altem Gemäuer und grünen Bäumen hervor. Aufgewühlte Erde, abgesteckte Felder!

So ist es vielleicht in Klondyke drüben bei den Goldsuchern gewesen. Hier ist das Dorf der Wassersucher: Wörishofen.
Der da gesenkten Hauptes und brummig, als ob er niemanden sehen wolle, vom Pfarrhof in den Klosterhof geht, strömt eine Macht aus, die alle Menschen hinter sich herzieht. Er hat neulich in Schlingen einen armen, herrenlosen Hund aufgelesen und mitgenommen, einen weißen Spitz, der ihm seit dieser Stunde nicht mehr von der Seite weicht, der ihn überallhin, sogar in die Sakristei, begleiten darf. Ein bösartiges, launisches Vieh, das nicht einmal von den höchsten Herrschaften einen Leckerbissen nimmt, das niemand streicheln darf, und das nur manchmal inmitten der Waisenkinder in eine etwas menschenfreundlichere Stimmung gerät.
Dort gehen die beiden miteinander, der schwarze Kneipp und der weiße Spitz! Es ist gegen fünf Uhr. Jetzt kommt das große Ereignis des Tages: Vater Kneipp geht in den Hof des Ökonomen Singer; dort hält er für jedermann, der da kommen will, seinen täglichen Gesundheitsvortrag. Das muß man hören! Wie er donnert und wettert „gegen die dummen und schlechten Gewohnheiten, gegen junge Saufbolde und alte Sünder, gegen Dreiviertelsgräfinnen und leichtfertige Mütter"! . . . Neulich hat er ein Korsett mit in den Vortrag gebracht und hat die hübsche Gräfin Auersperg ganz taktlos gefragt: „Hascht du au so a Ding?"
Und doch drängt sich die Menge. Keiner kann nah genug beim Herrn Pfarrer stehen: Damen in langen Kleidern, flatternden Rüschen, großen, runden Hüten, in Stöckelschuhen oder in Sandalen; Herren mit und ohne Hut, mit Spazierstock, mit Monokel bewaffnet, in Sandalen oder barfuß. Weiter hinten beim Schuppen stehen einfaches Volk, krüppelhafte Kinder, hinfällige Frauen, elende Männer . . .
„Mein Gott! Sieh dort!" sagt eine Prinzessin zu ihrem Gemahl. Abseits von der Gesellschaft steht Fräulein Ruda mit sechs weiblichen Lupuskranken, die auch den Herrn Pfarrer hören wollen. Fünf Köpfe sind in die braune Lehmpackung gehüllt, aber das zuvorderst stehende Mädchen aus Pforzheim ist schon gesund.

„Das ist die Schöne aus Pforzheim; Vater Kneipp hat sie dem Wolf entrissen! . . .“
Und nun spricht er; zuerst gemächlich, zwei Finger in der über der Brust geöffneten Soutane, das Käpple in der flachen linken Hand. Der Spitz hockt neben seinem Herrn und lauscht auf jedes seiner Worte. Auch er weiß, jetzt ist Vortrag. Kneipp hat ein Kräutlein in seinem Käpple liegen; das hat er im Vorübergehen abgezupft: „Jeder Ochs frißt sei Heu! . . . No koi Has hat an Apotheker und no koi Rehbock an Dokter braucht! . . . Ihre Krankheite kennet sie alle, aber ihre Todsünde net . . .“ So sausen die Hiebe herunter auf die Köpfe. –
Am 24. Juli taten sich Prinz Albrecht zu Solms-Braunfels, Graf Arnold zur Lippe und Domkapitular Gustav von Bengel-Steinau zu einem Komitee zusammen, mit dem Zweck, beim Männer- und Frauenbad hinter dem Dominikanerinnenkloster für die Kurgäste aus freiwilligen Spenden eine Wandelbahn zu errichten, eine gedeckte, längliche Halle, um sich auch an regnerischen Tagen Bewegung machen zu können und sich gesellschaftlich zusammenzufinden. In der Mitte dieser Halle aber sollte sich ein erhöhtes Rednerpult befinden, und dort sollte Vater Kneipp künftig seine Vorträge halten.
Der Aufruf fand unter den Kurgästen den lebhaftesten Widerhall. Endlich würde ein Mittelpunkt für das ganze Badeleben entstehen, die Wandelbahn. Endlich konnte man sich sehen lassen und wurde gesehen. Und die große Stunde des Nachmittags, der Vortrag Vater Kneipps, die „moralische Waschung“, hatte einen würdigen Rahmen.
Die erforderlichen Mittel waren in acht Tagen bereitgestellt. Um sich dem Herrn Pfarrer, „dem Förderer der heimischen Leinenindustrie“, erkenntlich zu zeigen, hatte die Mechanische Leinenspinnerei Memmingen allein einen Betrag von zweihundert Mark gestiftet. Kaplan Greck, Schlossermeister Geromiller und Ökonom Scharpf bildeten den Ortsausschuß. Architekt Rimanowsky aus Großwardein lieferte den Entwurf der achtzig Meter langen Halle; Prinzessin Ebba zu Solms-Braunfels bestellte in München zur Krönung des Vortragspultes eine Marienstatue.

Am 30. September 1890 erfolgte die Einweihung der Wandelbahn. Sebastian Kneipp hielt auf dem denkwürdigen Podium seinen ersten Vortrag: „Trost im Herbst".
Der Dichter Binder referierte in der fünften Auflage seiner „Kneippkur in Versen" folgendermaßen:

Doch wer für warmes Blut gesorgt
Und Wärme nicht von außen borgt,
Der kann dem Winter mit Vertrauen
Und „kalten Bluts" entgegenschauen. –

Fünf Ärzte aus dem Rheinland waren in Wörishofen eingetroffen, um das „Kneippsystem" zu studieren, darunter ein Dr. Bergmann und ein Dr. Werminghausen. Dr. Wilhelm Bergmann aus Cleve, der Stadt Lohengrins, schaute selber aus wie ein blonder germanischer Held, und alle Frauen schwärmten für ihn. Er war ein Nervenspezialist von Ruf. Aber schon ehe er nach Wörishofen kam, hatte ihn eigene Erfahrung immer mehr von der Medizin ab- und einer natürlichen Heilweise zugedrängt. Schon in einer Woche war er Kneipps leidenschaftlicher Anhänger.
Dr. Bernhuber war nun schon lange in Rosenheim, wo er mit Erfolg eine Wasserkuranstalt leitete. An seiner Stelle amtierte Dr. Kleinschrod als Badearzt, während nachmittags manchmal Dr. Wilhelm List aus München die Kranken in Empfang nahm. An weiteren Ärzten waren in Wörishofen anwesend: Dr. Gutmann aus Donaueschingen, Franz Zadny, praktischer Arzt aus Gallspach in Oberösterreich, Dr. Löser aus Veitshöchheim bei Würzburg, Dr. Winterhalter aus Bischofszell in der Schweiz, Otto Ebenhecht aus dem Luftkurort Aistersheim in Oberösterreich, Dr. August Herschel, Direktor des Karlsbades in Mergentheim, Dr. Kleeblatt aus Seligenstadt am Main.
Die Kurliste wies allerhand Namen auf: Graf Fugger-Kirchberg, Neriman Khan, persischer Gesandter in Wien, Bischof Camilli aus Rumänien.
Baron Rothschild kam mit Extrazug und Salonwagen nach Türkheim und wollte drei Luxuszimmer mieten. Aber ihm war in Wörishofen damals auch nicht ein einziges Zimmer recht.

Bevor er wieder abreiste, kam er zu Kneipp in die Sprechstunde. Auf seine Frage, was ihm eigentlich fehle, denn er fühle sich gar nicht wohl, antwortete Kneipp in seiner drastischen Art: „So em Herre fehlt immer a doppelter Mage!" —
Mitten in diesem Trubel des Fremdenbetriebs hatte sich ein alter Knecht erhängt. „ . . . aber Vater Kneipp gewährte der verirrten Seele ein kirchliches Begräbnis und hielt eine ergreifende Rede." Also meldete der Zeitungsbericht.
Die Entwicklung ging weiter. Die beiden Neubauten des „Kurhauses der Geistlichen" und des „Hotels Urban" stiegen gleichmäßig empor. Auch der Kurbetrieb nahm immer festere Formen an. Die Ausgabe der Sprechstundenkarten erfolgte jetzt meist im Pfarrhaus. Die Nichte Walburga und der Gemeindeschreiber Seidl arbeiteten Hand in Hand. Die Kurkontrolle erfaßte jeden Fremden. Das Chaos ordnete sich.
Aber nun hatten die drei „Badegrazien" ihre eigene todkranke Mutter in ihrer Mitte. Magdalena, Bastians Lieblingsschwester, war nach Wörishofen gekommen, um sich zur letzten Ruhe zu betten. Und schon wieder hatte Vater Kneipp Familienbesuch. Seine Großnichte Mariele aus Stephansried, ein entzückendes Kind von acht Jahren, durfte bei dem Herrn Großonkel in Wörishofen bleiben. Das sanfte und blasse Mädchen ging bei allen feinen Damen herum und wurde mit Zuckerzeug beschenkt, wenn der gestrenge Onkel nicht in der Nähe war. —
Der Augenblick für den breiten Mann, Verlagsdirektor Ludwig Auer aus Donauwörth, war gekommen, zu zeigen, warum er an Wörishofen so viel Interesse hatte.
„Wörishofen kann groß werden, ein Weltbad! Aber wir dürfen unsern geliebten Herrn Pfarrer nicht länger seinen Mühen und Sorgen allein überlassen, sondern müssen uns um ihn scharen und sein hochedles Werk schützen und fördern." So meinte er.
Am 14. Dezember dieses Jahres wurde der „Kneipp-Verein" gegründet und zugleich die Herausgabe einer Zeitschrift ins Auge gefaßt. Sebastian Kneipp selbst wurde als Ehrenpräsident gewählt. Im Ausschuß saßen Direktor Auer, Dr. Kleinschrod, Kaplan Greck und die beiden Ortsvertreter Fidel Kreuzer und Hans Zapf.

Und wieder vierzehn Tage später und zu Ende des Jahres legte der tüchtige, aber eigensinnige Joseph Birk, Ökonom und Bürgermeister von Wörishofen, „nicht einverstanden mit dem neuen Betrieb", sein Amt nieder und trat zurück. Sah er klarer als alle anderen, welch völlige Wandlung dem Dorfe nun bevorstand?
Augustin Huber kam an seine Stelle, ein Mann, der von der Mission Sebastian Kneipps und der besonderen Bestimmung Wörishofens völlig überzeugt war.

1891. — Die „Wasserkur" hatte ihre fünfundzwanzigste Auflage erreicht und war, wie Kneipps zweites Werk „So sollt ihr leben!", inzwischen ins Französische, Polnische und Böhmische übersetzt worden.
Zweihundert Gäste im Januar, achthundert im April, fünfzehnhundert im Mai! „Es wird ein Rekordjahr", sagte Herr Auer. Er hatte am 15. Januar die „Kneippblätter" ins Leben gerufen, eine „Monatsschrift für naturgemäße Lebens- und Heilweise". Jetzt also hatte die Kneippbewegung ihr Organ und ihren geistigen Sammelplatz, von dem aus die führenden Köpfe der Bewegung, wie Dr. Kleinschrod, Dr. Bernhuber, Dr. Bilfinger, Dr. Bergmann und Dr. List, zur Welt sprechen konnten.
„Kneippblätter" und „Kneippverein" waren in der Person Ludwig Auers zu einer fruchtbaren Einheit verbunden. Es ging vorwärts.
Ein Anmelde- und Auskunftsbüro wurde errichtet. Die Reihenfolge der Klienten in den Sprechstunden wurde durch eine besondere Kartenausgabe mit laufenden Nummern geordnet, für weitere Verbesserung aller Unterkunftsräume, auch der privaten, wurde Sorge getragen. Georg Seidl war als Gemeindeschreiber zugleich Bürodiener und überwachte in hellblauer Uniform den geregelten Verkehr. Auch eine „caritative Abteilung" unter der Leitung von Fräulein Ruda war auf Kneipps besonderen Wunsch eingerichtet worden, um ganz mittellosen Kranken Unterstützung, selbst mit Bargeld, und armen, bresthaften Kindern Freiplätze zu gewähren.
Die Wege im Innern des Ortes wurden mit Gehsteigen ver-

sehen, die erforderlichen Laternen und Ruhebänke an Zahl weiter erhöht. Im Gemeinderat wurde auf besonderen Ansporn des neuen Bürgermeisters Huber der Bau einer Wasserleitung vom Ulrichsbrunnen in das Dorf mit einem Kostenvoranschlag von dreißigtausend Mark genehmigt.
Wörishofen wurde sich langsam seiner Sendung bewußt, und der Lehrer Karl Dillmann wurde der Chronist seiner Geschichte. Denn für das kommende Jahr war vom Verlag Kösel in Kempten die Herausgabe eines „Illustrierten Kneippkalenders" geplant, der nicht nur die Entwicklung der neuen Heilweise in mannigfachen Aufsätzen behandeln, sondern auch die Entwicklung Wörishofens vom Dorf zum Kurort seinen Lesern von Jahr zu Jahr in Berichten darstellen sollte. –
Auf dem „Kurhaus" stand schon der Feierbaum. Das „Grand-Hotel Urban" war schon unter Dach und wurde mit fünfzig eleganten Zimmern und zwei Speisesälen ausgestattet. Fremdartig, ja übermächtig, wirkten die beiden Fassaden im Gewinkel der dörflichen Welt. Und fremd und übermächtig wirkten sie in der Brust eines Sebastian Kneipp. Was sollte noch werden? Der Rücktritt des ehrlichen und fleißigen Birk hatte tiefen Eindruck auf ihn gemacht. Jetzt kam der neue Sommer wieder, die neue Unruhe! Neue Namen, neue Gesichter! . . .
„Ah, der Vater Kneipp!" Da lief man neben ihm her, dort photographierte man ihn. Eine aufgeputzte Vogelscheuche stürzte auf ihn zu, daß der Spitz ganz ärgerlich bellte, und hielt ihm sein eigenes Bild unter die Nase: „Ein Autogramm, Herr Pfarrer!"
„Etz hat der Esel sein Name!" sagte Kneipp und unterschrieb. Und immer neue Ärzte! – Eine Kapazität aus Genf hatte sich jetzt angemeldet, Dr. Tacke. Das kostete neue Verpflichtungen, neue Komplimente. Dr. Kleinschrod, der so vertraute, hatte Wörishofen schon wieder verlassen, um in Jouy aux Arches in Lothringen eine Naturheilanstalt zu errichten.
Bernhuber, Kleinschrod, gut! Mochten sie kommen und gehen. Aber die andern? Kamen sie guten Willens oder nur aus Neugier? Trieb sie geschäftliche Spekulation oder die innere Bereitschaft, sich mit den Kräften der Natur ehrlich auseinanderzu-

setzen? Was machten sie aus der Wasserkur, wenn sie dann irgendwo eine Anstalt gründeten? Eine Mode der Zeit vielleicht? Zuviel Ärzte hatten sich plötzlich der neuen Heilweise bemächtigt. Ein Dr. Schulz hatte sich sogar als Privatarzt in Wörishofen selbst niedergelassen. Ein anderer hatte in Türkheim eine Wasserwandelbahn gegründet. Kneipp mußte wohl oder übel auf den Rummelplatz kommen und zur Eröffnung einen Vortrag halten.
„'s ischt a Lascht! . . ."
Wer las die Schmähbriefe, die täglich eintrafen? Der gute Stückle warf sie ins Feuer. Und die täglichen Plackereien! Stückle fand immer einen Weg. Täglich fand er nachmittags um vier Uhr selbst seinen Weg von Mindelau nach Wörishofen.
Aloys Stückle war immer der gleichmäßige, aufmunternde Freund. Kneipp besprach sich mit ihm auch über den Zudrang der Ärzte.
„Einen Verband der Kneippärzte wollen sie gründen!"
„Aber i will do nur fürs Volk selber wirke!" erwiderte Kneipp voll Mißmut.
Auch Stückle meinte, die „Wasserkur" sei eine Laienbewegung und müsse eine Laienbewegung bleiben.
Die reine Lehre? . . . Die ist für alle Zeiten von Kneipp selbst in den beiden Büchern „Meine Wasserkur" und „So sollt ihr leben!" niedergelegt worden.
„Es ischt a Lascht!" murrte Kneipp schon wieder.
Doch dann kam ein freundlicher Brief aus Wien. Die Anschrift bestand nur aus einem photographischen Kopfbild Sebastian Kneipps; daneben stand: „An diesen . . ." Der Schreiber, ein leidenschaftlicher Anhänger der Wasserkur, der noch nie in Wörishofen gewesen war, aber dem Vater Kneipp auch einmal einen Gruß schicken wollte, hatte mit einem Freund die Wette gemacht, „daß alle Postbeamten in Europa wissen, wo dieser Mann zu finden ist" . . .
Europa! Es gibt sich ein Stelldichein bei der Wasserkur! Fürst Thurn und Taxis, Prinz Löwenstein aus Böhmen, Prinz und Prinzessin Neriman Khan, Prinz Bariatinsky aus Moskau, Her=

zog Engelbert von Arensberg, Graf Theodor von Bismarck, Neffe des Erzkanzlers, von vielen Franzosen bestaunt, bilden den Mittelpunkt des „Cercle international" im Grand-Hotel Urban. Die anmutige Gestalt Vera Waibels schwebt als freundlicher Weltgeist mit tausend Zungen zwischen den hohen Herrschaften hin und her. Die Musik der Kemptener Kapelle Jäger sorgt für das tägliche Kurkonzert.

Im Kurhaus, woselbst Sebastian Kneipp jetzt die tägliche Sprechstunde hält, wohnt die hohe Geistlichkeit. Maurus Wolter, Erzabt von Beuron, ist wieder anwesend und sitzt zwischen Dr. Andreas Schmid, Direktor am Georgianum in München, und dem Abt Franz Pfanner von Marianhill aus Südafrika. Dr. Lichtensteiger, Bischof von Kabocse in Ungarn, wandelt mit Dr. Simeon Volontari, dem Apostolischen Nuntius von Mittelchina. Der Patriarch von Venedig befreundet sich mit dem Bischof von Straßburg.

Aber auch Protestanten sind in Wörishofen anwesend, eine ganze Gemeinde. Im „Adler" hält der Reiseprediger von Mindelheim alle vierzehn Tage einen evangelischen Gottesdienst.

Vater Kneipp kennt nur eine Wasserkur und nur eine kranke Menschheit.

Aber Bedenken kommen ihm wieder wegen der vielen Ärzte, die sich jetzt aufdrängen, und wegen der Reinerhaltung seiner Lehre. Dr. Andreas Schmid, der „Kunstschmid", ist oft mit ihm allein. Denn Kneipp will zu Ehren seiner Base Sebastiana eine neue große Glocke für die Pfarrkirche auf ihren Namen stiften. Auch Schmid ist der Meinung, daß die reine Lehre nur durch ihren Meister und seine Schriften gewahrt bleiben müsse.

„Aber die Welt ischt so groß! Da ka so viel gschehe!" jammert Kneipp.

„Also selbst reisen und Vorträge halten!" entgegnet Schmid.

„I soll no reise?" fragt Kneipp ganz kleinlaut.

„Siebzig Jahre – eine Kleinigkeit für Sie!" ruft der schon leicht ergraute Andreas und schaut seinen Kneipp an. –

Wochen, Wochen! Das Jahr ging zur Neige. Aber immer noch kamen neue Gesichter, neue Kranke. Und jeden Abend die gleiche Frage: „Was soll no werde? Wer soll das schaffe?" ...

Und die neue Glocke Sebastiana läutete Sturm! Und alle Glok= ken im Ort läuteten mit! Ein Brand im Kurhaus!! Man schrieb den 10. August! Das Rückgebäude des Kurhauses stand in Flammen! Brandstiftung? ...

Es war kein Zweifel mehr. Irgendeine böse Hand hatte Feuer an das Kurhaus gelegt. Der Brand wurde gelöscht.

Aber es war, als ob auch in Sebastian Kneipp alle Zweifel gelöscht wären: Die reine Lehre! Jetzt galt es! Jetzt würde er noch einmal hinaustreten in alle Welt und diese reine Lehre verkünden! Und Wörishofen sollte für alle Zeiten der Hort dieser Lehre sein! –

Ehe das Jahr ganz zu Ende ging, stand Herr Pfäffle, Prokurist der Firma Kathreiner in München, wieder vor Sebastian Kneipp. Er hatte diesmal noch einen Begleiter mitgebracht, der sich als Hermann Aust vorstellte und mit seinen zwei Metern Länge und seinem buschigen Vollbart eine ebenso elegante wie kraftvolle Erscheinung war. Aust, Mitinhaber der Firma Kathreiner, kam erst vor kurzem aus den Tropen, wo er in der französischen Kolonie La Réunion Kaffee= und Vanilleplan= tagen besaß.

„Herr Aust ist Ihr Mann, Herr Pfarrer! Er hofft, Ihrem Malz= kaffee einen richtigen Kaffeegeschmack verleihen zu können, aber ohne Koffein, das ja nicht jedem bekommt."

„Wasischt?" brummte Kneipp und schaute beide Herren miß= trauisch an.

„Kosten Sie, Herr Pfarrer! Wir haben Ihnen drüben im ‚Adler' ein Täßchen kochen lassen", sagte Aust in seinem Berliner Dialekt.

Kneipp kostete. Er schmeckte wirklich ganz großartig, dieser neue Malzkaffee der Firma Kathreiner. Das war Malzkaffee in der Vollendung.

„Herr Pfarrer, Ihre Unterschrift auf jedes Paket!" meldete sich blinzelnd Herr Pfäffle. „Sie sind doch der Protektor, der In= itiator, der Erfinder sozusagen. Und das Honorar ..."

„Halt!" unterbrach Kneipp, trank noch eine Tasse von dem neuen Malzkaffee und ließ sich von den beiden Herren be= schwören, daß die neue Mischung wirklich koffeinfrei sei.

„Und dann weiter, Herr Pfarrer, Ihr Bild in jeder deutschen Küche! Nicht im Salon, Herr Pfarrer, in der Küche bei der Hausfrau soll Ihr Bild und Ihr Name prangen!“ redete Pfäffle. „Deutschland hat noch keine rentablen Kolonien, Herr Pfarrer! Bedenken Sie: Vor acht Jahren haben wir erst Deutschsüdwest, Kamerun und Togo erworben, vor sieben Jahren Deutschsüdost! Der Malzkaffee wird ein heimisches Produkt sein! Ein Markenartikel ersten Ranges!“ fiel Aust ein.
„Hm!“ brummte Kneipp wieder und trank seine Tasse leer. Dieser Aust gefiel ihm. Und er gab der Firma Kathreiner seinen Namen und seine Unterschrift.

1892. — Das Buch „Meine Wasserkur“ war ein Welterfolg geworden. Das erste Werk eines wahrhaft unliterarischen Menschen wurde der Bucherfolg eines Jahrhunderts. Herr Huber in Kempten machte schon lange ein breites Gesicht. Man druckte soeben die sechsunddreißigste Auflage. Zweihunderttausend Exemplare waren also schon in den Händen des deutschen Volkes, an fünfzigtausend in den Händen des Auslandes. Sebastian Kneipp vermochte die Baukosten des Priesterkurhauses, die eine Summe von hundertdreitausend Mark verschlangen, aus seinen Honoraren bar zu bezahlen.
Geld für die Welt, so ist es! Und wer die Menschheit aufruft, muß auch bereit sein, sie zu empfangen! ...
Der plötzliche Tod des kleinen Mariele, des Engelsköpfchens von Wörishofen, wurde nun im März das große Ereignis. Den Vater Kneipp selbst traf der Tod seiner kleinen Nichte schmerzlich, und man sah den harten Mann mit Tränen in den Augen vom Grab des armen Kindes gehen.
Ein Kinderasyl? Wieder tauchte über den Giebeln von Wörishofen, dort auf luftiger Höhe, wie ein Zauberbild ein Heim für krüppelhafte Kinder auf. Und am 17. Mai dieses Jahres 1892, an seinem Geburtstag also, überraschte Sebastian Kneipp Wörishofen mit der feierlichen Grundsteinlegung eines großen Kinderasyls auf der westlichen Anhöhe über dem Ort.
„Dort wird Neuwörishofen entstehen!“ verkündete Jubelpriester Funk, der sich in alter Frische wieder einmal bei dem lieben

Vetter aufhielt. Er hatte ja diese Vision auf luftiger Höhe schon vor vielen Jahren gehabt, der Michele Funk.

Der Kneippverein wollte als Gabe für Vater Kneipp das Seine dazu beitragen und warb fieberhaft für den neuen Plan: Ein Kinderasyl! Pfarrer Aloys Stückle stiftete als Erster Vorsitzender allein tausend Mark. Der zahlreich anwesende bayerische Adel, voran die Gräfin Preysing, gab eine namhafte Summe. Draußen aber im Lande kreiste schon wieder die Verleumdung: „Das Dorf Wörishofen weigert sich, dem Pfarrer Kneipp für ein Kinderasyl einen Platz zu überlassen!"

Inzwischen aber hatten der „Kunstschmid" und Geromiller das stolze Gebäude in großen Zügen entworfen und Architekt Grewing aus München den Bauplan gemacht. Kneipp trieb zur Eile. Man hob schon den Grund aus. Bald hatte auch Konrad Waibel zu tun.

Gelähmte Kinder! Zu Hunderten kamen sie jetzt! Sebastian Kneipp hatte mit gelähmten Kindern Heilerfolge erzielt, die an das Wunderbare grenzten. Zaubermittel des frischen Wassers und Zaubermittel des Willens! Wasseranwendungen und gymnastische Heilübungen! – Es war Dr. Bergmann aus Cleve, der neue Beistand, der sich dafür besonders interessierte.

Die Therapie Sebastian Kneipps mündete offensichtlich immer stärker in eine Psychotherapie. So hatte schon Dr. Kleinschrod gesagt.

„Frisches Wasser und ein frischer Geist!" so sagte Kneipp. Die reine Lehre! War sie vor der Vollendung? . . .

Am 29. April 1892 schrieb Sebastian Kneipp dem Königlichen Regenten Bayerns, Prinzen Luitpold, folgenden Brief:

Allerdurchlauchtigster Prinz und Regent!

Allergnädigster Regent und Herr!

Der unterthänigst Unterzeichnete hat sich, durch äußere Verhältnisse gedrängt, seit mehr als dreißig Jahren angelegen sein lassen, die Wirkung des Wassers zu Heilzwecken empirisch zu erproben, und hat die Resultate seiner Erfahrung in mehreren Schriften veröffentlicht.

In diesen Büchern hat er wohl die Grundsätze aufgezeigt, nach welchen er vielen Tausenden aus allen Weltteilen die Gesundheit wiedergab. Allein er hat nur die Hoffnung, daß die gesammelten Erfahrungen der Menschheit nützen werden, wenn berufene Mediziner der Hydrotherapie Verständnis und Wohlwollen entgegenbringen. Da er selbst einundsiebzig Jahre alt ist und der Hydrotherapie bleibenden Erfolg wünscht, so wagt er Eure Königliche Hoheit zu bitten, Höchstdieselbe möge allerhuldvollst anregen, daß die Hydrotherapie in den Lehrplan der medizinischen Fakultäten an den drei Landesuniversitäten zu einem obligaten Lehrfach erhoben werde, und ist seinerseits bereit, solchen Persönlichkeiten, welche die Hydrotherapie zu studieren gedenken und in Wörishofen die von ihm eingehaltene Anwendung praktisch kennenlernen wollen, in gefälligster Weise entgegenzukommen.

In tiefster Ehrfurcht
Euer Königlichen Hoheit unterthänigster
Sebastian Kneipp.

Es war der blonde Lohengrin aus Cleve, Dr. Bergmann, der es verstanden hatte, Vater Kneipp zum Schreiben dieses Briefes zu veranlassen. –

Ludwig Geromiller hatte inzwischen sein zweites Haus an der Bachstraße, „Geromillers Frauenbad“, mit Dampfanlagen und allen sonstigen neuzeitlichen Einrichtungen, wie Pensionsbetrieb, Küchenbetrieb und Modemagazin, für ein internationales Publikum eröffnet.

Frauenbad Geromiller! Herren- und Frauenbad Kreuzer! Grand-Hotel Urban! ... Das Kurhaus der Geistlichen stand mit blanker Fassade nicht mehr allein. Mallersdorfer Schwestern hatten, von Kneipp gerufen, im Anwesen Geromiller für krüppelhafte Kinder ein provisorisches Heim eingerichtet. Sauberkeit und Fröhlichkeit brachten sie mit.

„Villa an Villa“ schoß empor. So nannte man die neuen Einfamilienhäuser, Bauten im Jugendstil der Zeit. Neue Häuser mit neuen Namen! Villa Obrecht! Ein neuer Mann, dieser Obrecht, seine Frau eine elegante Frau! Villa Peter Schmid! Pension Babette Schmid! Pension Kipfer! Dem Kurhaus gegenüber hatte sich Herr Adolf Goetz einen Grund gesichert, und am Holzgerüst seines Neubaues hing bald eine Tafel: „Hotel Luitpold"! Und Herr Trautwein baute einen Gasthof „Stadt München" auf den nahen Höhen am Wald. Nun wollte in den Sommermonaten trotz des Stirnrunzelns des allmächtigen Pfarrers auch eine Konditorei ihren Betrieb eröffnen. –

Kaplan Greck mußte aus dem Vorstand des Kneippvereins ausscheiden. Er ging als Pfarrer nach Kreuth. Kaplan Gernlein trat an seine Stelle und kam seinen seelsorgerischen Aufgaben in großer Pflichterfüllung nach.

Kneipp konnte keine Stunde mehr ohne Kaplan sein. Der Zustrom der Fremden drohte ihn im Sommer seinen geistlichen Verpflichtungen, abgesehen von der allsonntäglichen Predigt, völlig zu entreißen. Der Andrang der Franzosen, Belgier und Polen übertraf in diesem Jahr jede Erwartung. Vera Waibel war den ganzen Tag in voller Tätigkeit. Ihr Bruder Wendelin, aus einem französischen Lyzeum zurückgekehrt, war ihr ein guter Helfer. In zwei Sprachen wurden die Kurkarten jetzt ausgegeben: deutsch und französisch.

Aber die höchste Erwartung dieses Jahres, die königliche Antwort auf den Brief Kneipps vom 29. April, blieb aus. –

Die Entwicklung Wörishofens und seiner Wasserkur sollte weiter ihre eigenen Wege gehen. Sebastian Kneipp hatte ein leeres Haus an der Dorfstraße erworben und den Lupuskranken ein Heim gegeben. Hier lebten sie ungestört.

Und nun, man schrieb gerade den 3. Juli, folgte er dem Drängen seiner besten Freunde und entschloß sich, in Begleitung seines treuen Aloys Stückle, zu einer ersten Vortragsreise. Er fuhr nach Jordanbad in Württemberg. Was er dort sah, mußte ihn mit größter Befriedigung erfüllen. Dr. Stützle hatte nicht nur als echter Kneippianer gewissenhaft, er hatte fürwahr großzügig gearbeitet, und groß war auch der Zustrom der Heilungsuchenden, die die warmen Bäder am Rhein und am Taunus verließen, um sich den kalten Wassern Dr. Stützles zuzuwenden.

Schon folgte am 24. Juli eine zweite Reise. Diesmal rollte der Zug nach Wien. Pfarrer Stückle war wieder der Begleiter. In

München übernachtete man bei Dr. Schmid im Georgianum. O du vergangene Zeit! Kneipp ging mit seinen Freunden in den Garten und suchte nach der alten Gießkanne, mit der er vor vierzig Jahren seinen Freund Langmeyer begossen hatte. Tags darauf ließ er sich von Dr. List Bericht erstatten, der in der Klenzestraße 37 eine sehr gut gehende Kneippanstalt und an der Balanstraße 120 eine „Kneippwiese für jedermann" eröffnet hatte.
Über Salzburg kam man nächtens nach Wien.
Sebastian Kneipp sprach vor dreitausend Personen aller Schichten über die Heilkräfte des Wassers. Man brachte ihm Ovationen. Auch Bürgermeister Dr. C. Lueger war anwesend und beglückwünschte den „Helfer der Menschheit". Es folgte die Gründung eines „Naturheilvereins Kneippscher Richtung".
Kneipp selbst aber saß schon wieder in der Eisenbahn und fuhr in Begleitung Dr. med. Bauers, des Leibarztes Seiner k. u. k. Hoheit Erzherzog Joseph, auf dessen Gut Alcsuth in Ungarn.
Eljenrufe der Bauern begrüßten den „Pan Kneipp", als er den letzten Teil seiner Reise in offener Kutsche zurücklegte. Auf dem Gut wurde er sodann von Erzherzog Joseph und seiner Familie auf das freundlichste empfangen. Zigeunermusik spielte den ganzen Abend. Aber Kneipp ließ sich auch durch Zigeunermusik nicht aus seiner Gewohnheit bringen und ging um neun Uhr zu Bett.
Einen persönlichen Vorteil hatte die Reise. Kneipp fand, daß die weiten Leinen-Sommerhosen der ungarischen Bauern die gesündesten Unterhosen seien und trug sich seitdem unter der Soutane „echt ungarisch". –
Der Vortrag in Wien vor dreitausend Menschen hatte in ihm den Entschluß reifen lassen, seine Heilbewegung nur noch als Volksbewegung weiterzuführen. Was brauchte er Lehrstühle an Universitäten? Die Wasserkur war eine Volkskur. Denen er einst sein Erbe anvertrauen wollte, das mußten Volksmänner sein. Es ergab sich eine Korrespondenz mit dem Mutterhaus der Barmherzigen Brüder St. Wolfgang in Neuburg an der Donau. Sebastian Kneipp erbat sich „einige tüchtige, in der

Krankenpflege bewährte Brüder" und erklärte sich bereit, sein ganzes Werk in Wörishofen nach seinem Tod dem Orden anzuvertrauen.
Doch kam es nicht so weit.
Die Verhandlungen waren kaum in ihr entscheidendes Stadium gelangt, als Dr. Alfred Baumgarten aus Koblenz am 12. August 1892 in Wörishofen eintraf.
Auch Dr. Baumgarten trat zuerst, wie es die Gewohnheit war, in den Kreis stiller Beobachter, um schon bald in nähere Beziehungen zu Sebastian Kneipp zu kommen, dem der freundliche Rheinländer mit dem offenen, hellen Blick und dem blonden Flaumbärtchen sehr wohl gefiel. Auch die liebenswürdige, einfache Frau Anna war ganz nach Kneipps Vorstellung die Gestalt einer richtigen Hausfrau.
Als nun der „Lohengrin", Badearzt Dr. Bergmann, nach Cleve zurückkehrte und Anna Waibel als Gießerin mit sich nahm, als Dr. Werminghausen sich anschickte, bei Dresden ein Wasserheilinstitut zu eröffnen, auch Dr. Tacke, zur Wasserkur bekehrt, wieder nach Genf zurückkehren wollte, entschloß sich Sebastian Kneipp kurzerhand, dem ewigen Wechsel ein Ende zu bereiten. Er stellte mit Zustimmung des Kneippvereins Dr. Alfred Baumgarten mit fixem Gehalt als bleibenden Badearzt an. Baumgarten hatte nur die einzige Verpflichtung zu übernehmen, arme Patienten unentgeltlich zu untersuchen.
Bald ergab sich eine geradezu ideale Zusammenarbeit. –
Am 1. Oktober kamen die Barmherzigen Brüder aus Neuburg an der Donau, Bonifaz Reile und Benno Prestlmayr.
Schon am nächsten Tag saß Bonifaz Reile an der Seite Sebastian Kneipps in den Sprechstunden, um zuzuhören und zu lernen.
Am 20. Oktober folgte als dritter Bruder Max, ein gelernter Apotheker. Er wurde von Sebastian Kneipp alsbald in die Geheimnisse der Heilkräuter eingeweiht.
Bonifaz Reile, der Prior, war eine schmucke Gestalt mit einem glatten Kopf, hinter dessen undurchdringlicher Stirn zwei schwarze Augen voll Leidenschaft flammten. Welch ein Gegensatz zu dem blonden Dr. Baumgarten, ein Gegensatz, der sich schon beim ersten Händedruck fühlbar machte.

Bonifaz Reile, ein geborener Eichstätter, war Krankenpfleger in Neuburg und Straubing gewesen und 1890, achtundzwanzigjährig, zum Prior gewählt worden. Er hatte der Heilkunde schon immer lebhaftes Interesse entgegengebracht und nahm nun die neue Lehre mit geradezu fanatischer Begeisterung auf. In der Öffentlichkeit gab er sich ganz im Gegensatz zu seinem Habit als weltfroher Mann, schloß mit Fidel Kreuzer gute Freundschaft und war sonst im Dorf bald wohlbekannt. Sein persönliches Verhältnis zu Kneipp war äußerst zurückhaltend. Ohne Schmeichelei trat er dem Vielumworbenen von Anfang an gegenüber. Ahnte er, wie er gerade auf diese Weise Kneipps vollstes Vertrauen gewinnen mußte?
Baumgarten und Reile, der Doktor und der Prior, zwei Gegensätze, die sich entfalteten! –
Anfang Oktober war bei dem Bauern Michael Scheller in der Bachstraße ein nächtlicher Brand ausgebrochen. Die Feuerwehr griff ein und löschte in einer Stunde. Die Ursache aber war, wie sich sogleich herausstellte, wiederum eine Brandstiftung. Nun brach in der Nacht vom 16. auf 17. November an drei Stellen im Ort Feuer aus. Zwei Brände konnten mit Mühe gelöscht werden, der dritte jedoch äscherte das Haus Nummer 14 in der Dorfstraße völlig ein. Auch die Kurgäste verloren ihre Habseligkeiten. Eine Panik entstand. Über zweihundert Fremde verließen Wörishofen am nächsten Morgen. Franzosen, Spanier, Italiener und Schweizer reisten ab. Deutsche und Österreicher folgten. Es wurde plötzlich ruhig in Wörishofen. Sebastian Kneipp aber machte mit Aloys Stückle wieder eine Vortragsreise. Diesmal ging es nach Innsbruck. Als er zurückkam, fand er eine Aufforderung des königlichen Kabinetts zu München vor, sich für den 20. Dezember dieses Jahres um eine Audienz bei Prinzregent Luitpold zu bewerben. Nun war eine neue Soutane fällig.
Schon gingen die Gerüchte, daß die Schwester des Regenten, Herzogin von Modena, eine eifrige Kneippianerin sei und ihren Einfluß auf ihren Bruder geltend gemacht habe, dem Vater Kneipp einen Lehrstuhl zu verschaffen.
Aber die Audienz selbst spielte sich dann sehr kurz ab. Der

Regent fragte Kneipp nach seinem Alter und stellte lächelnd fest, daß sie beide im gleichen Jahre geboren seien. Dann fragte er ihn, ob er einen besonderen Wunsch habe. Kneipp, nicht in der besten Hoflaune, antwortete, er habe eigentlich keinen anderen Wunsch als nur den, die Wasserkur als Volkskur zu sehen.

Der Regent bat Kneipp sodann um eine Diagnose seines Gesundheitszustandes. Kneipp blickte den Regenten kurz an: „Königliche Hoheit habe no a Menschenalter z' lebe!"

An der Mittagstafel saßen zwischen Hofleuten, Offizieren und Künstlern die Ärzte Dr. von Beyer, Geheimrat und Rektor der Universität, Professor Dr. Strümpell und Professor Dr. Angerer, Generalarzt à la suite. Beyer und Strümpell schwiegen demonstrativ, sooft sie Kneipps Blicken begegneten. Über solchen Unfug wie die Wasserkur sprach man doch an einer königlichen Hoftafel nicht! . . .

Dr. Angerer tat sehr herablassend und fragte: „Wieviel Gäste haben Sie noch da draußen, Herr Pfarrer?"

„Es werde no vierhundert sei!" antwortete Kneipp.

„Und alle glauben sie an die Wasserkur?"

„Was solle sie denn sonscht bei mir glaube?"

Zum Nachtisch sprach man vom Malzkaffee. Kathreiner hatte ein Plakat herausgebracht, das hatte in der Öffentlichkeit wie eine Bombe eingeschlagen. Es war überschrieben:

Pfarrer Kneipp
als Reformator für Volksernährung!

„Über zweihundert Millionen Mark wandern jährlich für Bohnenkaffee ins Ausland", zitierte ein junger Offizier aus dem Gedächtnis. „Der Malzkaffee ist ein guter und billiger Ersatz. Kneipp setzte sich mit der weltbekannten Kaffee-Importfirma Franz Kathreiners Nachf. in München wegen Herstellung solchen Kaffees ins Benehmen, prämiierte alsdann deren Fabrikat als das beste, indem er diese Firma ermächtigte, seinen Namen und sein Bild als Schutzmarke für das Fabrikat zu benutzen. Um das konsumierende Publikum und den Namen des hochwürdigen Herrn zu schützen, wurde die Bedingung gemacht und erfüllt, die Fabrikation seiner Kontrolle zu unterstellen. Der Kathreinersche Kneipp-Malzkaffee ist somit nur echt, wenn die Pakete Bild und Namenszug des Herrn Pfarrers persönlich tragen ..."

„Hm, hm!" machte Kneipp zustimmend.

Nun hätten die hohen Herren doch gerne noch mehr gewußt. Aber Kneipp brummte nur. Über so etwas sprach man doch an einer königlichen Hoftafel auch nicht. Aber dann fand er ein paar Worte und empfahl den vornehmen Herrschaften für den nächsten Nachtisch seinen — Malzkaffee! ...

1893. — Der Verlag Kösel druckte in Kempten die zweiundvierzigste Auflage der „Wasserkur". Nach den Übersetzungen ins Französische, Polnische und Böhmische waren die Bücher Kneipps nunmehr auch ins Englische, Spanische, Italienische und Ungarische übersetzt worden. Folgende Großbuchhandlungen des Auslands befaßten sich mit der Auslieferung Kneippscher Werke: Lethielleux in Paris, Grevell & Co. in London, Carlo Clausen in Turin und Palermo. Juan Gili in Barcelona, Société Belge in Brüssel, August Deubner in Petersburg, Guranowski in Warschau, H. de Voogt ins Gravenhage, Gerö & Kostyal in Budapest, B. Veith in Lausanne, Schmid & Francke in Lugano, F. H. Schimpff in Triest, F. A. Urbánek in Prag, Seyfarth & Czajkowski in Lemberg, F. Pustet in Neuyork, Benziger Brothers in Cincinnati, B. Herder in St. Louis, Mühlbauer & Behrle in Chikago.

Es hagelte derweilen unter Führung der „Augsburger Abendzeitung" vom 3. Januar 1893 von neuen gehässigen Anwürfen und falschen Berichten. Diesmal galt es dem Besuch Sebastian Kneipps beim Prinzregenten von Bayern. Das königliche Kabinett drückte deshalb in Wörishofen sein höchstes Bedauern aus. Aber Sebastian Kneipp brauchte längst kein Bedauern mehr. Er machte sich nichts mehr aus Gekläff und Geschrei. Dieser Menschheit gegenüber mußte man seinen Humor behalten. Kam da neulich ein Monsignore in vollem Ornat, Anto Audo, Bischof von Mossul. Vater Kneipp hatte ihn ganz persönlich behandelt. Alsbald aber traf aus dem Bezirksamt Mindelheim die Nachricht ein, daß dieser Anto Audo im österreichischen Fahndungsblatt als ein gemeiner Hochstapler gesucht wurde. Nun wollten sich die Gegner Kneipps vor Schadenfreude schütteln. Er aber sagte:

„Es mueß do was an der Wasserkur sei, wenn sogar d' Hochstapler scho zu mir komme!" –

Am heiligen Dreikönigstag weihte man das Kinderasyl ein. Schwester Sebastiana hatte, um dem Sebastian eine Freude zu bereiten, den Kindern ein Spiel einstudiert:

„Die Erbauung des Asyls".

Wie sie werkten, die kleinen Buben und Mädchen, als Maurer und Zimmerleute, Schreiner und Schlosser! Zum Schluß kam ein Jubelgesang auf den Vater Kneipp.

„Ischt scho gar?" fragte dieser wie gewöhnlich, aber das Wasser stand ihm in den Augen.

Dann, am 20. Januar, feierte man Kneipps Namenstag. Nun hatte er auch noch eine Glocke für den kleinen Turm des Asyls gestiftet; die läutete zum erstenmal. Hundertfünfzig bresthafte und lahme Kinder erwarteten die Ankunft ihres Vaters. Denn sie wurden heut alle beschenkt, das wußten sie. Eine internationale Gesellschaft auch diese kleinen Krüppel: deutsche und österreichische, französische und schweizerische, sogar zwei Kinder aus Amerika. –

„Wir wolle reise!" sagt Kneipp zu Aloys Stückle.

„Ja!" nickt der und holt sein Reisetagebuch hervor.

Elberfeld–Barmen 16. und 17. Januar, Mannheim–Heidelberg–Würzburg 16., 18., 19. Februar, Bozen–Brixen–Meran 27., 28. Februar, 5. März, Konstanz–Karlsruhe–Stuttgart 13., 15., 17. März ...

Die alte Klosterchaise wird fertiggemacht. Schwester Sebastiana und Schwester Benedikta kümmern sich um Kneipps Koffer. Schon ist es Zeit. Jetzt hängt er den Regenmantel mit der Pelerine um, den er sich nach Stückles Vorbild neulich gekauft hat. Die Waisenkinder wünschen gute Reise. Der Spitz heult jämmerlich. Fräulein Ruda gibt noch einen vollen Korb aus ihrer Privatküche mit. Fort geht die Fahrt nach Türkheim. Dort trifft Kneipp mit Stückle zusammen.

Mit der Eisenbahn fährt man über Buchloe nach München, bleibt im Georgianum beim Dr. Andreas Schmid zum Abendbrot. Aber dann geht es gleich mit dem Nachtzug dem Ziele zu. So ist die Regel.
„I komm ja bloß als Passaschiergut vom Herrn Stückle daher!" sagt Kneipp und lacht verschmitzt. Der arme Stückle! Aber die derbe Rüstigkeit des zweiundsiebzigjährigen Kneipp macht überall Aufsehen.
„Nie fühl i mi wohler, als wenn i in der Eisebahn sitze tu!"
Er wird der Europareisende seines Jahrhunderts. Die Nachtschaffner kennen ihn schon, wissen auch, daß der Herr Pfarrer nachts im fahrenden Zug seinen besten Schlaf hat und verschaffen ihm und seinem Begleiter gern ein Coupé allein. Es ist kein Vergnügen, als Kneipps Begleiter zu reisen. Dauernd ist er ungeduldig, immer will er gleich am Ziele sein. Die größten Sehenswürdigkeiten irgendeiner Stadt lassen ihn völlig gleichgültig. Musikempfänge, Ansprachen und Rundfahrten muß Stückle von vornherein ablehnen.
„Wo send d' Kranke?" Das ist bei der Ankunft die erste Frage. Und schon fängt die Sprechstunde an. Hundert, zweihundert Menschen sind immer da, Vater Kneipp zu erwarten.
„Wo mueß i etz spreche?" Das ist immer die zweite Frage.
Der Saal ist überfüllt. Kneipp spricht nach seiner Gewohnheit unverblümt und geradewegs aus dem Stegreif. Ein Thema hat er immer, aber er schweift ins Tausendste ab. Zum Schluß ist ihm der Beifall gewöhnlich zu lang. Er geht.
„Es wird scho Nacht!" brummt er zu Stückle. Also fort, zum Bahnhof! Der nächste Zug! Wehe, wenn Stückle einmal den Anschluß verpaßt! – Im Zug werden dann der Malzkaffee und die Brennsuppe auf einem Spirituskocher bereitet. Manchmal verlangt Kneipp auch „den Freßkorb von der Ruda". Die Schaffner liebt er und schenkt ihnen Äpfel und Birnen. Auch die Lokomotivführer sind seine besten Freunde. Hat er wirklich einmal Zeit, so steht er im heißen Dampf der Lokomotive und verteilt Zigarren: „Sorgt nur, daß i a guets Coupéle bekomm und daß ihr flott fahret! Und kommet ihr nach Wörishofe, merkt euch, d' Eisebahner zahle bei mir koin Pfennig!" –

In Wörishofen hat man die Bachstraße in „Kneippstraße“ umgetauft. Südlich des Dominikanerinnenklosters ist als Sehenswürdigkeit der „Glaspalast“ der Familie Haggenmiller entstanden, ein Mittelpunkt der feinen Welt.

Und täglich neue Spekulationen, neue Verträge! An einem einzigen Tag dieses Jahres wurden beim Bezirksamt Mindelheim sechs neu angekaufte Bauplätze für Wörishofen notariell verbrieft. Was vielleicht noch schlimmer ist: In jedem zweiten Haus will sich jetzt ein Wasserheilkünstler etablieren! Wer kennt all die neuen Existenzen, die sich jetzt breitmachen wollen! . . . „Haltet ein!“ Noch einmal ist es der Ruf eines kleinen Landpfarrers, der bangend um sein Dorf und um seine Gemeinde erschallt.

Der Kneippverein veranlaßt folgende Erklärung: „Seine Hochwürden Herr Pfarrer Kneipp findet die bis jetzt in Wörishofen bestehenden Badeanstalten für vollkommen ausreichend und entsprechend und können nur die Anstalten an der Wandelbahn, geleitet von Fräulein Rosa Mayer und Herrn Johann Kustermann, ferner die beiden Anstalten Kurhaus und Kinderasyl sowie die beiden auf Hochwürden Herrn Pfarrers Wunsch und nach dessen Gutheißen erbauten Privatanstalten von Ludwig Geromiller und Fidel Kreuzer als die einzigen unter erprobter Leitung und der Aufsicht des Herrn Pfarrers selbst stehenden empfohlen werden.

Allen anderen am hiesigen Platze weiland bestehenden oder noch entstehenden Badeanstalten muß mangels kundiger Leitung und Aufsicht sowie auch gegen den ausdrücklichen Willen des Herrn Pfarrers Kneipp entstanden, die Ausführung Kneippscher Anwendungen untersagt werden, und ist die Überwachung und Ausführung obigen Beschlusses dem Kneippvereins-Ausschuß übertragen.“ –

Eines Morgens fiel Sebastian Kneipp, als er sein gewohntes Halbbad nehmen wollte, über die Wanne und schlug hart auf. „Es schticht a bißle!“ sagte er tags darauf zu Dr. Baumgarten. Dr. Baumgarten stellte einen doppelten Rippenbruch fest und schickte den Patienten ins Bett. Kneipp als Patient – es war eine Komödie der Unruhe.

„I kann net ruhig liege, Herr Dokter!" Am dritten Tage wollte er schon wieder herumlaufen. „I mueß doch reise, Herr Dokter!" Dr. Baumgarten gelang es mit Mühe, ihn noch einen Tag im Bett zu halten.

„In der Eisebahn ischt mir glei besser!" brummte Kneipp. Doch mußte er auf der Reise eine Bandage tragen. Baumgarten befahl es. Die Fahrt ging nach Prag, Reichenberg, Gablonz, Breslau und Berlin.

In Berlin feierte Sebastian Kneipp, „der schwäbische Landpfarrer", am 12. und 13. April in zwei Massenversammlungen vor je fünftausend Menschen seine bisher größten rednerischen Erfolge. Ungezählte Ehrungen, Einladungen, ja Blumen und Kränze wurden ihm überreicht, und die Zeitungen überschrieben ihre begeisterten Berichte mit dem Titel:

Ein Mann des Volkes!

„Send nette Leut, die Berliner, und gar koine Großmäuler! I war 's Großmaul in Berlin!" sagte er später mit Schmunzeln. – Nun feiert die Gemeinde von Wörishofen mit allen Kurgästen den zweiundsiebzigsten Geburtstag dieses Mannes. Auch an fürstlichen Gratulanten fehlt es nicht. Don Carlos, Infant von Spanien, ist anwesend mit drei Infantinnen. Maria Anna, Erbgroßherzogin von Luxemburg, Alfred Prinz Croy sind von der Wasserkur und von Kneipp begeistert. Herzog Paul von Mecklenburg mit Frau und Kind, Erzherzog Joseph mit Familie versichern Kneipp ihrer ganz besonderen Huld. Herzogin von Parma, Fürstin Dietrichstein, Fürstin Lichtenstein, Prinzessin Windischgrätz, Prinzessin Ysenburg umdrängen das Geburtstagskind. Geistliche Fürsten folgen dem Kreis der adeligen Damen: Dr. Ferdinand Czelka, Bischof von Budapest, Kardinal Schönborn, Fürsterzbischof von Prag, Kardinal Gibbons, Erzbischof von Baltimore. Unter den jungen Priestern finden sich Paul Maria Baumgarten, von Sebastian Kneipp besonders bevorzugt, der Bruder des Badearztes Dr. Alfred Baumgarten.

Man zieht gemeinsam zum Kinderasyl. Die Herzogin von Arenberg hat für das Asyl eine Lourdesgrotte gestiftet, eine Marienstatue unter einem Sternenbaldachin. Vater Kneipp wird sie

heute weihen. Die Kinder singen altchristliche Lieder. Die Gratulanten klatschen Beifall, das Volk im Umkreis drängt näher. Mancher, der nichts hat als seine wiederhergestellte Gesundheit, will dem Vater Kneipp heut wenigstens die Hand geben. So wird es Abend.
Aber schon am nächsten Tag geht es wieder auf die Reise. Das Kinderasyl wird eine Summe von fast dreihunderttausend Mark verschlingen. So viel hat der Schriftsteller Kneipp nicht mehr in seiner Tasche. Aber der Redner Kneipp wird den Rest herbeischaffen. Nürnberg – Fürth – Schweinfurt – Würzburg, das ist ganz Franken! – Und zurück geht es wieder in einen unruhigeren Alltag. Denn in Wörishofen stauen sich schon die Massen. Zweitausend Fremdenbetten hat jetzt das Dorf allein, zweitausend die nächste Umgebung. Und alle sind ständig besetzt.
Ein Festabend folgt dem andern. Der 9. August führt die internationale Gesellschaft zu einer Soirée im neuen Salon bei Kreuzer zusammen. Die Theatergesellschaft Erdmann gastiert andererseits im Glaspalast Haggenmiller. Da gehen die Glocken der beiden Kirchen, und das Kuhhorn brüllt: „Feuer!"
Das Haus der Redaktion der neubegründeten „Wörishofener Kneippblätter" brennt lichterloh. Die Feuerspritzen arbeiten vergeblich. Bewohner und Kurgäste retten kaum das nackte Leben. Petroleum an den Grundmauern wird festgestellt! Das ist die dritte Brandstiftung in diesem Jahr! . . .
Eine neue Vortragsreise folgt schon wieder: Wien – Ratibor – Breslau – Neisse – Liegnitz – Görlitz – Komotau! Eine Reise nach Rosenheim zu Dr. Bernhuber ist geplant.
Doch am 23. August, dem Primiztag Sebastian Kneipps, schlägt Aloys Stückle einen Ausflug nach dem Geburtsort des Jubilars vor. Beifall! Und Kneipp ist selbst mit dabei! Auf der Bahn gelangt man bis Sontheim, von dort nach Stephansried. Welch ein Wiedersehen, auch mit den Gräbern der Eltern, der Schwestern Theresia, Viktoria! – Auf dem Rückweg, der nach Ottobeuren führt, machen die jungen Teilnehmer im Takt einer Musikkapelle ihren Marsch barfuß durch die Günz bis in den Ort. Eine ganze Gegend schüttelt wieder die Köpfe.

Und weiter rollt dieses unruhige Jahr. Immer neue Fassaden durchbrechen das Gewinkel der Bauernhäuser von Wörishofen. Im Westen gegen die Höhe hin wächst eine Stadt aus dem Leib des Dorfes. Der Kneippverein hat nach so viel Brandstiftungen endlich beim Bezirksamt Mindelheim einen Gendarmerieposten durchgesetzt. Die Kurkontrolle wird verschärft, der Preis der Kurkarte auf drei Mark erhöht.
Indessen hat auch Bürgermeister Huber den Bau der Wasserleitung vom Ulrichsbrunnen nach Wörishofen durchgeführt. Das Kloster, das Kurhaus, die Häuser Geromiller und Kreuzer, Hotel Urban, jetzt Hotel Gary genannt, haben schon laufendes Wasser.
Das Kurhaus ist unter der energischen Führung des vielgewandten Bonifaz Reile zum Mittelpunkt des gesamten Kurbetriebes geworden. Täglich hält Sebastian Kneipp dort zweimal Sprechstunde ab. Die Zahl der Brüder, die ihn umgeben, hat sich vervierfacht. Endlich sind die Dominikanerinnen völlig entlastet und können wieder in ihre strenge Observanz zurückkehren. Der letzte Einwand des bischöflichen Ordinariats ist beseitigt.
Nun faßt Prior Reile den überraschenden Entschluß, dieses Kurhaus zu verdoppeln und mit Unterstützung seines Ordens ein zweites, das „neue Kurhaus", anzugliedern. Ein großer Speisesaal soll beide Häuser verbinden. Heilmann & Littmann in München werden mit der Erstellung eines Planes beauftragt. Der Kostenvoranschlag übersteigt den des alten Kurhauses um das Dreifache. Einen Fehlbetrag von sechzigtausend Mark verspricht Vater Kneipp persönlich zu decken. Noch vor Winteranfang geht man ans Werk. –
Der Kneippverein wetteifert seinerseits mit den Barmherzigen Brüdern. Am 18. September 1893 tagt unter dem Vorsitz Aloys Stückles die dritte Generalversammlung. Delegierte aus Augsburg, Barmen, Berlin, Karlsruhe, Mannheim, München, Genf und Straßburg füllen die Räume des Hotels „Stadt München". Der Jahresbericht ergibt, daß die Mitgliederzahl von vierzehnhundert auf zweitausendzweihundert gestiegen ist, darunter vierhundertzweiunddreißig Österreicher, sechzig Franzosen, sie-

benundachtzig Schweizer und zweihundertsiebenunddreißig sonstige Ausländer. In diesem Jahr hat die Zahl der in den Fremdenlisten eingeschriebenen Kurgäste dreiunddreißigtausendeinhundertdreißig erreicht. Die Zahl der sonstigen Zuläufer und Passanten aber ist um das Dreifache höher.

„Sebastian Kneipp ist der geplagteste Mann ganz Europas! ...", so schreibt die Presse.

Auf Vorschlag Dr. Baumgartens beschließt die Versammlung, sich als „Weltkneippverein" zu konstituieren. Auch die Kneippärzte würden sich im kommenden Frühjahr zu einem Weltverein zusammenschließen. –

Und nun zum Abschluß dieses Jahres erreicht den Vater Kneipp ein Schreiben Seiner k. u. k. Hoheit des Erzherzogs Joseph von Österreich mit folgendem Wortlaut:

Alcsuth, den 23. Oktober 1893.

Euer Hochwürden! Das Gefühl der Dankbarkeit, welches so viele meiner Landsleute mit mir teilen für die Werke der Barmherzigkeit, welche Sie so liebevoll an uns ausübten, veranlaßte mich, den Heiligen Vater in einem Schreiben zu bitten, Ihnen ein sichtbares Zeichen seiner Gnade zu senden. Unser Bischof Philipp Reiner unterstützte dieses mein Gesuch, und heute erhielt ich die höchstgnädige Antwort Seiner Heiligkeit mit dem Auftrage, Ihnen das anliegende Dekret zuzustellen.

Indem ich Ihnen meine besten Glückwünsche sende, bitte ich den allgütigen Gott, er möge Sie uns und der ganzen leidenden Menschheit noch lange gesund und voller Kraft erhalten. Zugleich melde ich, daß ich nach der Hochzeit meines Sohnes um den 18. November in Wörishofen eintreffen werde, um einige Wochen dort unter Ihrer Aufsicht die letzten Reste meines alten Übels auszuwaschen.

Mit besten Grüßen bleibe ich Euer Hochwürden
dankbarst ergebener

Erzherzog Joseph

1894. – Der Stand der „Wasserkur" hat in Kempten die fünfzigste Auflage, „So sollt ihr leben!" die zwanzigste Auflage erreicht. Sebastian Kneipp hat auf Wunsch des Verlegers die Zahl seiner Schriften durch einen „Pflanzenatlas" ergänzt, „enthaltend die Beschreibung und naturgetreue, bildliche Darstellung sämtlicher vom Volke gebrauchter Heilpflanzen".
Auch der „Pflanzenatlas" findet schnellen Absatz, und schon ist nach dem Beispiel der „Wasserkur" eine französische, holländische, spanische, ungarische, böhmische und polnische Ausgabe in Vorbereitung. –
Sebastian Kneipp war also in seinem dreiundsiebzigsten Lebensjahr von Papst Leo XIII. zum Monsignore, zum päpstlichen Geheimkämmerer, ernannt worden. Als ihm Frau Sebastiana den neuen festlichen Ornat, das rote Birett, die rote Mozetta, den roten Gürtel im Kloster vor Augen führte, murmelte er leise, faßte dann schwerfällig in den feinen Wollstoff des Talars: „Möcht wisse, was mei alte Haut no damit mache soll!"
Dieses immer gleichmäßige, alltägliche Leben von der Vieruhrfrühmette bis zum Angelus, dieses Leben, dessen Stundenrhythmus selbst auf den Vortragsreisen nach Möglichkeit eingehalten wurde, hatte dem Manne Kneipp eine feine Prägung von Einfachheit, Bewahrtheit und humorvoller Gelassenheit gegeben, die dem weißhaarigen, derben Kopf oft einen köstlichen Schein verlieh, wenn der lebhafte Geist einmal nicht zum Widerspruch gereizt oder von der Fülle der Kranken ermüdet war.
Der schöne Alltag Sebastian Kneipps! Um zur Frühmette rechtzeitig zu erwachen, brauchte man auch im Alter keinen Wecker mehr. Der kleine, weiße Spitz besorgte das besser, kratzte und maunzte so lange am Bett seines Herrn, bis dieser, noch im Erwachen, die schwere Hand auf ihn herunterließ und ihn am Ohr faßte.
„Also, mit Gott, 's ischt wieder amal Zeit!" murmelte er dann und lauschte noch eine Minute, bis der erste Hahn krähte. Und der Tag begann wie seit zwanzig, dreißig und vierzig Jahren.
Nur eine einzige Veränderung hatte dieser „Tag Vater Kneipps"

noch kürzlich erfahren. Seitdem das Kinderasyl geöffnet war, sah man ihn allabendlich auf die Höhe wandern „zum Gutnachtsage".
Fräulein Ruda begleitete ihn auf diesem Spaziergang, und das war ihm recht. Oben vor dem Asyl hatten die gefälligen Mallersdorfer Schwestern Stühle bereitgestellt. Dort fand sich ein kleiner Zirkel guter Freunde und vertrauter Gäste zusammen. Man führte nach dem Gutnacht an die Kinder noch ein heiteres Gespräch, Vater Kneipp führte es, bis der Angelus läutete. Nach dem Gebet sagte er „'s ischt Zeit!" und ließ sich von Fräulein Ruda an den Pfarrhof begleiten. –
Aber schon begann das unruhige Jahr. Dr. Baumgarten hatte seinen Plan verwirklicht, an Lichtmeß alle Kneippärzte von Ruf in Wörishofen zur Gründung eines „Internationalen Vereins" zusammenzurufen. So fand unter dem Vorsitz Kneipps am 2. Februar dieses Jahres die erste „Generalversammlung der Kneippärzte" statt. Auch der Prior Bonifaz Reile war auf Kneipps Wunsch eingeladen worden, hatte aber mitgeteilt, leider verhindert zu sein.
Es waren anwesend: Dr. Jagniat Kowsky aus Polen, Dr. von Frankenhuyser aus Holland, Dr. Winternitz aus Böhmen, Dr. Egli aus der Schweiz, ferner aus Deutschland und Österreich Dr. Kaase, Dr. Hein, Dr. Menke, Dr. Hufschmiedt, Dr. Löser, Dr. Kühlmann, Dr. Soer, Dr. Moser, Dr. Westreicher, Dr. Adolph, Dr. Wirz, Dr. Mahr, Dr. Stützle, Dr. Schäfer, Dr. Schulz, Dr. Wolf, Dr. List, Dr. Baumgarten und die alten Vorkämpfer Dr. Bernhuber und Dr. Kleinschrod.
Dr. Tacke in Genf hatte sich durch ein Schreiben entschuldigt. In seinem großen Institut war das ganze Jahr Hochbetrieb. Als ebenso unabkömmlich entschuldigte sich Dr. Bergmann aus Cleve. Seine Heilanstalt war von Holländern und Engländern so überlaufen, daß ihr der Name „Nordisches Wörishofen" zuteil geworden war.
Die Generalversammlung der Kneippärzte verlief in angeregten Diskussionen. Vater Kneipp hielt selbst eine Rede und forderte die Ärzte auf, sich „mit Herz und Verstand" den Heilkräften der Natur zuzuwenden. Man beschloß die Herausgabe

eines „Zentralblattes der Kneippärzte“ mit dem Endzweck, „die Wasserkur auch wissenschaftlich zu begründen.“ –
Es kamen jedoch für Sebastian Kneipp wiederum Tage des Zweifels. Er hatte den Barmherzigen Brüdern vertragsgemäß seine Nachfolge gesichert, das Kurhaus vermacht, Prior Reile als seinen Vertreter bezeichnet, hatte der „Laienbewegung“, wie Reile seine eigene Gefolgschaft nannte, seine persönliche Sympathie zum Ausdruck gebracht. Damals war Dr. Baumgarten gekommen, der Arzt, und auch dieser Arzt war ihm lieb und wert geworden. Nun hatte es dieser Baumgarten sogar zuwege gebracht, im Kurhotel „Urban-Gary“ eine Versammlung von siebenundzwanzig Ärzten aus aller Welt zusammenzurufen, die offenbar die Wasserkur gleichfalls zu ihrem Prinzip zu machen gewillt waren. Wenn die Welt in ihrem wissenschaftlichen Eifer fortschritt, und das tat sie ohne Frage, wer gab dann der Wasserkur wirklich Zukunft und Bestand, wenn nicht allein diese Ärzte, die ihm, Sebastian Kneipp, noch vor Tagen als ihrem Altmeister die Hände herzlich geschüttelt hatten?! . . . Und die von Ärzten geleiteten Wasserkuranstalten, die schon in aller Welt in Betrieb waren! In Affoltern bei Zürich, in Auerhof am Wörthsee, in Baden-Baden, in Barmen, Bergzabern, Berlin, Biberach, Bonn, Brixen, in Cleve, Koblenz, Koburg, Köln, in Frankfurt, Immenstadt, Jordanbad, Jouy aux Arches, in Linz, Meran, München, Münster, Niederwalluff, in Ottenstein, Palling, Paris, Passau, Prag, in Rosenheim, Stein in Krain, Traunstein, Überlingen, Veitshöchheim, Walchwyl, Westheim und Wohlbeck kurierte man nach dem Vorbild von Wörishofen! Sogar drüben in Amerika! . . . Die Oberin des Klosters von Milwaukee, die letztes Jahr in Wörishofen anwesend war, hatte hunderttausend Dollar aufgebracht, das Kneippsche Heilverfahren in USA einzuführen, und hatte sich nach Wörishofen um einen „Kneipparzt“ gewandt. –
Dort prangte das neue Kurhaus, Grewings strahlender Bau, dreistöckig und schmuckvoll, durch einen Festsaal mit dem ärmlichen alten Kurhaus verbunden. Dort im neuen Haus residierte der Prior Bonifaz Reile. Dort war auch die Apotheke, die Bruder Max aus dem Kloster verlegt hatte, weil die Brüder der

Meinung waren, auch den Arzneikräuterhandel schwungvoller betreiben zu müssen und deshalb mit dem Mutterhaus in Neuburg und mit der Engelapotheke zu Würzburg besondere Vereinbarungen getroffen hatten. Dort im neuen Kurhaus war auch das Kneippbüro untergebracht, das den ganzen Kurbetrieb fortan regelte. Und dort war das große Sprechzimmer, in welchem er, der Vater Kneipp, neuerdings seine Beratungen abhielt und wo ihn Bonifaz Reile vertrat, wenn er auf Reisen war. Reile hatte sich in seinem neuen Aufgabenkreis überraschend schnell und sicher zurechtgefunden. Er war ein Heilkünstler von großer, natürlicher Begabung. Aber wenn Reile die Sprechstunde leitete, überließ Dr. Baumgarten die Assistenz meist seinen Kollegen Dr. Wirz-Adenau und Dr. Mahr-Ulm.
Reile und Baumgarten, zwei Pole, die auseinanderstrebten!...
Vielleicht war dieser „Weltverein" Baumgartens ein Zuviel an Entwicklung, ein äußerlicher Leerlauf?
Vielleicht aber war die „Laienbewegung" des Priors ein Zuwenig an Entwicklung, ein Stillstand? –
Ein außergewöhnliches Ereignis entriß den armen Vater Kneipp einstweilen weiteren solchen Zweifeln. Da hatte ihm dieser Jungpriester Paul Maria Baumgarten, der sich zur Zeit in Rom aufhielt, ja etwas Schönes eingebrockt. Er, Kneipp, sollte zur Erholung nach Rom reisen und zugleich der Priesterweihe dieses Baumgarten beiwohnen. Und für eine Romreise mußte er als Priester die Zustimmung seines Bischofs in Augsburg erwirken ... Aber Stückle drängte. Und so fuhr Sebastian Kneipp in seiner neuen Prälatentracht am 5. Februar nach Augsburg, um dem Bischof Pankratius zum erstenmal ganz allein unter die Augen zu treten. Mit spitzen Lippen beglückwünschte der Bischof seinen Unterhirten zu seiner neuen Würde und gewährte ihm den Urlaub. Über Wörishofen wurde kein Wort gesprochen.
Als Sebastian Kneipp und Aloys Stückle am 17. jenes Monats mit einem Reiseproviant von einem Laib Schwarzbrot, acht Topfenkäsen und fünf Äpfeln in Rom ankamen, merkten sie schon am Bahnhof aus den Reden Paul Maria Baumgartens, daß dem Vater Kneipp noch ein ganz anderes Erlebnis als nur

eine einfache Priesterweihe bevorstand. Er sollte dem Papst in einer persönlichen Audienz vorgestellt werden.
„Ecco Kneipp! Ecco Kneipp!" schrien die Menschen auf den Straßen, durch die der Wagen fuhr. Und Kneipp lächelte sein breites Lächeln. In der Kirche St. Johann im Lateran erlebten sie dann die Priesterweihe Paul Maria Baumgartens, und Kneipp sah zum erstenmal in seinem Leben hohe kirchliche Würdenträger in ihrem Ornat. Tags darauf sah er dann in der Basilika den Papst mit Baumgartens Fernglas leiblich vor sich.
„Wie gefällt Ihnen der Heilige Vater?" fragte der Jungpriester Baumgarten.
„Dös Herrle ischt no guet beinand!" antwortete Sebastian Kneipp.
Er wohnte bei den Kreuzschwestern in der Via San Basilio. Bald war die Gasse von Kranken überfüllt, und er mußte Sprechstunden abhalten. Mit jedem Tage kamen mehr Menschen. Ganz Rom schien sich in einer Gasse zu versammeln. Journalisten fanden sich ein und berichteten ihren Zeitungen von dem Wunderdoktor Kneipp. Und auch in Rom flossen die Gießkannen.
Am 20. Februar erreichte Kneipp dann der Befehl, sich am nächsten Tag zur Audienz bei Leo XIII. einzufinden. Nun kam er in eine solche Unruhe, daß die Sprechstunden wieder ausfallen mußten und Baumgarten ihn zu einer Spazierfahrt nach dem Kolosseum bewegen konnte. Am nächsten Tag holte Baumgarten dann seinen Kneipp schon um acht Uhr ab, um ihm die nötigen Verhaltungsmaßregeln zu geben. Um einhalbzehn Uhr betrat man den Vatikan. In der „Anticamera dei Gendarmi" blieb Aloys Stückle zurück, und Kneipp, von Baumgarten geführt, wanderte in seinem roten Talar weiter von Zimmer zu Zimmer. Er redete jetzt kein Wort mehr und rückte nur sein Birett des öfteren zurecht.
In der „Anticamera secreta" verweilte man noch einen Augenblick; dann ertönte die Glocke, . . . und Sebastian Kneipp stand vor Leo XIII. Der Papst! Das hagere, feine Gesicht, die leicht vorgeschobene Unterlippe Leos verzog sich zu einem Lächeln. So schien es Kneipp, und er verlor seine Schüchternheit.

„Bravo, Kneipp!“ sagte der vierundachtzigjährige Leo, während der dreiundsiebzigjährige Kneipp seine drei vorgeschriebenen Kniebeugen machte. Dann ließ der Papst den Prälaten durch Baumgarten einladen, sich neben ihn zu setzen. Kneipp tat es zögernd. Nun fragte der Papst ihn zuerst nach seiner Pfarrei. Einsilbig antwortete Kneipp. Dann jedoch fragte der Papst, ob er nach Kneipps Meinung auch eine Wasserkur nötig habe.
„Noi, noi!“ rief Kneipp und wandte sich erregt zu Baumgarten. „Sage Sie dem Herrle, er braucht etz no koine Anwendung!“
Aber der Papst wollte über seinen Gesundheitszustand einen eingehenden Bescheid haben. Und nun faßte sich Kneipp. Er richtete sich vor dem Papst auf, setzte sogar die Brille, die er seit einiger Zeit manchmal im Gebrauch hatte, auf die breite Nase und schaute Leo lange und entschlossen an.
„'s Herrle könnt guet no zehn Jährle lebe!“
Baumgarten übersetzte. Leo lächelte und befahl eine weitere Audienz nach drei Tagen. Der Papst war bekanntlich sehr um seine Gesundheit besorgt, und die Kneippschen Anwendungen interessierten ihn schon lange. Vor allem von vorbeugenden Maßnahmen der Wasserkur wollte er einiges wissen. Und so kam er mit Kneipp in der zweiten Audienz überein, sich am kommenden Montag, den 26. Februar, morgens um sechseinhalb Uhr eine kalte Anwendung geben zu lassen.
Kneipp hüpfte in der Anticamera vor Freude von einem Bein auf das andere: „Schauen S', Stückle, zerscht war Er der Papscht, und etz bin i es!“ rief er laut.
Hören wir, was Paul Maria Baumgarten weiter berichtet:
„... am Montag, den 26. Februar, hieß es zeitig bei der Hand sein, um nach der heiligen Messe schnell zu frühstücken und von der Akademie zu Kneipp hinzufahren, ihn abzuholen, um pünktlich sechseinhalb Uhr in das Schlafzimmer des Heiligen Vaters zu treten. Es klappte alles. Der am Abend vorher bestellte Wagen war zeitig zur Stelle. Kneipp erwartete mich schon in begeisterter Aufregung, stieg zu mir in den Wagen, und fort ging es zum Vatikan. Die Schweizer Garde und die Gendarmen wunderten sich über diesen frühen Besuch, da keinerlei Empfang bei ihnen angesagt worden war. In der ‚Anticamera

bassa' waren noch die Diener vom Nachtdienst da. Sie nahmen unsere Überkleider in Empfang, und ihr Dekan geleitete uns durch die stillen Säle, die nur von schwachen Nachtlichtern dürftig beleuchtet waren.

Als wir zum Papst hineintraten, begrüßte er uns und meinte lächelnd, daß er nun die Bekanntschaft der berühmten Wörishofer Wasserkur machen werde, und fragte, was dazu notwendig sei. Kneipp erwiderte, er brauche nur kaltes Wasser, Essig und ein rauhes Handtuch. Der Papst griff nach der alten Biedermeierperlenquaste, die an einer Klingelschnur hing – elektrisches Läutwerk wollte er nicht haben –, und rief seinen Kammerdiener Pio Centra herbei.

‚Pio', sagte er zu ihm, ‚bringe einmal, was die Herren dir auftragen werden!'

Ich bestellte also die eben genannten Gegenstände. Pio fragte, für wen das kalte Wasser sei. Ich antwortete ihm, daß Kneipp es für eine kalte Waschung seiner Heiligkeit benötige.

‚Für den Papst? Dann bringe ich es nicht! Das geht nicht!'

‚Aber, Pio, sei doch vernünftig!'

‚Nein, nein, das geht nicht!'

Der Papst hatte inzwischen gemerkt, daß das leise Zwiegespräch nicht ganz friedlich war. Er fragte mich, was es gebe. Als ich ihm andeutete, daß Pio Bedenken hege, sagte Leo in nachdrücklicher Weise: ‚Mach, daß du fortkommst, und bring die Sachen!'

Innerlich widerstrebend mußte der Kammerdiener nun herbeischaffen, was gebraucht wurde. Mißmutig stellte er die Dinge vor uns hin und verschwand wieder.

Kneipp prüfte nun die Kälte des Wassers, mischte sachverständig Essig und Wasser. Dann entkleideten wir den Oberkörper des Papstes. Kneipp machte die Waschung, bei der ich ihn unterstützte. Als er über die Arme des Papstes strich und die kaum vorhandenen Muskeln sah, sagte er zu mir:

‚Da schaun S' bloß, da könnt sich koi Vögele sattpicke!'

Es ist sehr bemerkenswert, daß die Anwendung dem Papst durchaus nicht unangenehm vorkam, er vielmehr über den Vorgang scherzte und eigentlich recht zufrieden war. Nach Be-

endigung der Oberwaschung kam die Unterwaschung. Dann wurde Leo sorgfältig eingehüllt, die beiden Pelzdecken untergestopft, und damit war die bemerkenswerte Anwendung abgeschlossen.
Da stellte sich Kneipp an das Fußende des Bettes und sagte mit ziemlichem Nachdruck:
‚Etz werde Eure Heiligkeit no zwoi Stunde schlafe!'
Es kam dem Papst komisch vor, daß er morgens um sieben Uhr noch zwei Stunden schlafen sollte; er lachte und sagte:
‚Das kann ich nicht! Für gewöhnlich schlafe ich nur drei bis vier Stunden in der Nacht, und jetzt soll ich in den Tag hineinschlafen?'
Kneipp aber wiederholte seinen Befehl noch nachdrücklicher.
‚Aber ich kann jetzt gar nicht schlafen!' antwortete Leo.
Kneipp ließ ihm keine Zeit, noch mehr zu sprechen, sondern sagte eindringlich: ‚Etz werde Euere Heiligkeit zwoi Stunde schlafe!' Sprach's, drehte sich um und ging, die Türe kräftig schließend, hinaus. Da mittlerweile Pio auf der Bildfläche erschien, sagte der Papst ziemlich betroffen zu diesem:
‚Dann mach einmal die Fensterläden zu! . . .'
Die letzte Audienz Kneipps am 4. März gestaltete sich sehr feierlich. Der Papst überreichte ihm eine goldene Medaille als Andenken an die erlebnisreichen Audienzen und drückte ihm für die bekömmlichen Anwendungen seine vollste Zufriedenheit und seinen Dank aus. Nach einer längeren Unterredung über weitere Gesundheitsfragen gab Leo dann seinem Monsignore das Abschiedswort: ‚Sagen Sie Ihren Pfarrkindern, daß der Papst Ihnen dankbar gewesen ist für die gesundheitliche Betreuung, die Sie ihm haben zuteil werden lassen. Gehen Sie in Frieden aus der Ewigen Stadt und behalten Sie die Erinnerung an Unsere Unterhaltungen. Wir spenden Ihnen und allen, die Ihnen in Wörishofen lieb und teuer sind, von Herzen Unseren besonderen Apostolischen Segen.'" –
Es bildete sich jetzt eine gewisse Tradition in Wörishofen, und aus dem „Bauernjahr" des einfachen Landpfarrers war das „Wörishofener Kurjahr" geworden.
Es hatte auch heuer wieder mit dem Namensfest Vater Kneipps

am 20. Januar begonnen. Am Lichtmeßtag war dann der Ärztekongreß. Die ruhigen folgenden Wochen gaben die Möglichkeit zu einer großen Reise. Diesmal hatte sie noch weiter als nur nach Bozen und Meran, sie hatte zum Papst nach Rom geführt. Als Kneipp jetzt zurückkehrte, brach auch im Allgäu langsam der Frühling an, und die unentwegten Kneippianer stellten sich schon ein. Am ersten warmen Tag würde Sebastian Kneipp seinen ersten Vortrag in der Wandelbahn halten und über das Barfußlaufen sprechen. Das war gewiß! Denn dieser Vortrag war alljährlich der Auftakt zum Beginn der Kur.

„'s ischt Zeit, daß d' arme Füß au wieder an d' Luft kommet!"

Nun zeigten die ersten Pflänzchen schon ihre Blüten. Jetzt brachte Kneipp auch in jeden Vortrag ein anderes Heilkräutlein mit.

„Daß d' Stadtleut au was von dr Natur lerne!"

Mein Gott, wieviel Großstädte Europas hatte er jetzt schon gesehen, der alte Kneipp! Wien, Berlin, Köln, München, Prag und Rom! . . . „Die arme Mensche, die zammpferchte!"

Eine Einladung nach Paris hatte er ablehnen müssen.

„'s nächschte Jahr mach i an Pariser!"

Mai! . . .

„An moim Geburtstag sollet ihr alle im Mühlbächle tanze!"

Juni! . . .

„Etz wirds die höhere Zeit!"

Juli! . . .

„Etz wirds die höchschte Zeit!"

August! . . .

„Bringt Wasser, und Wasser zum Opferaltar!"

Wehe der Dreiviertelsgräfin, die sich in Wörishofen jetzt noch mit einem Schleier erblicken ließ! Der Dichter Binder reimte nach Sebastian Kneipp:

Der Schleier ist in unserer Zeit
Ein Vorratsstück der Eitelkeit;
Er dient, um Warzen oder Falten
Dem Publiko geheimzuhalten.
Auch trägt man ihn, dieweil man glaubt,

Daß Licht und Luft die Schönheit raubt.
Ein Antlitz, frisch und sonnverbrannt,
Das gilt ja nicht für interessant.

Am 23. August, zum Primiztag des Herrn Prälaten, machte sich der „Pilgerzug von Wörishofen" wieder auf den Weg nach Ottobeuren und Stephansried.
Nun kam schon langsam der Herbst. Aloys Stückle zog nach ein paar Spritztouren auf Augsburg, Ulm, Memmingen und Ingolstadt schon wieder das große Reisetagebuch hervor. Und fort ging es ins Herz der deutschen Industrie: Frankfurt – Mainz – Köln – Elberfeld – Dortmund – Essen – Krefeld – Mannheim. Der Landpfarrer vom Allgäu kam daher wie ein Prophet, und aus Zechen und Fabriken strömten die Menschen. So wurde es November, und weiter ging es nach Österreich: Steyr – Waldneukirchen – Linz – Schärding – Passau – Straubing. Dann aber war er froh, wieder daheim zu sein. Die Tagung des Zentralkneippvereins kam. Es kam schon Weihnachten, und die Waisenkinder wollten beschenkt werden. – Geburt, Hochzeit, Tod! Im Juli war der zweitjüngste Sohn der Familie Waibel beim Baden im Mühlweiher ertrunken. Kneipp hatte die junge Seele Gott empfohlen, die armen Eltern, die klagende Vera getröstet. Wie ein tiefer Trost ist es, wenn der alte Pfarrer von Wörishofen einen aus seiner Gemeinde zur letzten Ruhe bettet. Und wenn er tauft – mit den heiligen Wassern! Dr. Baumgarten und alle Ärzte waren in der Pfarrkirche versammelt, und Kneipp taufte Baumgartens Sohn Paul Sebastian. Und Hochzeit! Jedes Paar will von ihm getraut sein, und gar manchen schenkt er an diesem Tag seine „Wasserkur".
Nun war in den bewegten Wochen dieses Sommers abermals ein Buch entstanden, das unter der fürsorglichen Mithilfe Dr. Baumgartens in eingehender Weise alle Wasseranwendungen noch einmal verzeichnete und beschrieb. Hier konnte der Arzt, der Internist, der Physiologe Baumgarten sachlich die beste Hilfe leisten. Er tat es bereitwilligst und ohne dabei den verehrten Meister fachwissenschaftlich einzuengen.
Kneipp fand selbst den Titel: „Mein Testament!"

Nicht all diese irdischen Güter, Häuser, Gießräume und Wandelbahnen, nicht die Anteile aus den Büchern, dem Malzkaffee, den Heilkräutern, waren sein wirkliches Erbe. Sein wirkliches Erbe war seine Lehre. Und das Testament, das er jetzt schrieb, schrieb er für die ganze Menschheit. Er sagte es nachdrücklich im Vorwort:

Dies Buch, es sei mein Testament;
Ich leg's getrost in eure Händ'.
Als Dank dafür
Helft beten mir:
Gott woll' nach diesem Leben
Ein' Seligkeit uns geben!

„Es ist allgemein Sitte, daß Jeder, der sich in seinem Leben etwas erworben oder der etwas Hervorragendes geschaffen hat, auch dafür sorgt, daß dies in Zukunft Bestand habe, gewürdigt werde und in gute Hände komme, welche den richtigen Gebrauch davon machen. Zu diesem Zweck errichtet er sein Testament.

Ich habe im Lauf der letzten Jahre mehrere Bücher geschrieben, die verschiedenen Inhalts sind. Ich habe sie nicht für mich geschrieben, sondern für die Menschheit . . .

. . . Als hochbetagter Mann, der nicht weiß, zu welcher Stunde ihn der Herr über Leben und Tod vom Schauplatz seiner Thätigkeit abrufen wird, habe ich mein T e s t a m e n t gemacht und lege es in die Hände meiner Freunde, der Testaments-Exekutoren, nieder. Schenkt der liebe Gott aber noch ferner Leben und Gesundheit, so ist es möglich, daß ich dieses Testament noch etwas erweitere und ergänze und ihm ein C o d i z i l l folgen lasse . . .

Wörishofen selbst ist ein schönes Dorf, in welchem die Gebäude in einem recht guten Zustand sind. Die Einwohner haben viele, aber recht magere Felder, und deshalb sind sie zum großen Theile mit Feldarbeiten in Anspruch genommen. Als nun die vielen Kurgäste kamen, schauten sie zuerst ruhig zu und bekümmerten sich gar nicht viel um dieselben, und damals wäre es ihnen lieber gewesen, wenn Niemand gekommen wäre. Weil ich jedoch mit der Gemeinde gut harmonierte, konnte ich die Leute dahin bringen, daß sie die Kranken aufnahmen. Sie thaten es jedoch nur, weil ich es wünschte, aber durchaus nicht, weil sie aus Wörishofen einen Kurort machen wollten. Damals ahnte man überhaupt nicht, daß die Wasserkur sich so stark verbreiten und so viele Kurgäste anziehen werde. Jetzt ist freilich Wörishofen ganz umgewandelt. Die Bauern haben ihre Wohnungen für die Fremden eingerichtet, und außerdem ist eine größere Anzahl neuer Häuser gebaut worden, so daß jetzt genügend viele Wohnungen vorhanden sind.

Als die Zahl der Patienten immer größer wurde, wurde auch ein Arzt gewählt, welcher die Kranken zu untersuchen und ihre Krankheit festzustellen hatte und welcher nebenbei meine Methode lernte und auch praktizierte. Mit der Zeit kamen mehrere Ärzte hierher. Gegenwärtig sind ihrer acht hier: zwei aus der Schweiz, einer aus Böhmen, einer aus Paris, einer aus Holland, einer aus Canada und zwei aus Deutschland. Es kommen auch Ärzte, die nach meinem Buch selbst Versuche gemacht und gute Erfolge erzielt haben und nun genaue Einsicht von meiner Methode nehmen wollen. Ich selbst aber habe weder Kranke noch Ärzte eingeladen oder aufgefordert, hierher zu kommen. Im vergangenen Februar haben diese Ärzte, welche Anhänger meiner Methode sind, einen Verein gegründet, um gemeinschaftlich für diese Heilmethode einzustehen und sie wissenschaftlich zu begründen. Durch diese Ärzte ist auch eine Zeitung: ‚Centralblatt für das Kneippsche Heilverfahren' gegründet worden, welche bei Borchert und Schmid in Kaufbeuren erscheint und an welcher auch ich mitarbeite.

Gegenwärtig bestehen bereits über hundert Anstalten, in welchen die Kranken nach meiner Methode behandelt werden. Wenn auch noch viele Gebrechen nicht geheilt worden sind, so darf man nicht vergessen, daß aller Anfang schwer ist ... Möchte nur meine Heilmethode vor Allem unverfälscht bewahrt bleiben, was auch ein Hauptzweck des oben genannten Vereins der Ärzte ist! Wem das Wasser und die Kräuter zur Behandlung nicht ausreichen, der legt dadurch den Beweis an den Tag, daß er diese Heilmittel nicht recht kennt, was mir auch die hervorragendsten Wasserärzte ausnahmslos bestätigten. Einen Beweis, daß das Wasser und die Kräuter ausreichen, geben die Tausende von Kranken, welche hier, von aller Medizin verlassen, zum größten Theile Erleichterung oder vollständige Heilung gefunden haben und noch finden. Für den Tod ist allerdings noch kein Kräutlein erfunden worden, und auch das Wasser hat da kein Privilegium.

Möge mein ungewolltes, mir eigentlich nur aufgedrungenes Unternehmen Der segnen, welcher mich auf diesen Weg geführt hat und auch auf den vielverschlungenen Pfaden des menschlichen Lebens Führer und Leiter ist!"

Wörishofen, im August 1894.

Der Verfasser

1895. — Schon hat das „Testament" die vierte, „So sollt ihr leben!" die einundzwanzigste, die „Wasserkur" die fünfundfünfzigste Auflage.

Das Jahr begann mit einem Toten. Vater Aloys Kreuzer, der Sachwalter seiner Familie, ging fort aus dieser Welt, ein stiller Vorkämpfer Sebastian Kneipps, einer von den guten Alten.

Der Namenstag brachte eine kleine Feier im Kloster, und Sebastian und Sebastiana drückten sich die Hände.

Der Ärztekongreß an Lichtmeß zeigte einen noch stärkeren internationalen Besuch als im vorigen Jahr. Selbst aus Barcelona hatte ein Arzt, Dr. Collet, die weite Reise nach Wörishofen gemacht. Aber Sebastian Kneipp konnte die Herren nur am ersten Abend flüchtig begrüßen. Seine Koffer waren schon wieder gepackt. Die bereits im Vorjahr geplante Reise nach Paris duldete keinen Aufschub mehr.

Am 3. Februar ging es also von München über Zürich nach Bern. Dort war ein Vortrag fällig. Weiter ging es nach Lausanne, Fribourg, Genf. Nun suchte Herr Stückle schon seine französischen Brocken zusammen. Über Valence erreichte man am 6. Februar Paris.

Wie immer verlangte Kneipp auch hier, sogleich an seinen Bestimmungsplatz gebracht zu werden. Aber der Kutscher am Lyoner Bahnhof, der den großen Mann sogleich mit den Wor-

ten: „Ah, Monsieur le curé Kneipp!“ begrüßte, tat Herrn Stückle den Gefallen, wenigstens einen kleinen Umweg über die Place Bastille und die Rue Rivoli zum Hotel de Ville und über den Pont d'Arcole bis zur Notre-Dame zu machen, ehe er die beiden Herren nach Auteuil kutschierte.
Dort, eingebettet zwischen dem Bois de Boulogne und der talwärts fließenden Seine, befand sich die Anstalt des Kneippvereins. Jean Alfred Ulsamer, Ernest Goethals, Abbé Kannengießer waren die Bahnbrecher Kneipps in Frankreich gewesen, ganz besonders aber unsere geistvolle Vera Waibel, die mit einer eigenen Monatszeitschrift „Le Kneippiste!“ geradezu Aufsehen erregte.
Am westlichen Mauergürtel der großen Stadt lagen Passy und Auteuil, zwei ländliche Viertel, zwischen Bäumen versteckt. Man glaubte schon gar nicht mehr in Paris zu sein.
Die Kneippanstalt war ein einstöckiger Holzbau, der eher an einen Landsitz in der Normandie als an ein Badhaus in Paris erinnerte. Eine große Wiese mit Springbrunnen erlaubte das hier besonders beliebte Barfußgehen. Auch Gießräume und Badekabinen standen ausreichend zur Verfügung.
Kneipp zeigte sich alsbald auf der großen Veranda, die das Erdgeschoß gegen den Garten überhöhte. Von hier aus hielt er seinen ersten Vortrag an die vielköpfige Menge.
„So sollt ihr leben!“
„Comment il faut vivre!“ übersetzte Herr Goethals den bekannten Titel, und die Zuhörer klatschten sogleich lebhaft Beifall.
Die Franzosen, auch die gebildeten, schon seit Jean Jacques Rousseau Wiedereroberer der Natur und Anhänger einer einfachen und zwanglosen Lebensweise, seit Jean Baptiste Molière charmante Bespötter ärztlicher Verirrungen und Mißgriffe, mußten zu diesem Curé Kneipp schneller als jedes andere Volk Europas eine nahe Beziehung finden. Das war alles im französischen Haushalt ja schon irgendwie im Gebrauch, was dieser Beichtvater von Wörishofen predigte und anpries an heilenden Kräutern, milden Tränken und gemischter Kost. Die Freude am natürlichen Leben und an seinen Gaben gehörte geradezu zur

letzten Vollendung französischer Bildung. „Bien distingué!" hieß ja nichts weiter als „bei aller Bildung nicht verbildet zu sein".

Auch das frische Wasser gebrauchte man schon immer in verschiedenen Anwendungen. Als Wickel und als Sprühregen, „la douche", war es beliebt, und auch der Blitzguß, „la douche mobile", war schon bekannt.

Sebastian Kneipp blieb trotz der angeregt verlaufenden Stunden nur zwei Tage in Auteuil; aber sein Gesicht glänzte vor Vergnügen, als ihn dann die französischen Freunde mit fünf Kutschen quer durch Paris zum Ostbahnhof begleiteten.

Und heimwärts ging es über Straßburg. –

Vater Kneipp kam gerade recht, um der kleinen, ehrwürdigen Mutter Augusta Müller im Dominikanerinnenkloster zu Wörishofen die letzte Wegzehrung zu reichen.

So starben die alten Kameraden. Es wurde einsam auf der Höhe ...

Alberta Hermann folgte im Priorat, eine Frau, die ihre ganze Jugend auf einem Bauernhof verbracht hatte. Das gefiel den Ställen und den Scheunen und dem – Bauern Sebastian Kneipp. Und während die weißen Gewänder der Chorfauen im Gitterwerk der Klausur völlig zu entschweben schienen, erschallte lauter und bunter das Geschrei draller Mägde in den Ökonomiegebäuden.

Kloster zu Wörishofen, bäuerisches Herz im Treiben der Welt! Prior Bonifaz Reile und seine „Laienbewegung" unter der Führung Fidel Kreuzers und Ludwig Geromillers waren entschlossen, Wörishofen zu einem ausgesprochenen Kurort zu machen. Selbst das Wort „Kurort" hörte man schon aus jedem Mund, und es wurde offenbar, daß der „Ort der reinen Lehre" nunmehr seinen ursprünglichen Charakter als einfaches Bauerndorf bald völlig abstreifen würde.

Im Herbst des letzten Jahres hatte sich unter dem Antrieb Bonifaz Reiles ein örtliches Komitee an das Ministerium des Äußeren mit einem Gesuch gerichtet, Wörishofen durch Erbauung einer Lokalbahn nach Türkheim an das allgemeine Eisenbahnnetz anzuschließen. Ende November 1894 tagte im

Hotel Urban-Gary eine Versammlung, die sich als „Lokaleisenbahngesellschaft Wörishofen“ konstituierte. Zum Ersten Vorsitzenden war Prior Reile, zum Zweiten Bürgermeister Huber, als Schriftführer Ludwig Geromiller gewählt worden. Doch die Staatsregierung glaubte auch jetzt noch nicht an die Rentabilität einer Eisenbahnlinie Wörishofen—Türkheim, und so mußte man sich entschließen, das Unternehmen aus privater Hand zu finanzieren. Man beschloß, Aktien zu tausend Mark das Stück auszugeben. Sie waren lebhaft gefragt. Der große Förderer des jungen Kurorts, Erzherzog Joseph von Österreich, zeichnete allein für neunzigtausend Mark. Auch Sebastian Kneipp konnte wieder sechstausend Mark aus eigener Tasche aufbringen. Auf den Vorschlag Geromillers wurde beschlossen, die „Kurbahn“ rußfrei, also elektrisch, zu führen. Man würde dann zugleich für den Ort selbst elektrisches Licht haben, eine Errungenschaft, um die man von mancher Großstadt beneidet werden würde.

Die Arbeiten am Bahnkörper und am Elektrizitätswerk hatten schon ihren Anfang genommen, als Sebastian Kneipp wieder aus Paris eintraf.

Der März brachte, wie jedes Jahr, den ersten öffentlichen Vortrag Vater Kneipps in der Wandelbahn. Das Thema lautete: „Über das Barfußlaufen“. — Alsbald setzte dann mit den ersten warmen Tagen der Ansturm der Unentwegten ein, ihm folgte schon im Mai die Hochflut der anderen Gäste. Unter den Ausländern standen die Franzosen wieder an erster Stelle.

„... Vom hohen Norden Skandinaviens und Rußlands bis zum tiefsten Süden Europas, bis Griechenland und der Türkei, vom nebeligen Albion bis zum Ural sind heuer die Kurgäste angekommen“, sagt die Chronik ... „Von hohen und höchsten Würdenträgern angefangen bis herab zum einfachsten Taglöhner sind alle Stände und Berufsarten vertreten ...“, fährt sie fort. Bad Kreuzer war jetzt schon ein Weltbad!

Und neben Kreuzer stand Geromiller mit seinen Kuranstalten und technischen Betrieben, Wandelbahnen und rauchenden Schloten, dem neuen Hotelwagen und der neuen Zentralheizung! Und dort stand Sproll, das beliebte Familienhotel! ...

Gegenüber dem Kreuzerschen Häuserblock hatte man einen Holzbau errichtet und mit Mattglas fein bedacht. Den Eingang schmückte die Statue der Muse. Die Eröffnung war auf den 1. Juli 1895 festgesetzt. „Museum Artis“ stand zu lesen in goldenen Lettern. Mit vierzig Metern Länge und zehn Metern Breite hatte sich das Dorf Wörishofen ein Museum erbaut. Was nur die größten Städte der Welt besaßen, Wörishofen hatte auf Betreiben des holländischen Malers Calissendorf einen Kunsttempel errichtet. Siebenundzwanzig Meister waren schon mit ihren Werken vertreten, und keine Geringeren als Kaulbach, Echtler, Zimmermann, Apol, Smissaert, Erdmann, Buckhuysen, du Châtel waren darunter. Auch Calissendorf zeigte seine Wörishofener Landschaften.

Museum Artis! Kurpromenade! Haus Kreuzer! ... Das Dorf hatte einen neuen Mittelpunkt! Ade, du alter Glaspalast! Frau Haggenmiller und ihr Sohn müßten betteln gehen, wenn sie nicht ihr vegetarisches Speisehaus noch hätten! In tollen Sprüngen geht die Entwicklung vorwärts! ...

Die fremden Gesichter bleiben nicht aus; sie kommen alljährlich in größerer Zahl. Man kocht fünffach in Wörishofen: französisch, wienerisch, schwäbisch, bayerisch und vegetarisch! Man spricht alle Sprachen! Gute Vera Waibel, gehört dein Lächeln nie deinem eigenen Glück?

Die Kurliste ist wieder geschmückt mit den Namen des Erzherzogs Joseph von Österreich, des Herzogs Paul von Mecklenburg, des Fürsterzbischofs Schönborn von Prag, den großen Gönnern. Herzog Robert von Parma ist auch schon das zweite Jahr hier, und vierzehn Prinzen und Prinzessinnen sind sein Gefolge. Auch die Prinzessin von Ysenburg kommt alle Jahre und Prinz Heinrich von Bourbon-Bardi, den Kneipp höchstpersönlich von der Gicht befreit hat. Bardi hat zum Ärger manches Sandalenfabrikanten japanische Loofah- und Bastschuhe in Wörishofen eingeführt, die von einer Dresdener Spezialfirma fabriziert werden.

Ei, ei, wer kommt denn da auf der Kurpromenade barfuß daher? Das ist ja der Maharadscha von Baroda und seine Lieblingsfrau! Einen schwarzen Punkt hat die Schöne auf der Stirn, und Kneipp hat sie neulich gefragt, was dieser häßliche schwarze Punkt in diesem hübschen Gesicht zu bedeuten habe. Was weiß ein priesterlicher Hagestolz, wann eine hübsche Frau in Indien legitim ist? Die Photographen Bischof und Grebmer umkreisen das exotische Paar mit ihren Apparaten. Schade, daß es noch kein Kino gibt! . . .

Prinz Heliodor Swiatopolk aus Krakau ist ein Frauenfreund und hat schon mit seinem Namen Glück. Aber der Fürst von Galitzin ist doch der feinste aller Kavaliere.

Hübsch barfuß laufen, meine Herren, wenn auch der Stehkragen noch so hoch und der Gehrock noch so korrekt ist! — Kneipp fand in diesem Sommer wieder Zeit zu ein paar kleinen Vortragsreisen in die nähere Umgebung und konnte so in eigener Person all den Gerüchten entgegentreten, die über Wörishofen wieder einmal im Schwange waren. Bischof Pankratius war tot; der neue Bischof Petrus von Hötzl sollte sich ein besseres Urteil bilden.

Das Kesseltreiben gewisser Zeitungen gegen Wörishofen hatte im Frühjahr 1895 erneut eingesetzt. Neben der „Augsburger Abendzeitung" waren die „Leipziger Volkszeitung" und noch zwei bekannte mitteldeutsche Blätter beteiligt.

Vera Waibel freilich kämpfte in der „Wörishofener Zeitung" unermüdlich um ihren Vater Kneipp und ihr liebes Dorf, und der neue Inhaber der Zeitung, Ludwig Freiherr von Vogelsang, Sohn des bekannten Nationalökonomen, war ihr ein tapferer Mitstreiter. Aber was nützten die besten Federn, wenn am Ort selbst ein „Wörishofener Badeblatt" erschien, dessen Redakteur — sein Name sei verschwiegen — ein Quartalsäufer war, der in Zeiten seiner alkoholischen Exzesse ausschließlich persönliche Beleidigungen und Skandalgeschichten zu Papier bringen konnte! Nur der großzügigen und mitleidigen Art Sebastian Kneipps verdankte der alte Trottel sein weiteres Bleiben. —

Dreifach sind die Anwürfe, die draußen im Land erhoben werden.

Allen voran stehen Verunglimpfungen Wörishofens in „moralischer und hygienischer Hinsicht". Sodann beschäftigt die Neider der „Profit" des Herrn Prälaten sowie der Ärzte und der

Wörishofener Geschäftsleute. Zum dritten aber glaubt man mit Erfolg etwas von der „Verwahrlosung der zur Pflege anvertrauten Kinder" schwätzen zu können.
Die „Leipziger Volkszeitung" findet, daß man „auf holperigen, hinterwäldlerischen Wegen in ein Indianerdorf" käme, „in welchem dunkelgebräunte und halbnackte Weiber auf junge Geistliche Jagd machten". Ferner findet man da „junge Mädchen, rechte Evastöchter, nur mit Kneipphemd und Gürtel bekleidet", worunter man offenbar die sehr zweckmäßige und vernünftige Wörishofener Reformkleidung herabsetzen will. Diese armen Mädchen sind „den beutegierigsten Lebemännern ganz Europas ausgesetzt", die „mit Zylindern auf den ausgemergelten Köpfen und Eingläsern vor den lüsternen Blicken" barfuß auf die Freite gehen.
„Glaubt ihr denn so ebbes?" ruft Sebastian Kneipp mit Donnerstimme in seinen Versammlungen zu Augsburg, Ulm und Kaufbeuren, Schwäbisch-Gmünd und Mergentheim, Pfaffenhofen, Regensburg und Landshut. „Glaubt ihr, daß so was vorkommet, da, wo ich der Herr dahoim bin?"
Und alle Zuhörer schütteln verneinend die Köpfe.
„... Die Herren Abbés konversieren mit schönen Frauen!"
„Ischt dös so schlimm, wenn a Weibsbild a bißle was Französisch lernt?"
„... Männer mit großen Namen werden von Damen umschwärmt."
„Au mir laufe d' Weiber nach, die allerfeinschte, und i bin bloß dr Kneipp!"
„... Die Bonmots des Herrn Prälaten atmen eine Stallatmosphäre! ‚Salzfresser' und ‚Bockbiersänger' sind oft die einzigen Diagnosen!"
„I red halt, wie mir der Schnabl gwachse ischt! Und so bleibts!"
Ja, gewiß, einen Skandal hat es gegeben, einen einzigen. Sebastian Kneipp gesteht es selbst. Es war da ein Benediktinerpater, der sich sehr an ihn drängte und dem er ein großes Vertrauen entgegenbrachte. Eine junge Kandidatin für die höheren Lehrfächer war im Kinderasyl angestellt und wurde auch von Kneipp selbst im Fremdenbüro beschäftigt. So trafen sich die

beiden jungen Leute, und es entspann sich zwischen ihnen eine Liebschaft. Dann rissen sie nach Amerika aus, um sich zu heiraten.

„Etz hat er sei Kreuz, der Herr Pater!" –

„Nun also der Profit! Wie steht es mit der Geldgier des Herrn Prälaten?"

„O Gottle, mei ganzer Profit ischt a oinzige Lascht! Was i amal vererb, dös werd ma ja sehe!"

„Die Bücher, diese medizinischen Gassenwahrheiten für drei Mark zwanzig!"

„Oh, für die Gassewahrheite schtehe da zwoi Kurhäuser und a Kinderasyl!"

„Die vielen reichen Kranken aus aller Herren Ländern! Die lassen den Herrn Prälaten manchen Tausender verdienen!"

„Ha no, dafür könne mer z' Wörishofe au so viel arme Leut behandle, die koin Pfennig in der Tasch habe! Oder gaits koine arme Kranke in Wörishofe?"

Keiner, der den Ort kennt, wagt die Frage zu verneinen. Drei Arme kommen dort auf einen Reichen. Dr. Baumgarten, der sie unentgeltlich untersucht, könnte davon endlos erzählen. Noch immer hocken sie in Hütten und Scheunen alle durcheinander, Männer und Frauen ...

„Männer und Frauen – da hört es!"

„Ah, dös ischt also dann usittlich? Geh, fange mer doch glei wieder vo vorn a!"

„Aber die Kinder! Im Dachraum des Kinderasyls wohnen die Lupuskranken! Im Kinderasyl herrscht der Typhus in Permanenz!"

Ja, eine Typhusepidemie war im Kinderasyl. Sebastian Kneipp und Dr. Baumgarten haben gegen die Seuche gekämpft mit den Kräften des Wassers. Von fünfzig erkrankten Kindern starben drei. Auch eine Ordensschwester und eine Magd waren gestorben.

Aber alle andern wurden gerettet! Geheimrat Dr. von Kerschensteiner war im Auftrag der Staatsregierung persönlich anwesend. Er konnte „keine erheblichen Mißstände" feststellen. Über „die sonstigen Zustände, welche auf jeden gebildeten

Arzt wohl nur einen traurigen Eindruck machen können", äußerte er sich nicht.
„Noi, noi, er hat sich net geäußert, weil er solche Äußerungen überhaupt gar net gmacht hätt'!" –
„Aber die Lupuskranken?" Freilich, sie hatten den Dachboden des Kinderasyls wieder verlassen müssen. Dreißig unheimliche Gestalten! Fräulein Ruda quartierte sie in einen leeren Schuppen ein. Einstweilen! Aber Sebastian Kneipp dachte jeden Morgen mit seinen ersten Gedanken an diese dreißig armen Gesellen. Als hätte sein Leben nur noch eine Aufgabe zu erfüllen, den Ausgestoßenen der menschlichen Gesellschaft ein Mutterhaus zu errichten, so wandte er all sein Sinnen und Trachten diesem Plane zu.
Ein Lupuskrankenhaus dort über dem Ort, fünfzig Schritte vom Kinderasyl entfernt! ... Die Franziskanerinnen wären bereit, ihm dabei Hilfe zu leisten.
Aber die andern alle, die ihn umgaben? Mußte er erleben, wie der Mensch, wenn er nach dem Letzten greift, allein gelassen wird von allen seinen Freunden?
Endlich entschloß sich die Gemeinde, ihrem greisen Pfarrherrn einen Platz auf der Höhe zu überlassen.
Ein Lupusheim in Wörishofen? Letzter Wunsch eines unbeugsamen, aber eigenwilligen Mannes, letzte Verirrung eines übervollen Herzens!? Selbst Dr. Andreas Schmid zögerte mit seiner Zustimmung.
Ein Heim der Gezeichneten ...
Aber im Juli desselben Jahres begann Grewing den Riesenbau und brachte ihn schon im Oktober unter Dach. –
Nun fuhr Sebastian Kneipp leichteren Herzens, als Stückle wieder das Reisetagebuch aus der Tasche zog. Auch Frau Sebastiana und Fräulein Ruda packten froher die Koffer ihres Meisters. Nur der Spitz heulte ganz jämmerlich.
Villingen – Karlsruhe – Straßburg – Basel – Luzern, so lauteten die Stationen. Wieder standen fünf Vorträge bevor, wieder warteten die Tausende auf ihren Vater Kneipp. Als er dann nach Hause kam, war der Spitz nicht mehr. Ein Dorfhund hatte ihm die Kehle durchgebissen. Am Tor des Pfarrhofs fand ihn

Burgl, die älteste Nichte des Herrn Prälaten. Und der Spitz verblutete in ihren Armen.

1896. – „Meine Wasserkur" hat die neunundfünfzigste, „So sollt ihr leben!" die zweiundzwanzigste, „Mein Testament" die neunte Auflage erreicht. Und während Sebastian Kneipp mit seiner Lehre eine Welt erobert, schließt sich das Dorf dieser Lehre immer fester zu seiner Bestimmung zusammen.

Vielfältig wächst unter der Führung Fidel Kreuzers und des neuen Bürgermeisters Johann Singer eine junge Generation heran, die sich anschickt, Wörishofens Bestimmung ganz zu erfüllen.

Es liegt im Charakter des Deutschen, auch ein großes Bestreben zuerst im Rahmen eines Vereins zu entfalten. Aber immer versteht es dann auch der Deutsche, den engen Rahmen eines Vereins wieder zu sprengen, sobald es die Stunde verlangt.

Ein Radfahrverein hatte zuerst den Zulauf der Jugend, denn das Radfahren wurde zum Sport dieser Jahrhundertwende.

Nun aber hatte Dr. Baumgarten zur Bildung eines freiwilligen Sanitätskorps aufgerufen. Unter seiner und Dr. Mahrs Anleitung war dann bald eine Kolonne tüchtiger Pfleger herangebildet worden, die sich nun in dem vergrößerten Kurbetrieb als eine einzigartige Hilfskraft erwies. „Oftmals", sagt Fidel Kreuzer, „wurde diese Hilfe in Anspruch genommen und der Transport von Kranken und Gebrechlichen selbst in entfernte Länder ausgeführt."

Es darf nicht komisch anmuten, daß sich nun auch ein Gesangverein bildete. Es war das Zeichen eines unverwüstlichen Frohsinns, wenn trotz der Wirtschaftskrisen der „Gründerzeit" jetzt überall im Reich Neugründungen von Gesangvereinen erfolgten. Außer an den Festtagen des Herrn Prälaten sangen die Wörishofer Mannen alsbald an den Geburtstagen dreier Fürstlichkeiten: des Prinzregenten Luitpold, des deutschen und des österreichischen Kaisers.

Ein Darlehenskassenverein, für den schon bei der Gründung der Eisenbahn-AG. Stimmung gemacht wurde, zeigte, daß Geld im Rollen war.

O seliger Urban, was hast du Anno 1889 schon alles vorausgeahnt: „Wenn Sie no fünf bis zehn Jährle lebe, Herr Pfarrer ...“ Und jetzt? Jetzt zweifelte keiner der Ärzte, keiner der Freunde von Wörishofen mehr, daß der Ort bald noch drei solche Hotels wie das Urban-Gary brauchen konnte und daß der Vater Kneipp bei seiner robusten Natur und seinen guten Gewohnheiten den Hunderter wohl erreichen würde. –

Und während Bürgermeister Singer das Projekt der neuen Gammenrieder Wasserleitung mit einem Kostenvoranschlag von vierzigtausend Mark zur Annahme brachte, während Frau Haggenmiller an ihrem „Kneippschen Kochbuch“ schrieb und während Kneipp selbst zu einer zweiten Vortragsreise nach Berlin sich anschickte, erstrahlten am 7. Februar dieses Jahres gegen Abend alle Hauptwege Wörishofens im Schein der elektrischen Kerzen.

Prior Bonifaz Reile stand am Fenster seines Zimmers im neuen Kurhaus und schaute auf den flimmernden Schein, der durch seinen Willen nunmehr über dieses Dorf gezaubert war. Wörishofen! So mußte es sich vollenden als kleines Weltbad im Allgäu. Solange der Ort Mittelpunkt der Kneippschen Lehre blieb, konnte diese Lehre nicht zu einer „Stallmagd der Medizin“ herabgewürdigt werden, niemals ...

Aber auch Dr. Baumgarten sah von seiner Villa aus das strahlende Licht, das über das Dorf gegossen war. Dorf? Ort einer Wallfahrt! Welche Wandlung der gesamten Heilkunde hatte aus diesem Kloster dort und aus der Apotheke seines Beichtvaters ihren Ausgang genommen über die ganze Welt! Der lebendige Strom der neuen Lehre sollte nie mehr versiegen, das schwor sich Dr. Baumgarten in dieser Stunde. Dort in der Kammer schlief sein kleiner Sohn Paul Sebastian. Und neulich war ein junger Student der Medizin zu Besuch gekommen, den Kneipp vor ein paar Jahren mit der Wasserkur von einem Kopfleiden befreit hatte. Albert Schalle, so hieß der junge Mann, sprach in begeisterten Worten vom Vater Kneipp und gab seiner eigenen Hoffnung Ausdruck, dereinst in Wörishofen als Arzt zu wirken. –

Kneipp fuhr mit Stückle am 9. März nach Berlin, am 12. nach

Hamburg, am 14. nach Münster, am 16. nach Aachen. Vier Städte – fünf Reden! Die violette Schärpe des Prälaten zierte manchmal die schwarze Soutane. Aber die kalte Zigarre im Mundwinkel gab der Gestalt den Ausdruck eines seltsamen Weltwanderers. Das ganze äußere Gehabe, dazu der Stückle mit Sack und Pack, wirkte wie der Aufzug eines bekannten Wanderpredigers.

Bis der Blick dieser blauen Augen die Hörerschaft umgriff, bis das erste schwäbische Wort aus diesem breiten Munde quoll. So sprach nur einer – Vater Kneipp!

Als er wieder nach Hause zurückkam, hatte Wörishofen den letzten Ruck getan, sich aus den Schalen seiner Vergangenheit vollends zu lösen.

Der Bahnhof war unter Dach. Im Park vor dem neuen Pavillon tanzten springende Wasser. Auch der Wettbach hatte betonierte Ufer und erhöhte Gehsteige. Ein protestantisches Bethaus strebte am Kirchdorfer Weg empor. Ein neues Klosterschulhaus wollte das alte Frauenbadhaus von der Klostermauer verdrängen. Am Waldsee entstand eine neue Villenkolonie. Auch beim Kurhotel Urban-Gary wuchs ein neues Viertel. Café Trautwein, Restaurant Geromiller eröffneten ihre Pforten. Die Photographen Bischof und Grebmer vergrößerten sich. Kegelbahnen gab es in der „Krone" und beim „Kreuzer". Herr Siegle aus Stuttgart hatte in der Bachstraße einen Honigweinausschank errichtet; daneben verkaufte eine Tabakfirma aus Augsburg die bekömmlichen „Kneipps Gesundheits-Zigarren".

Erzherzog Joseph hatte Schmuckbäume, vor allem Kugelkastanien und Ziersträucher, für die Promenaden geliefert. Die Zahl der Ruhebänke sollte wiederum verdoppelt werden, und am Waldsee gab es Kähne zum Gondeln. Nun sollten die Kurgäste vom Anblick der Gräber und Kreuze befreit werden. Der neue Friedhof südlich des Klosters war schon geplant. Und Sebastian Kneipp würde den Kreuzweg stiften.

Wie lustig spielte das Leibregiment! Der Sommer war da! Zehntausend Fremde! ...

Vera Waibel gab mit ihrem Bruder Wendelin, überall Deli genannt, die köstlichen „Wörishofener Briefe" wieder heraus, die

sie mit Detlev von Liliencron einstmals begonnen hatte. Für den verstorbenen Lehrer Dillmann besorgte jetzt der Redakteur der „Kneippblätter", der talentierte Joseph Okic, die Historie des Ortes.
Eine neue bahnbrechende Idee ergriff die Köpfe. Sie kam aus Cleve, dem nordischen Wörishofen, woselbst Dr. Bergmann, der „Lohengrin", sich in seinem Naturheilverfahren auf Herz und Nerven spezialisiert hatte. „Lufthütten"! Bei Kreuzer wurden die ersten Versuche gemacht. Pfahlbauartig standen die Lauben über dem Erdboden, und vier Stufen führten zur Eingangstür. Hier konnte der Mensch am einsamen Waldrand gleichsam als Urmensch, fern der Zivilisation, ein primitives Leben von vorn beginnen. –
Sebastian Kneipp war trotz seiner fünfundsiebzig Jahre kaum gemächlicher geworden. Seine tägliche kalte Anwendung war immer noch das kurze Sitzbad am Morgen mit einer Oberkörperwaschung und eine kalte Waschung am Abend. Kam er von einer Reise, so war ein warmes Heublumenbad für ihn bereit. Auch sein Tagesplan war der gleiche geblieben, beginnend mit der Frühmette in der Klosterkirche, endend am Abend vor dem Kinderasyl. Aber in der Ernährung hatte sich ein kleiner Wandel vollzogen, der wie ein leichtes Sichgehenlassen des gegen sich sonst so energischen Mannes wirkte. Kneipp entwickelte eine zunehmende Liebe für Mehlspeisen, für deren Herstellung die Klosterküche geradezu berühmt war. Da aber Kneipp ein starker Esser war, so nahm seine Leibesfülle seit ein paar Jahren beträchtlich zu.
Nach einem Rosenkranz befiel ihn eines Tages in der Sakristei der Klosterkirche ein plötzlicher Schwindel. Er taumelte und drehte sich um sich selbst. Frau Sebastiana erschrak und führte ihn zu einer Bank. Er setzte sich, aber der Schwindel wollte nicht weichen. Dann fühlte er sich sehr matt, und man brachte ihn zu Bett. Dr. Baumgarten kam, stellte einen äußerst lebhaften Puls und eine Anstauung im Unterleib fest und befürchtete einen Schlaganfall. Doch dann trat Besserung ein. Die Anstauung im Unterleib wich, das Herz arbeitete wieder normal. Baumgarten verbot jede schwere Speise, besonders auch jede

Mehlspeise, und es gelang ihm in der Tat, den unruhigen Patienten mit Obst und Gemüse eine Woche lang hinzuhalten. Doch dann fühlte sich Sebastian Kneipp wieder pudelwohl und nahm seinen gewohnten Alltag wieder auf.

Er begab sich zur Zentenarfeier des Georgianums nach München, um als der meistgenannte ehemalige Schüler dieser Anstalt dem Direktor Dr. Andreas Schmid eine Freude zu bereiten. Alle großen Redner, Prälaten, Äbte und Professoren, ehemalige Schüler des Georgianums, sprachen von ihren Plätzen aus. Vater Kneipp aber mußte auf Wunsch von Dr. Andreas die Tribüne besteigen. Er sagte:

„So ischt es heut auf der Welt! Die große Herre, die bleibet hübsch parterre, und d' kloine, die müsset aufs Juchhe steige!"

Nach der Feier wanderten einige der alten Freunde mit Sebastian Kneipp die Leopoldstraße entlang, um dem „Kneippbad Noris", Leopoldstraße 41, an der Pferdebahnhaltestelle einen kurzen Besuch abzustatten. –

Nun kamen der Hochsommer und die Hochflut der Gäste. Prinzen, Fürsten und Grafen, vornehme Reisegesellschaften, Geistliche, Ärzte, Kaufleute, Techniker und – Eisenbahner, die besonderen Lieblinge Kneipps. Die verschiedenen Nationen hatten sich in „Kolonien" zusammengeschlossen: die spanische Kolonie, die französische Kolonie, die italienische Kolonie, die polnische Kolonie.

Die Familie Haggenmiller war ihrer vorzüglichen „Kneippschen Küche" wegen besonders geehrt und vom Herzog Paul von Mecklenburg zum Hoflieferanten gemacht worden. Noch größer war die Ehrung, die Dr. Mahr durch den Erzherzog von Österreich erfuhr. Er wurde Leibarzt. –

Dann, am denkwürdigen 15. August, fuhr der erste elektrische Zug vom Bahnhof Türkheim zum Bahnhof Wörishofen. Er hatte vier Wagen. Es war ein Schauspiel ohnegleichen. Prior Reile fuhr im ersten Wagen mit dem Ehrenausschuß; die andern Wagen waren mit Fremden voll besetzt. Dreißig Lohnkutscher verloren mit einem Schlag ihr tägliches Brot, und mancher Fluch sauste hinter dem Zug her, als er zwischen den Tannenwäldern verschwand.

Nun erschien auch der neue Bischof von Augsburg eines Tages in Wörishofen. Petrus von Hötzl, in eigener Person. Kneipp empfing seinen hohen Gast im Pfarrhof. Petrus von Hötzl begrüßte seinen Pfarrer sehr herzlich. Aber dann überzeugte er sich doch, ob im Kloster auch wirklich alles wieder in Ordnung war. Man machte sodann den Barmherzigen Brüdern im Kurhaus die Aufwartung. Dann führte Sebastian Kneipp seinen Gast auf die Höhe. Da stand das Kinderasyl! Und daneben das andere Haus, größer noch und mächtiger . . .
„Ein Heim für Lupuskranke?" Bischof Petrus von Hötzl schaute seinen Pfarrer von der Seite an. Kneipp nickte nur. Nun betraten sie das Gebäude, durchschritten die leeren Korridore, schauten in die leeren Zimmer. Hundert Räume — welch ein Bau!
Hundertzwölftausend Mark hatte Kneipp durch seine Vortragsreisen selbst aufgebracht. Eine Restschuld von fündundsiebzigtausend Mark blieb noch zu decken. Kneipp hatte irrtümlicherweise geglaubt, noch einige Anteile an den Büchern zu besitzen, während er doch alle diese Einkünfte schon vor zwei Jahren den Barmherzigen Brüdern vermacht gehabt hatte. So war also eine Bauschuld von fünfundsiebzigtausend Mark geblieben, die die Mallersdorfer Schwestern zugleich mit dem Hausrecht zu übernehmen gesonnen waren. —
Das Veto der Staatsregierung, in Wörishofen ein Heim für Lupuskranke zu errichten, erreichte Sebastian Kneipp mitten in der Arbeit an dem Werk, das er sich als zusätzliche Ergänzung seines „Testaments" schon 1894 vorgenommen hatte, dem „Codizill zu meinem Testament".
Mitten in der Arbeit ein hartes Nein! Das Wasser sollte also doch nicht ein Heilmittel für alle Krankheiten sein, sie wollten es nicht, die siebenmalgescheiten Professoren und staatlich angestellten Gesundheitswächter! Wörishofen sollte kein Heim für Lupuskranke haben, weil die Herren Gelehrten noch nicht wußten, was der Lupus für eine Krankheit war, ob er zur Syphilis oder zur Tuberkulose oder gar zur Beulenpest gehörte, weil der Wolf noch nicht fein säuberlich registriert war! . . .
Das letzte Opfer dieses Lebens also, es sollte nicht mehr ge-

bracht werden! — Sebastian Kneipp war in gedrückter Stimmung. Ohne inneren Ansporn diktierte er dem Bruder Max die Ergänzung seines Testamentes. Prior Reile stellte sich manchmal ein. Es gelang ihm, Kneipp aufzumuntern und ihm beizubringen, das „Codizill" über den geplanten mäßigen Umfang hinaus zu erweitern. So entstand unter Reiles Mitwirkung ein dritter Teil: „Gymnastische Übungen und Zimmerturnen", es entstand ein vierter Teil: „Bau und Pflege des menschlichen Körpers", und ein sechster Teil: „Rathgeber für kleine Unglücksfälle". Reile hatte eine langjährige Erfahrung als Krankenpfleger nach Wörishofen mitgebracht.

„Mahnworte an die Kranken", „Einst und Jetzt", „Etwas für die Hausfrauen", „Die Kost der Gesunden und die Kost der Kranken" waren Kapitel aus Kneipps eigenem Gedankengut. Ein zwiespältiges Werk . . .

Und kein Lupusheim! Er, Kneipp, sollte die Ausgestoßenen der menschlichen Gesellschaft nicht mehr bei sich aufnehmen dürfen! Fräulein Ruda brauchte keine Lehmwickel mehr um schwärende Gesichter zu legen. Das letzte Opfer also, es sollte nicht mehr gebracht werden! Der Staat verbot es!

Nun fielen die Blätter . . .

Der gute Aloys Stückle erschien schon wieder mit dem Reisetagebuch, und fort ging es am 11. Oktober: Tuttlingen — Karlsruhe — Bergzabern — St. Ingbert — Speyer — Ludwigshafen, so hieß die Runde. Kaum ausgeruht, ging es bei strömendem Regen am 8. November nach Lindau — Bregenz — St. Gallen. Dort schien die Sonne. Wie der Züricher See herüberglänzte! Einsiedeln! Die Benediktiner des Kantons Schwyz wollten die Wasserkur erlernen. Und zurück nach Bregenz! Es war schon der 11. November. Am 12. wollte Kneipp vor den Leinewebern in Dornbirn sprechen, am 13. in Göstiz, am 14. in Lustenau. Zeit ist Geld! So hieß doch ein Spruch der Zeit! Und er hatte den Mallersdorfer Schwestern mit diesem Lupusheim eine Schuld von fünfundsiebzigtausend Mark aufgeladen! . . .

Als man wieder in Wörishofen ankam, lagen die ersten Exemplare des „Codizills" schon auf dem Tisch des großen Zimmers im Pfarrhaus. Ein zwiespältiges Werk . . .

Dr. Baumgarten hatte mit Hilfe der Mallersdorfer Schwestern das Lupusheim als allgemeines Krankenhaus für Patienten beiderlei Geschlechts eingerichtet und hielt dort schon Ordinationen ab. Prior Reile empfing seine Kranken im Kurhaus. Nun aber saß Kneipp wieder auf seinem Stuhl, und Dr. Mahr assistierte ihm.

Um den Pfarrhof waren die baulichen Veränderungen im Gange, welche durch die Verlegung des Friedhofs an den Südostrand von Wörishofen notwendig geworden waren. Ein Kreuz um das andere fiel, Baum und Strauch verschwanden, ganz frei dem Blick lag das Epitaph des guten Matthias Merkle an der Kirchenmauer. –

Die Tagung des Kneippvereins beschloß auch dieses ereignisvolle Jahr. Joseph Okic, der Redakteur der „Kneippblätter", berichtet darüber folgendes: „Die Wörishofener Kneippvereinigung wurde heuer zum Zentralverein erhoben. Die auswärtigen Vereine, welche sich der Zentrale angliedern wollen, führen ebenfalls den Namen Kneippverein und bilden Sektionen des Zentralvereins, deren es gegenwärtig sechsundsechzig gibt, nämlich Aachen, Arnsberg, Augsburg, Barmen, Basel, Bergzabern, Berlin, Beuthen, Bochum, Breslau, Brünn, Budapest, Camberg, Cassel, Crefeld, Dortmund, Dresden, Düsseldorf, Elberfeld, Essen, Eupen, Frankfurt a. M., Fulda, St. Gallen, Genf, Graz, Hagen, Hamburg, Hörde, Innsbruck, St. Ingbert, Kaiserslautern, Karlsruhe, Köln, Kreuznach, Langenbielau, Lindenberg, Ludwigshafen, Lustenau, Mainz, Mannheim, Memmingen, Mettmann, Mühlheim a. Rh., Oberndorf-Schramberg, Osterwich im Harz, Prag, Paris, Rochlitz, Rom, Sagan, Schwäbisch-Gmünd, Schweinfurt, Speyer, Stadtsteinach, Steele a. d. Ruhr, Straßburg, Stuttgart, Tuttlingen, Vevey, Villingen, Wattenscheid, Wien, Wiesbaden und Würzburg."

1897. – „Meine Wasserkur" erreichte, von sechstausend zu sechstausend fortschreitend, die zweiundsechzigste, „So sollt ihr leben!" die dreiundzwanzigste, „Mein Testament" die zwölfte, das „Codizill" die vierte Auflage. –

Es sollte indessen einem Arzt aus Nürnberg, der sich nicht sehr mutig hinter dem Pseudonym „Quidam“ verborgen hatte, vor=behalten geblieben sein, alle Schmähungen über Wörishofen zu sammeln und bei Wörlein in Nürnberg 1896 herauszugeben. Doch hatte sich der geschäftstüchtige Verlag gezwungen ge=sehen, das Buch mit dem harmlosen Titel „Die lustige Station“ auszustatten, um so auf einen größeren Leserkreis spekulieren zu können.

Denn die Armee der Hetzer war sehr zusammengeschrumpft, und der Schwall ihrer Schimpfkanonaden war ins Leere ver=pufft. Bollwerk Wörishofen stand unerschüttert.

Der Namenstag Sebastian Kneipps gab den festlichen Auftakt des neuen Jahres. Die neue Mädchenschule war feierlich eröff=net worden, und Vater Kneipp hatte über das Thema „Jeder hat seine Heimat“ eine seiner schönsten Reden gehalten. Am nächsten Tag erreichte dann alle Freunde der Wasserkur in Wörishofen eine Nachricht, die auch den Vater Kneipp in die beste Stimmung versetzte. Französische Missionare hatten in Kairo die Kneippkur eingeführt und die Heilanstalt El Ham=mân gegründet. Der leitende Arzt, ein Franzose, ließ die Kur=gäste, Araber wie Europäer, in Beduinenzelten wohnen, in „Lufthütten“ also, die den Wörishofener Lauben wahrlich in nichts nachstanden. Barfußlaufen mußten die Herrn Afrikaner mangels Gras am frühen Morgen im Wüstensand, ein „Kneipp=dreß“ sorgte für luftiges Verhalten. Vor kurzem nun hatte eine ganze Gesellschaft ägyptischer Kneippianer die große Pyramide erstiegen und über dem Grab des Königs Cheops auf Vater Kneipp ein Hoch ausgebracht.

„I moin, es gait etz vorwärts mit der Wasserkur!“ sagte dieser und schmunzelte.

Nun kamen schon Lichtmeß und der internationale Ärzte=kongreß. Hatten böse Zungen im Vorjahr die Meinung verbrei=tet, „der Herr Prälat habe Unpäßlichkeit vorgeschützt und die Herren von der Medizin mitten in ihrer Eröffnungssitzung auf=sitzen lassen“, so strafte Kneipp diesen verjährten Klatsch nun selber Lügen. Er kam zu jeder Sitzung, war bei den Diskussio=nen voll Anteilnahme, verfocht vor dreißig Ärzten aller Länder mit Witz und Humor, mit Leidenschaft und Nachdruck die Idee

naturgemäßer Lebens= und Heilweise und erntete Stürme des Beifalls.
Nein, diese Ärzte kamen nicht, um die reine Lehre zu ver=fälschen; sie kamen, um diese Lehre weiterzutragen zum Wohle der Menschheit!
Es fiel jedoch auf, daß Vater Kneipp dem Trinken mehr als gewöhnlich zusprach. An manchen Tagen saß er fast bis Mitter=nacht in angeregten Gesprächen mit Dr. Collet aus Barcelona, mit Dr. Senfelder aus Wien, mit Dr. Winternitz und Dr. Klein=schrod.
Erlebte man die Wende einer Epoche? Das Leben selbst schien in Bewegung zu geraten und der menschlichen Erkenntnis neue Wege zu weisen. Die Physiologie hatte neue Kräfte in der pflanzlichen Ernährung entdeckt und nannte sie Vitamine. Die Soziologie der Großstadt war in Aufruhr begriffen: Die Gar=tenstadtbewegung ergriff die Köpfe der Hygieniker und Archi=tekten.
Man saß und saß, und es war, als fände man kein Ende mehr...

Über unsere Kraft

O Lerchengesang, wie betrügst du so oft,
Märzsonne, dir folgt Schnee noch unverhofft!
Kneippkalender 1897, im März.

Ein Theaterstück ging über die Bühnen des Kontinents, von einem norwegischen Dichter, Björnstjerne Björnson, geschrie=ben. Es behandelte das Schicksal eines Pfarrers, dessen gläu=biger Wille die Lahmen gehen, die Stummen reden läßt, ja, der solch übernatürliche Kräfte zu besitzen scheint, daß er im=stande ist, der drohenden Steinlawine einen anderen Weg zu weisen. Und doch sollte das Schicksal zuletzt stärker sein, stär=ker als der Wille des Menschen, stärker als unsere Kraft.
„Über unsere Kraft! . . .“
Sebastian Kneipp kannte dieses herrliche Stück nicht. Was ihm durch Wanderbühnen, vor allem das „Manhardtsche Kur=theater“, an zeitgenössischer Dramatik in Wörishofen bekannt=

geworden war, hatte aus den Lustspielen Gustav von Mosers, Adolf von L'Arronges und aus den sozialen Dramen eines Hermann Sudermann bestanden, dessen Vorder- und Hinterhausdrama „Ehre" im Glaspalast zu Wörishofen sogar einen Skandal verursacht hatte.
Man versuchte damals, dem Vater Kneipp auch das Amt eines Zensors aufzudrängen; aber er brachte für das Theater der Großen nicht viel Anteil auf. Was ihm seine Waisenkinder vorspielten, war ihm lieber.
Fast alles, was der Mensch nach dem Betläuten noch unternahm, war nicht viel wert und schadete der Gesundheit. Das war Kneipps unbeirrbare Meinung.
„Späte Mahlzeite fülle d' Särg!" Das galt auch für alle anderen Vergnügungen. Wer vom Leben etwas haben wollte, der mußte früh aufstehen. Um vier Uhr früh zum Beispiel! . . .
Mein Gott, wie hätte er denn sonst mit den hunderttausend Kranken fertig werden wollen, die seit zehn Jahren durch seine Hände gingen! Hunderttausend? Also durchschnittlich fünfundzwanzig am Tag? An manchen Tagen waren es fünfhundert! Und er, der Vater Kneipp, war in München sogar schon eine Originalfigur geworden. Beim letzten Faschingszug hatten sie heuer eine Riesengießkanne herumgefahren. In ihrem Schatten behandelte eine lustige Person vom Aussehen Sebastian Kneipps, aber in der Art Dr. Eisenbarts, bedauernswerte Gestalten mit Wickeln und Güssen. Und alles lachte . . .

Aber das hätte er sich nie nachsagen lassen, daß er nur Fürsten und Barone, Kardinäle und Äbte persönlich in Behandlung nahm. Auch die Ärmsten, die ihn zu bitten wußten, konnten sicher sein, von ihm selbst einen Guß zu erhalten.
Die Lupuskranken zum Beispiel hatte er mit Hilfe Fräulein Rudas immer selbst behandelt. – Und die Eisenbahner, das waren seine besonderen Freunde. Da war erst letztes Jahr einer dagewesen, der war an akutem Gelenkrheumatismus erkrankt. Kein Wunder! So Tag und Nacht aus der Ofenhitze hinaus in den eisigen Nordwind treten und Zug auf Zug abfertigen, da mußte ja einem das Blut erstarren.

Besagter Eisenbahner aber war zu Hause bei Muttern wieder einmal nicht so behandelt worden, wie es in Kneipps Büchern zu lesen stand. Nun lag er in Wörishofen bei den Barmherzigen Brüdern und ließ sich von Vater Kneipp in zehn Tagen wieder gesund machen. Und Kneipp, der den Fall selbst besonders lehrreich fand, nahm ihn sogar auf Seite 296 noch in sein „Codizill" auf. Es hieß dort:

„Ein Bahnbeamter, welcher an Gelenkrheumatismus litt, bekam sechs Wochen hindurch täglich seine Güsse, und zwar gewöhnlich zwei, sowie daneben noch kleinere Anwendungen. Sein Zustand besserte sich anfangs ziemlich, dann aber trat ein Stillstand ein in der Besserung, und schließlich wurde der Rheumatismus wieder stärker als vorher, so daß der Kranke nach sechs Wochen schlimmer daran war als früher.

Ich wurde nun an sein Krankenlager gerufen. Der Mann litt solche fürchterliche Schmerzen an den Füßen, Schenkeln, Armen, Schultern und am ganzen Körper, daß er laut weinte und schon alle Hoffnung aufgegeben hatte. Ich ließ den ohnehin gut gebauten, noch rüstigen Mann trotz all seiner Schmerz- und Jammerrufe von zwei Männern in die nebenstehende Badewanne bringen und goß zehn Gartengießer voll des kältesten Wassers über den Kranken, indem ich bei den Füßen anfing und dann allmählich aufwärts fuhr. Als er endlich beim zehnten Gießen sagte: ‚Jetzt bin ich frei von Schmerzen!', hörte ich auf zu gießen. Der Kranke wurde wieder ins Bett gebracht und fühlte sich überaus glücklich, weil jetzt alle Schmerzen beseitigt waren. Ich gab den Auftrag, auf diese Weise die Gießungen zu wiederholen, sobald die Schmerzen sich wieder einstellen würden, und sollte es auch sechs- bis achtmal in einem Tage sein. Das geschah. Und am zehnten Tag darauf kam der Beamte von allen rheumatischen Schmerzen befreit in seiner Uniform in die Sprechstunde, und niemand hätte geglaubt, daß dieser Herr noch vor so kurzer Zeit schwerkrank darnieder gelegen sei. Wäre dieser Herr auch weiterhin täglich nur ein- oder zweimal begossen worden, so hätte er noch Wochen und vielleicht Monate hindurch seinen Rheumatismus behalten, weil von der einen Anwendung zur anderen sich dieselbe Hitze wieder entwickelte und der Rheumatismus so stets von neuem sich fest-setzen und sein Recht behaupten konnte. Dadurch aber, daß die Gießungen so oft wiederholt wurden, als die Hitze und die Schmerzen wiederkehrten, wurde die Kraft der Krankheit gebrochen, so daß der Kranke schon am ersten Tag die Schmerzen vollständig verlor ..."

Nun lag da wieder ein Eisenbahner in Wörishofen, ein Zugführer, der vor Schmerzen nach seinem Vater Kneipp schrie.
Und Kneipp kam an sein Lager und rettete auch ihn. –
Aber da war etwas Unangenehmes für den guten Vater selbst. Was war das? Zuletzt war Sebastian Kneipp kaum mehr imstande gewesen, die Gießungen an seinem Patienten noch selbst vorzunehmen. Ja, so fing es an! Es war da eine scheußliche Schwäche über ihn gekommen, die ihn plötzlich zwang, mit den Anwendungen abzubrechen und den Kustermann oder einen jüngeren Gießer herbeizurufen.
Eine Notdurft befiel ihn plötzlich, die er nicht mehr hintanhalten konnte, nicht mit der Kraft seines ganzen Willens.
Auch in den Sprechstunden mußte er dann oft eine Pause eintreten lassen und sich entfernen.
Es war eine ganz abscheuliche Schwäche ...
Dr. Baumgarten hatte ihn daraufhin schon einmal befragt, aber er hatte ihm gar keine Antwort gegeben, dem braven Doktor. Ein brummiges Kopfschütteln, das war damals alles. Wozu da viel Worte machen? Aber die Schwäche blieb.
Es gab jetzt auch Zeiten, in denen er an einem quälenden Durst litt, aber gar keinen Appetit besaß. Er hatte sich eben an Lichtmeß beim Ärztekongreß zu viel zugemutet, das war es.
Jetzt, vierzehn Tage später, kam ja der Appetit wieder, und die Schwäche wich. Das tägliche kalte Sitzbad war doch von verläßlicher und köstlicher Wirkung.
Bis dann der quälende Durst doch wieder begann ...
Dr. Baumgarten sprach nun ein offenes Wort mit Kneipp und brachte ihn soweit, eine Urinuntersuchung vornehmen zu lassen. Frater Gallican von den Barmherzigen Brüdern machte die erste Untersuchung in Wörishofen, die zweite machte Dr. Mar-

tin Geigel in München. – Zucker? Bei diesem Leben des Maßhaltens und der Zucht? Es fand sich keine Spur von Zucker im Harn. Nur ein geringer Eiweißgehalt konnte festgestellt werden. Die Nieren waren also völlig gesund. Ja! Und Sebastian Kneipp fühlte sich überhaupt nicht krank. Er verbrachte den Rest des Februars in der allerbesten Laune. Die Abmagerung, die seit einiger Zeit eingetreten und vor allem am Halse sehr auffällig war, schien ihm eher eine Erleichterung zu gewähren. Er war rastloser denn je.

Am 3. März starb in Ottobeuren der Pfarrer P. Gottfried Behr, ein Herold der Wasserkur und ihres Begründers. Kneipp hegte den Wunsch, dem alten Getreuen das letzte Geleit zu geben. Wieder begleitete ihn Aloys Stückle auch auf dieser gedämpften Reise.

Der März hatte mit Sonnenschein begonnen, aber schon am 4., auf der Bahnfahrt nach Sontheim, schlugen dicke Schneeflocken an die Scheiben. Die Fahrt von Sontheim nach Ottobeuren mußte in der Kutsche zurückgelegt werden. Selbst der gute Stückle klapperte mit den Zähnen. Des öfteren mußte die Kutsche halten, weil Kneipp aussteigen wollte. –

Der Empfang im Stift war herzlich wie immer. Nach dem Essen wurde der Herr Prälat in das „Prälatenzimmer" geführt, woselbst er nächtigen sollte. Da lag er nun in der barocken Pracht dieses Raumes in einem festlichen Bett und fühlte sich elend wie nie zuvor. Er verkroch sich in den Kissen, rieb sich die kalten Knie, warf seine Pelerine noch um die Schultern, aber er fand keine Wärme. Wie erstarrt lag er da. Und immer wieder die Schwäche, die ihn zum Aufstehen zwang . . .

Er klingelte, ließ Feuer machen und setzte sich, die Pelerine um sich gehüllt, an den offenen Kamin. Elf Uhr schlug die Stunde. Das Feuer brannte lustig. Zwölf Uhr! Kneipp saß noch immer und schaute in die helle, prasselnde Glut. –

Andertags las er die Seelenmesse für den alten Freund. Als der Sarg dann in weitem Umweg über den Ölberg getragen wurde, setzte stürmischer Schneefall ein, und ein Nordwind peitschte den Leichenzug. Ohne Mantel, nur im Chorrock, schritt auch

Sebastian Kneipp hinter dem Toten her. Die Leichenrede des Offiziators dauerte fast eine Stunde. Das Requiem im Gotteshaus währte wieder eine Stunde. Es wurde Mittag, bis Kneipp den ersten Teller Suppe bekam.
Er wollte nicht mehr länger in der Trauergesellschaft verweilen. Die feierliche Pracht des Prälatenzimmers, die ihn aufs neue erwartete, schien ihn zu bedrücken. Er wollte heim. Stückle mußte die Kutsche besorgen. Blaß, mit gesenkten Blicken, saß Kneipp dann in der Eisenbahn. Heut machte ihm das Fahren gar keine Freude . . .
Gegen Abend, mit dem letzten Zug, traf man in Wörishofen ein. Es folgte eine Fiebernacht.
Anderntags, den 6. März, ließ sich Sebastian Kneipp vor niemandem sehen; nur seine Nichte Burgl durfte ihn betreuen. Gegen Abend empfing er den Kaplan Gernlein zu den notwendigen Besprechungen. Aber am nächsten Tag, es war der Tag des Herrn, hielt er dann doch den Gottesdienst, las das Evangelium nach Matthäus „Von der Versuchung Christi durch den Teufel" und hielt die Predigt über die Worte:
„Was nützt es dem Menschen, wenn er die ganze Welt gewinnt und leidet doch Schaden an seiner Seele . . ."
Am Abend feierte der neugegründete Arbeiterverein seine erste Festversammlung. Man hatte den Vater Kneipp schon vor einer Woche um sein Erscheinen gebeten. Nun kam er wirklich, war ganz aufgeräumt und ließ sich sogar zu einer Rede bewegen. Er sprach aus dem Stegreif eine halbe Stunde lang über das Thema: „Arbeiter- und Bauernschaft".
Nach dem Vortrag aber ließ er sich von Fräulein Ruda sogleich nach Hause begleiten.
Am nächsten Tag war er sehr matt. Dennoch kam er um neun Uhr in die Sprechstunde zu Bonifaz Reile und hielt bis gegen Mittag Krankenberatungen ab. Ohne dann im Kloster zu speisen, zog er sich wieder in seine Schlafkammer zurück. Doch inzwischen hatte Dr. Alfred Baumgarten nach ihm geforscht und ihn im Bett gefunden. Das leichte Fieber seines Patienten schrieb der Arzt der Erkältung zu, die sich Kneipp in Ottobeuren geholt hatte. Aber Baumgarten fand dann auch den

Puls unregelmäßig und den Leib hart und aufgetrieben. Kneipp war mißgelaunt und ließ nicht viel mit sich anfangen. Doch verschrieb Dr. Baumgarten nasse Auflagen auf den Leib, die bis zum Abend fortzusetzen waren. Am nächsten Tag wollte er wieder kommen. –

Baumgarten fand am kommenden Morgen seinen Patienten immer noch im Bett. Doch schien Kneipp in bester Laune.

„Heut bin i au amal faul wie a Reichsgraf und bleib liege!" sagte er nach der Begrüßung.

„Recht so!" Dr. Baumgarten nützte die gute Stimmung seines Patienten und machte sich daran, ihn gründlich zu untersuchen. Kneipp schien damit einverstanden. Das Fieber war gewichen, der Puls wieder fest und regelmäßig. Der Unterleib war nicht mehr hart und aufgetrieben wie am Tag vorher, sondern weich und knetbar. Die Auflagen hatten ihre Wirkung getan.

Aber zwischen Schambeinbogen und dem Nabel stellte Baumgarten nun ein Gewächs fest, das deutlich abtastbar schien, eine Länge von mehr als zehn Zentimeter und eine fast ebensolche Breite zeigte und unmittelbar auf die Harnblase drückte.

„I han da so was unterm Nabel wie a Laibl Brot von zwanzig Pfund!" sagte Kneipp ganz richtig, ohne jedoch dabei in Erregung zu geraten.

„Ja!" sagte Baumgarten, ohne noch seine Besorgnis zu verraten.

„'s ischt a Verhärtung vom viele Rumsitze!" brummte Kneipp ärgerlich.

Baumgarten schwieg.

Am nächsten Tag war der Zustand des Kranken in nichts verändert, der Appetit zwar gering, der Durst groß, aber die Stimmung zufriedenstellend. Kneipp war mit seinen Auflagen beschäftigt.

„I will schnell wieder gsund werde, Herr Dokter! Also, schaffe S' a!" sagte er ungeduldig zu Baumgarten.

Baumgarten blieb vorerst bei seinen Verordnungen. Anderntags aber mußte er eine Schwellung des rechten Beines bis zum Knie feststellen. Auch der Harndrang des Patienten war außerordentlich gesteigert.

„Was ischt denn dös, Herr Dokter, bekomm i d' Wassersucht?

Die fürcht i nämlich!" fragte Kneipp unruhig, als er nun eben=falls seine beiden Beine miteinander verglich.

Aber Baumgarten tröstete ihn: „Es ist kein Wasser, Herr Pfarrer!" –

So kam der 12. März. Alle Gasthäuser, viele Villen und auch die beiden Kirchen schmückten sich mit Fahnen; denn man feierte den Geburtstag des Prinzregenten Luitpold. Auch Musik war im Ort. Abends wollte das Kurtheater Manhardt eine Fest=vorstellung geben unter dem Titel „Prinzregententag", ein Stück, das ein königlich bayerischer Hauptmann namens Georg Littig geschrieben hatte.

Kneipp erschien am Spätnachmittag mit dem Prior Bonifaz Reile und dem Bruder Prestlmayer in der Galavorstellung im Glas=salon. So wurde er und nicht das Schauspiel das Hauptereignis dieses Abends.

„Vater Kneipp ist wieder gesund!"

Fidel Kreuzer, Ludwig Geromiller, Bürgermeister Huber, alle anwesenden Wörishofer, voran Vera Waibel, reichten ihrem Vater Kneipp die Hände. Alle anwesenden Fremden umdräng=ten die Gruppe: „Vater Kneipp ist wieder gesund!"

Sorgenvoll waren die Gespräche gewesen, die in diesen Tagen flüsternd die Runde gemacht hatten. Es ist so im Leben trotz aller Pietät: Wenn ein Großer erkrankt, haben die Kleinen Bauchweh. Auch in Wörishofen war es nicht anders.

Doch zeigten die besten Freunde Kneipps die würdigste Hal=tung.

„Was wird, wenn unser Vater Kneipp einmal nicht mehr ist?"

„Dann sollen wir sein Andenken doppelt bewahren", antwor=tete der ruhige, selbstsichere Fidel Kreuzer. Der war ein Vertre=ter der „reinen Lehre".

Draußen im Dorf flammten die Lichter auf, als Kneipp mit Fräulein Ruda und dem Prior wieder seiner Behausung zu=schritt. In kurzer Entfernung folgten mehrere Kurgäste, die noch vor dem Pfarrhaus stehenblieben, bis im großen Zimmer Licht wurde und man das blitzweiße Haar des Herrn Prälaten in der Ofenecke verschwinden sah.

Prior Reile zeigte sich jetzt täglich mit Sebastian Kneipp. Manchmal waren auch Ludwig Geromiller und Fidel Kreuzer in der Begleitung, wenn man durch das Dorf schritt, um dessen zunehmende Verwandlung zu beschauen.
Kneipp war voll Anteil. Er war ja immer zum Verwundern aufgelegt, fast wie ein Kind. Der Bahnhof! „Da fährt 's Zügle ai!" Das mußte er sehen.
„I werd ja au bald nach Genf reise!" sagte er zum Stationsvorsteher.
Auf dem Weg zum Bahnhof wurden die Straßen mit Lindenbäumen bepflanzt. Überall standen neue, erst kürzlich bezogene Villen mit neuen Namen: Pension Caire, Villa Sanitas, Pension Sproll, Pension Viktoria. Im neuen Bauquartier war die Erde überall aufgerissen. Hundert Mark kostete das Dezimal. Auch die neue Wasserleitung war fertig, und Kneipp versuchte als erster einen Schluck „Gammenrieder Sprudel".
Als Dr. Baumgarten des Weges kam, rief Kneipp schon von weitem und wie in einer Abwehr: „Es geht mer besser, Herr Dokter, es geht mer besser!"
Die Begrüßung zwischen Reile und Baumgarten blieb förmlich.
„Morge geh i in mei Sprechschtund und übermorge, wenn guets Wetter ischt, halt i mein erschte Vortrag!" plapperte Kneipp weiter.
Man schrieb den 18. März.
Wirklich, am 20. März, es war Frühlingsanfang, eröffnete Sebastian Kneipp in der alten Wandelbahn das Wörishofener Kurjahr mit einem temperamentvollen Vortrag über Barfußlaufen. Es gab schon Kurgäste, besonders eine beachtliche Zahl von Ausländern, unter denen wieder die Franzosen an erster Stelle standen.
So gut Kneipp während seines Vortrags gestimmt schien, so mißgelaunt war er nachher: „I moin grad, i trag da ebbes in meim Bauch spaziere!" sagte er zu Reile und schlug sich mit der Faust mißmutig auf den Leib.
Anderntags war Zentenarfeier des Kaisers Wilhelm I., und der Tag verlief wieder in besonderer Festlichkeit.
Doch tags darauf nahm Kneipp seinen gewohnten Alltag in

vollem Umfang wieder auf. Er hielt seine Frühmesse, seine Sprechstunden am Morgen und am Nachmittag und saß abends bei den Waisenkindern. Sein Gesicht bekam wieder Farbe, sein Appetit war gut, die Stimmung ließ nichts mehr zu wünschen übrig. Im Kloster verweilte er gern nach Tisch in seiner alten Apotheke mit den Frauen Sebastiana und Benedikta und schwelgte in Erinnerungen.

„'s geht mer immer besser!" rief er schon von weitem, wenn er Dr. Baumgarten auf sich zukommen sah.

O diese Ärzte! Nicht einmal die Gesunden konnten sie in Ruhe lassen. Ahnte er, daß Dr. Baumgarten in diesen Tagen erwog, sich wegen Kneipps Zustand mit einem Chirurgen zu verständigen? –

Nun stürzte sich Sebastian Kneipp wieder mit doppeltem Eifer in seine Seelsorge, hörte Beichte, predigte sonntags, und auch Kaplan Gernlein wußte, wozu er Beine hatte.

Eines Tages erschien Dr. Andreas Schmid, der „Kunstschmid" und Direktor des Georgianums. Kneipp hatte der Gemeinde für den neuen Friedhof einen Kreuzgang gestiftet; nun kam Schmid und brachte die Entwürfe.

Schön waren diese Stationen, feierlich! Kneipp war ganz begeistert.

„Aber warum bischt denn selber komme? Hascht denn etz so viel Zeit?" fragte er dann zögernd.

„Wollt halt das schöne Wetter ausnütze!" sagte Schmid ausweichend. Er war durch Dr. Baumgarten, mit dem ihn schon seit einem Jahr eine recht gute Freundschaft verband, über Kneipps körperliches Befinden wahrheitsgetreu unterrichtet worden. Nun wunderte sich Schmid, den Patienten so wohl zu finden.

Der März brachte noch einmal Schnee, so daß die Vorträge in der Wandelbahn wieder ausfallen mußten. Doch war Wörishofen schon so mit Kurgästen besetzt, daß alle Gaststätten voll zu tun hatten.

Auch der „Cercle international" war schon eröffnet, und Vera Waibel glänzte in ihrem Esprit. Sie zeigte sich jetzt fast stets

in Begleitung des Freiherrn Ludwig von Vogelsang, dessen straffe Reiterfigur, er war k. u. k. Kavallerieoffizier gewesen, eine gute Ergänzung zu Veras weiblicher Anmut bildete.
Cercle international! Franzosen, Spanier, Italiener, Holländer, Polen und Schweizer! So fand sich Europa in Wörishofen buchstäblich auf der Plattform der Menschheit zusammen, in einem neuen, reformierten, natürlichen Leben.
„A la mode du Curé Kneipp!"
In Begleitung des Priors kam Sebastian Kneipp eines Tages auf Veras herzliche Bitte auch in diese europäische Versammlung. Wie man ihm zujubelte! Prinzessin von Bourbon-Bardi führte ihn an ihren Tisch. Dort befand sich auch Dr. Baumgarten im dunklen Anzug und in — Sandalen. Baumgarten galt als extremer Anhänger Kneipps und trug seine Überzeugung gegen jede Konvention zur Schau. Noch interessanter allerdings mochte den vielen Neulingen der junge Prior mit dem undurchdringlichen Gesicht erscheinen, der sich jetzt in die Gesellschaft mischte, „der kommende Nachfolger Sebastian Kneipps".
Was trennte Bonifaz Reile und Dr. Baumgarten voneinander? Sachlich nichts! Der Geist Sebastian Kneipps hielt beide an einem Ort zusammen, und Vater Kneipp selbst war beiden von Herzen gleich zugetan.
Prinz Heinrich von Bourbon-Bardi hielt indessen die Begrüßungsansprache an den Herrn Prälaten, der sich Dr. Collet auf spanisch, Fürst Lubecki auf polnisch, Dr. John Folley, Bischof von Detroit, auf englisch und Ernest Goethals auf französisch anschlossen. Es war eine Huldigung der ganzen Welt an den Vater Kneipp.

Sebastian Kneipp sprach am 1. April, es war ein Donnerstag, wieder in der Wandelbahn vor zahlreichen Zuhörern. Seine Ausführungen galten dem menschlichen Auge. Er mag, wie es bei ihm stets der Fall war, in freier Rede noch treffendere Worte gefunden haben als beim „trockenen Niederschreiben eines Buches", aber so ungefähr mag der Inhalt seiner Rede gewesen sein, wie es da auf Seite 134 im „Codizill" zu lesen stand:

Das Auge

„Unter allen Körpertheilen nimmt wohl das Auge die erste Stelle ein. Das Auge ist das größte Gut, welches der Mensch besitzt. Wer vermag es zu ermessen, was es heißt, blind zu sein? An eine richtige Augenpflege denken jedoch die Wenigsten. Wie unzählig viele Augenleidende kann man heutzutage treffen!

Ist den Augen Luft und Licht genommen, so ist ihnen Alles vollständig geraubt, und es kann Niemand gesunde Augen erwarten. Den Augen ist vor Allem notwendig gesunde und frische Luft und Licht, und zwar viel Licht, da das Auge ja der am meisten angestrengte Theil des menschlichen Organismus ist. Wie es eines Jeden Pflicht ist, den Körper in der rechten Weise zu pflegen, so müssen auch besonders die Augen ihre Pflege erhalten, damit sie gekräftigt und widerstandsfähig werden. Wie durch das Halbbad dem Organismus gute Dienste geleistet werden, so sollte man auch den Augen wenigstens viermal in der Woche ein Augenbad zutheil werden lassen. Diese Augenbäder bewirken eine vorzügliche Kräftigung und Reinigung der Augen, und deshalb sollte sich Niemand diese kleine Mühe verdrießen lassen. Denjenigen aber, welche schwache Augen haben, ist das Augenbad nicht genug zu empfehlen ..."

Kneipp stand, in seine Pelerine gehüllt, auf dem Pult und donnerte wieder einmal über die Mütter, die ihre Kinder bei schlechter Beleuchtung und bis in die Nacht hinein mit Lesen und Schreiben beschäftigen, statt sie zeitig ins Bett zu schicken. Die Sonne versank in einem Wolkenkranz, als die Versammlung den Vater Kneipp auf einem Umweg über den Friedhof zum Pfarrhof begleitete. Es waren an fünfhundert Menschen. Ging Vater Kneipp heute nicht ins Kinderasyl, wie es sonst nach dem Vortrag seine Gewohnheit war? Man wartete noch lange unschlüssig auf der Straße. Aber dann sah man, wie Fräulein Burgl im Zimmer des Herrn Prälaten Licht machte und die Vorhänge schloß.

Am 2. April fanden die Kurgäste in allen Lokalitäten Wörishofens eine Bekanntmachung des Kneippvereins vor des Inhalts, „daß die Vorträge des Herrn Prälaten für die nächsten acht Tage ausfielen und daß der Herr Prälat künftig an Sonn- und Feiertagen in der Wandelbahn überhaupt nicht mehr sprechen werde".
Es gab wiederum Vermutungen und Gerüchte, die aber sofort verstummten, als Sebastian Kneipp noch am gleichen Tag in der Sprechstunde im Kurhaus erschien und auch am Nachmittag der Sprechstunde beiwohnte.
Am nächsten Morgen jedoch, es war ein Samstag, begab sich folgendes: Sebastian Kneipp hatte in der Kapelle des Kinderasyls um sieben Uhr morgens die Beichtstunde der Kinder abgehalten. Dann war er ins Kloster gegangen und hatte die Beichte von achtzehn Chorfrauen gehört. Ein Schwächeanfall befiel ihn, und er mußte die Amtshandlung unterbrechen. Schwester Benedikta gab ihm einen Schluck Wein, aber er erbrach ihn. Mit Mühe brachte man ihn dann im Kloster ins Bett. Er verweigerte Speise und Trank; Schüttelfrost befiel ihn wieder, und am Nachmittag fing er an zu delirieren.
Dr. Baumgarten, der schon seit längerer Zeit durch den jungen Augsburger Arzt Dr. Schmidt eine wertvolle Hilfe erhalten hatte, blieb bis in die Nacht. Die Atmung des Patienten war äußerst erschwert, der Puls machte leichte Zitterbewegungen. Äußerlich war eine stärkere Schwellung des rechten Beines auf den ersten Blick zu bemerken. Auch schien den Patienten ein unbestimmtes Schmerzgefühl in den unteren Extremitäten zu quälen.
Der Tumor hatte offenbar an Breite noch zugenommen und drückte auf die rechten Gefäße. Der Tumor wächst! Das „Laibl im Leib", das wächst und wächst ...
Dr. Baumgarten hatte versucht, Kneipp auf seinen wahren Zustand schonend vorzubereiten. Aber Kneipp wollte nichts davon hören. Ganz bösartig wurde er.
Gegen Mitternacht lag Kneipp mit offenen Augen. Nun war er wieder in der stillen Kammer im Kloster der Dominikanerinnen, wo nach ihm Matthias Merkle gewohnt hatte. Es war alles, als

sei es erst gestern gewesen, und die langen Gespräche mit Sebastiana waren wie Wortgespinste aus der Ewigkeit, die gleich einem Schleier am trüben Licht der Lampe vorüber=schwebten ohne Ende . . .

Dr. Baumgarten hatte zwischen dem 3. und 9. April eine kleine Reise gemacht und Dr. Mahr und Dr. Schmidt seine Vertretung überlassen. Inzwischen war die „Laienbewegung" unter der Führung des Wörishofener „Kur= und Badeblattes" zu einem öffentlichen Vorstoß für Reile und gegen Baumgarten mobil gemacht worden. Der Redakteur hatte wieder einmal seine Lust am Randalieren. Man hatte dem kranken Vater Kneipp ver=schwiegen, was hinter seinem Rücken in Wörishofen vorging. Aber als nun Dr. Baumgarten wieder zurückkam, hielt er es für seine Pflicht, dem Vater der Wasserkur diese Quertreibe=reien mitzuteilen.
Kneipp, der bei guten Kräften war, fand Worte heftigen Un=willens, die sich selbst gegen die Barmherzigen Brüder wandten. Er drängte Baumgarten, fast in Befehlsform, nun auch im Kur=haus wieder zu ordinieren.
Aber inzwischen war folgendes eingetreten. Eine große Anzahl von Kurgästen, die in der Gestalt des Priors Bonifaz Reile den Statthalter Sebastian Kneipps schon jetzt zu sehen glaubten, sammelten sich als „Kurhauspartei" und stellten sich gegen die „Ärztepartei".
Am 17. April wollte eine Abordnung bis zu Vater Kneipp per=sönlich vordringen, wurde aber von Schwester Benedikta nicht eingelassen. Man ließ also eine Bittschrift an den Vater Kneipp zurück, in der das Ersuchen gestellt war, er möge „Herrn Prior Reile zu seinem alleinigen Stellvertreter in allen Sprechstunden ernennen, indem derselbe durch seine erprobten Erfahrungen in der Kneippwissenschaft mit Recht das allgemeine Vertrauen genießt". Die Petition war unterzeichnet von 374 Unter=schriften.
Kneipp, dessen Charakter es nicht entsprach, in irgendeiner Sache Hinterhältigkeit zu üben, ließ nun durch Dr. Schmidt, der gerade bei ihm war, Baumgarten dieses Schriftstück über=

bringen, „damit er seine Freund kennenlernt". Er selbst aber ließ Reile zu sich kommen und hatte mit ihm ein langes Gespräch.

Aber der Konflikt war nun einmal ausgebrochen. Dr. Baumgarten ordinierte nur des Morgens im Kurhaus, nachmittags zog er sich in seine Hochburg zu den Franziskanerinnen zurück. Die „Laienbewegung" aber wuchs zu einer öffentlichen Opposition, die im Wörishofener Kur= und Badeblatt ihr lebhaftes Echo fand.

Armer, hilfloser Kneipp! –

Unter den vielen Briefen der Anteilnahme und Besorgnis, die täglich im Pfarrhaus eintrafen, öffnete Aloys Stückle auch folgenden:

Ulm, 25. April 1897.

Lieber Vater Kneipp!

Wir haben zu unserm Schmerz erfahren, daß Sie krank sind. Die ganze Familie, Eltern, Kinder und Großeltern, wünscht Ihnen recht bald gute Besserung. Möchten Sie Ihre von Gott verliehene Gesundheit zum Heil des ganzen Volkes noch recht lange erhalten.

Lieber Vater, Sie haben doch für jedes Übel ein Wässerlein gefunden, so wird es auch für Sie selbst noch ein Wässerlein geben.

Das wünscht Ihnen von Herzen
Ihre Familie Schuster,
Mutter Maria

Als Wasseranwendung vom Bett aus nahm Vater Kneipp seit Tagen und trotz der Bedenken der Schwester Benedikta sein kurzes Sitzbad wieder. Auch kalte Waschungen, halb Essig, halb Wasser, machte er sich selbst im Bett.

Gern saß er dann auf dem Sofa und tat ein paar Züge aus einer Zigarre, die er dann kalt im Munde behielt. Viele Stunden saß er so, ließ sich von Schwester Sebastiana unterhalten, speiste auch oft mit ihr, oder sie hantierten in der kleinen Heilkräuterapotheke, die er sich wieder hatte einrichten lassen.

Die Tage wurden immer schöner. Am 1. Mai ermunterte Seba=

stiana ihren Sebastian, mit ihr in den Klostergarten zu gehen, weil das Spalierobst schon im Blühen war.
Sebastian humpelte; denn das rechte Bein war immer noch stark geschwollen und schmerzte. Sebastiana mußte ihm den Arm reichen. Als sie so beide die Treppe hinabstiegen, war er zuerst ganz erheitert: „A schöns Paar!" Doch unten im Garten riß er seinen Arm aus dem der leichtfüßigen Base und brummte: „Wenns net bald besser gait, werd i mi au dreischicke, wenns bald no schlechter gait!" Wollte er nun begreifen, wie es mit ihm stand? ...
Sebastiana schaute ihn an und schwieg.
Da traf die Nachricht aus Augsburg ein, daß sich der Bischof in den nächsten Tagen zu einem Besuch im Kloster einstellen werde. Nun war Kneipp voll geschäftiger Unruhe, ließ sich die Haare schneiden, ließ den Talar bügeln, kurzum, er schien plötzlich voll Eitelkeit.
Wirklich kam Petrus von Hötzl schon am nächsten Tag und war die herzliche Anteilnahme selbst. Er, der den Vater Kneipp noch vor einem Jahr in voller Rüstigkeit gesehen hatte, mußte nun seine tiefe Betroffenheit verbergen, als er ihn wieder erblickte. Von Dr. Baumgarten erfuhr er dann auf Befragen die volle Wahrheit. So ergab sich, ohne daß Petrus sich verraten hätte, ein Abschiedsgespräch zwischen dem Bischof und dem Prälaten, das weit über alles Irdische sich erhob.
Aber es war ja auch eine Sterbende im Haus, der der Bischof seinen Segen erteilen mußte, die ehrwürdige Frau Salesia.
Kneipp erbat sich dann vom Bischof ein außerordentliches Zugeständnis. Er wollte, wie er sagte, am kleinen Altar seines Zimmers jeden Morgen das heilige Meßopfer darbringen dürfen, wenn es ihm nicht möglich war, in die Klosterkirche zu gehen.
Petrus von Hötzl erfüllte diese Bitte.

Am nächsten Tag, dem 4. Mai, trat plötzlich ein Schwächeanfall ein, der sich besonders als Herzschwäche äußerte und in verstärktem Maße auch am 5. Mai wieder kam. Heftiges Erbrechen folgte; auch das linke Bein fing an zu schwellen.

„Herr Dokter, i merk scho, 's Bluet nehmet ab, 's wird bald nimmer gnug da sei!" murmelte Kneipp.
Baumgarten verordnete Waschungen mit Essigwasser und als Getränk ein Glas Champagner.
„I werd no a feiner Herr!" sagte Kneipp und trank. Er war sehr niedergeschlagen.
Baumgartens Assistent, Dr. Schmidt, wollte nun einen Rat erteilen und schlug vor, einen ganz neuen Heilversuch, und zwar mit der „Caesare Matteischen Elektrohomöopathie", zu machen.
„Noi!" sagte Kneipp ganz böse und fuhr mit dem nassen Tuch über den Leib. „Meine Ärzt möcht i sehe, sonscht nemed!"
Baumgarten nahm diesen überraschenden Wunsch seines Patienten sofort bereitwilligst auf und schrieb noch in gleicher Stunde an Dr. Stützle nach Biberach, Dr. Bernhuber nach Rosenheim, Dr. Bergmann nach Cleve, Dr. Kleinschrod nach Jouy aux Arches, Dr. Tacke nach Genf. –
Am nächsten Tag erhob sich Kneipp und verließ das Bett. Frau Salesia war in die ewigen Gefilde gegangen, und Sebastian Kneipp beteiligte sich mit Kaplan Gernlein und dem Pfarrer Stückle am Leichenschmaus. Mit einem Heißhunger verzehrte er Leberknödel, Spargel und gelbe Rüben.
Schon tags darauf traf Dr. Stützle ein. Er sprach sich für kräftigere Anwendungen aus. Das war Kneipp recht. Er ließ sich von Stützle, im Schaff stehend, sogleich einen Knieguß und einen Schenkelguß geben. Im Bett erwärmte er sich rasch und fühlte sich wohl. Dr. Stützle sah den Fall nicht als hoffnungslos an.
Wenn Kneipp noch besser gekräftigt wäre, könnte man ja operieren.
Am 9. Mai erschien Dr. Bergmann aus Cleve, der „Lohengrin".
Am 10. Mai kam Dr. Kleinschrod.
Beide waren betroffen. Ein Gewächs, das die Harnblase, bald auch den Darm umkrallte, was war zu tun bei einem Mann mit diesem Alter? ...

Der Internationale Zirkel hatte beschlossen, Sebastian Kneipp am 17. Mai zu seinem sechsundsiebzigsten Geburtstag eine

besonders freudige Überraschung zu bereiten. Man wollte mitten in Wörishofen, am besuchtesten Platz der Kurpromenade, einen „Kneippbrunnen" errichten, dessen Wasser aus der Ulrichsquelle hergeleitet werden sollte.
Ein paar tausend Mark hatte diese europäische Gesellschaft schon mit freien Beiträgen gesammelt. Das Projekt war finanziert. Der neue Lehrer Wörishofens, Marder, war der Kassier. Nun erschien eine Abordnung, bei der man auch den Erzherzog Joseph von Österreich bemerkte, am 17. Mai im Kloster und wurde zum Herrn Prälaten geführt. Fürst Lubecki hielt die Geburtstagsrede. Erzherzog Joseph berichtete sodann seinem alten Freund Kneipp von der sinnvollen „Ehrung für den großen Wohltäter der Menschheit durch ein immer sprudelndes Brünnlein".
Kneipp war sehr bewegt, so daß Dr. Andreas Schmid, der ebenfalls aus München gekommen war, den hohen Herrschaften die leise Andeutung machte, sich wieder zu entfernen.
Der Abend verlief schlecht. Das Herz arbeitete sehr unregelmäßig. Die Geschwulst an beiden Beinen nahm zu.
„Was ischt denn mit mir?" fragte Kneipp immer wieder mit verzweifelter Stimme, während er sich von Zeit zu Zeit mit schwerer Hand vom Bett aus selbst die Auflagen erneuerte.
Nun sprach Schmid zu Kneipp davon, einen bekannten Professor aus München, einen Chirurgen, kommen zu lassen.
„Noi, i will nemed! Mir mache so fort wie ma fortmache!"

Am 19. Mai ließ er durch einen Boten Aloys Stückle schon zu Mittag herbeirufen. Im Beisein Stückles mußte Frau Sebastiana die Abschrift des Testaments aus der Schreibkommode holen, es öffnen und noch einmal vorlesen:
„Universalerbe meiner Verlassenschaft ist Pfarrer Aloys Stückle, derzeit in Mindelau . . ."
„Weiter!"
„Was ich an Mobiliar besitze, gehört dem Kloster . . ."
„Weiter!"
„Meine Bibliothek gehört den Barmherzigen Brüdern . . ."
„Weiter!"

„Den vier Kindern meiner Schwester Maria vermache ich je tausend Mark. Den sechs Kindern meiner Schwester Magdalena vermache ich je zweitausend Mark . . ."
Kneipp unterbrach hier seine Base Sebastiana und machte eine Abänderung: „'s Resl und 's Rosl solle statt zweitaused Mark dreitaused habe! Etz weiter!"
„Alle Autorenrechte und sonstige Einkünfte gehören den Barmherzigen Brüdern . . ."
„Weiter!"
„Reichsrat Adolf von Auer in München soll die Vollstreckung übernehmen. — Testament verfaßt am 19. April 1895 von Sebastian Kneipp, Pfarrer zu Wörishofen."

Kgl. Amtsgericht Türkheim
gez.: Wittstaedt
Sekr. Feyerlein.

Es fand sich unter den Papieren eine Kontenführung des Herrn Prälaten Kneipp.
Demnach waren von ihm für das alte und das neue Kurhaus, das Kinderasyl und das zuerst als Lupusheim geplante allgemeine Krankenhaus und die Haushaltungsschule des Klosters sechshundertvierundzwanzigtausend Mark verausgabt worden. Über hunderttausend Mark betrugen auswärtige Stiftungen; der Rest war auf Bettelbriefe hin verschenkt worden. An neunhunderttausend Mark betrugen die Gesamtausgaben dieses Mannes, der nicht einmal einen eigenen Hausrock besaß, sondern in seine Pelerine gehüllt auf dem Bettrand hockte.
Die Buchabrechnungen des Verlags Kösel in Kempten ergaben bis Mai jenes Jahres folgende Fakta: „Meine Wasserkur" 62. Auflage, „So sollt ihr leben!" 23. Auflage, „Mein Testament" 12. Auflage, „Codizill" 5. Auflage. An Honoraren waren auf das Konto des Herrn Prälaten bis dato dreihundertsiebenundfünfzigtausenddreihundert Mark ausbezahlt worden.
Die Restsumme von nahezu sechshunderttausend Mark hatte also Sebastian Kneipp vor seinem Vertrag mit den Barmherzigen Brüdern durch seine „Erfinderhonorare" und des weiteren durch seine zahlreichen Vortragsreisen aufgebracht.

Am 21. Mai wurde im Zimmer Sebastian Kneipps von den Schwestern Sebastiana und Benedikta ein Altar aufgeschlagen, und Pater Zimmermann von den Barmherzigen Brüdern, der für Kneipp im Kloster die Beichtvaterstelle versah, zelebrierte dort erstmals die heilige Messe.

Kneipp hatte das Bett verlassen. Nach der Messe legte er sich noch einmal hin und schlief eine Stunde. Dann machte er sich vom Bettrand aus einen Knieguß und schlief darauf wieder eine Stunde. Als er erwachte, hatte er kräftigen Appetit und ging aus dem Bett. Nachdem er seine Brennsuppe gegessen hatte, bettete er sich im Wohnzimmer auf das Sofa. Gegen Abend saß er am Fenster.

„Es gait mer besser!" sagte er zu Dr. Baumgarten.

So vergingen zwei Tage. Am 23. kam Dr. Bernhuber aus Rosenheim, der Chirurg, der vor zehn Jahren Kneipps erster „Badearzt" geworden war.

Bernhuber untersuchte Kneipp, stellte sofort das Gewächs im Unterleib fest, das er auf weit mehr als zwanzig Pfund schätzte. Er enthüllte Kneipp in kurzen Worten das Bedrohliche seines Zustandes.

„Unheilbar – mit rein äußeren Einwirkungen!" So schloß er mit fester Stimme.

„Was soll denn no werde?" fragte Kneipp zögernd, aber gefaßt.

„Operieren . . ." antwortete Bernhuber.

„Noi!" Kneipp drehte sich zur Wand, nicht aus Feigheit. Das war die standhafte Äußerung eines Mannes, der nur an natürliche Heilmittel glaubte.

Tragik des Charakters! . . .

„Der Tumor wächst so rasch, daß im jetzigen Zustand eine Auflösung oder eine Ausleitung der Geschwulst nicht mehr möglich ist", erläuterte Dr. Bernhuber.

„I will aber net!" erwiderte Kneipp.

Ohne Groll schieden die beiden alten Kameraden.

„I will aber net!" sagte Kneipp noch einmal, als er mit Baumgarten wieder allein war. –

Am 24. schienen ihm die Kräfte zu wachsen. Er ließ sich von Schwester Benedikta heiße Lehmwickel machen, die er sich

stündlich selbst auflegte. Zwischendurch gab er sich mit einem Schöpfheber vom Bett aus Kniegüsse. Als Getränk nahm er Hagebuttentee. Vor der Nacht mußte ihm Benedikta noch eine Wadenpackung um die geschwollenen Beine machen.
So gingen die Tage. Wenn er nach den Anwendungen wieder bettwarm geworden war, stand er auf, setzte sich ans Fenster und las in seinem Brevier oder er rief nach Sebastiana.
Am 1. Juni äußerte er vor dem Schlafengehen den Wunsch, die Nacht im Wohnzimmer auf dem Sofa zu verbringen. Der Ortswechsel tat ihm gut, und er schlief ohne Störung bis in den Morgen.
Am Nachmittag sprach er vom Fenster aus ein paar Worte an die Kurgäste.
„Wenn i wieder hatsche ka, bin i wieder bei euch!" sagte er zuletzt. –
Am 2. Juni zeigte er sich neuerdings am Fenster und erteilte den Versammelten seinen priesterlichen Segen. Er sah gut aus, lächelte, als ihm Vera Waibel am Arm ihres Verlobten, des Freiherrn von Vogelsang, lebhaft zuwinkte.
Doch hörte man andere unter sich flüstern: „... Vater Kneipp kämpft jetzt mit dem eigenen Tod! Er kämpft mit einem Gewächs im eigenen Leib! Jetzt nur nicht darüber reden, vielleicht gelingt es noch einmal! Dämpfe und Kräuter! Güsse und Wickel!"
Kommt herbei, ihr guten Geister des ersten der Elemente!...
Und wieder ließ sich Sebastian Kneipp zurück in seine Kammer betten. Er wollte ganz ungestört sein. Einwickeln der Beine in Lehmwasser, das half! Die Geschwulst wich! Auch der Leib schien durch die Einwirkungen der Lehmwickel weicher zu werden! Wenn man ihn betastete, konnte man deutlich das Gewächs spüren! Vielleicht wurde es fester! Ja, es würde sich zusammenziehen! Dann würde es durch die Macht der heißen Wickel aufgebrochen und aus dem Körper gespült! ...
Aber die Anwendungen griffen an, machten müde! Das Herz...
Dr. Baumgarten brachte Kneipp wieder soweit, ein paar Gläser Champagner zu trinken. –
So kam der Pfingstsamstag, der Bonifatiustag.

„Etz fühle S' amal, Herr Dokter, was i mit dem dumme Gwächs da gmacht hab!"
„Ja, ja!" sagte Dr. Baumgarten und blieb bei ihm.
„Mir brauche doch 's Messer net! Mir habe doch 's Wasser!"
„Ich bin mit Ihnen zufrieden!" sagte Baumgarten ausweichend.
Der arme Kneipp, der Unbeirrbare, so irrte er in der Beurteilung seines eigenen Zustands! Der Tumor wuchs und wuchs, sieben Zentimeter ragte er jetzt schon über die Nabelhöhe.
„Operiere? Nix da!" sagte Kneipp mit Stirnrunzeln und verlangte nach Frau Benedikta und ihrem heißen Lehmwasser.
Nun wollte er wieder im Wohnzimmer schlafen. —
Pfingstsonntag! Da lachte die Sonne! . . .
„Wer mich liebt, hält meine Gebote!" las Pater Zimmermann im Evangelium des Johannes.
Kneipp stand nach der Messe auf. Ganz munter und frisch fühlte er sich. „Mei Brennsupp!" rief er zu Frau Karolina.
Dr. Schmid aus München hatte sich zu Mittag angesagt. — Nun war es Mittag. Nun kam der „Kunstschmid" mit dem Stückle, dann Frau Sebastiana und Frau Benedikta, zuletzt auch die Frau Oberin. Und alle saßen sie um ihren Kneipp.
Aber die Uhr tickte so laut hinein in die schönen Stunden.
Vater Kneipp mußte immer nach der Uhr hinblicken. Warum die Zeit so eilte? Stunden waren doch Stunden, lange Stunden!
Aber jetzt kam schon der Abend. Drunten standen schon die Waisenkinder und riefen „Gut Nacht!" herauf.
Warum blickten sie alle hinter ihm her, als er jetzt mit der Oberin zum Fenster schritt und zu den Kindern hinunter winkte? Machte ihn die Pelerine vielleicht zu einer komischen Figur? Nein! Sebastian Kneipp fühlte dahinten in seinem Nacken die Blicke des Dr. Andreas Schmid und des Stückle und der Sebastiana und der Benedikta — aber anders.

Am Pfingstmontag war die Einweihung des Kreuzweges auf dem neuen Gottesacker festgesetzt, die Kaplan Gernlein an Stelle Kneipps übernahm.
Sebastian Kneipp wurde im Tragstuhl auf die Südseite des Klosters gebracht. Dort hatte man in einer Zelle am Fenster ein

Bett aufgeschlagen, von dem aus der Patient in sitzender Stellung die Feierlichkeit ganz gut überblicken konnte. Alle Bewohner des Ortes und alle Fremden waren anwesend.

Als Dr. Andreas Schmid den Weiheakt vollzog, erhob sich Sebastian Kneipp und trat ans Fenster, während ihm Frau Sebastiana die Pelerine um die Schultern legte. Köstlich schien die Sonne auf das blasse Gesicht und das blitzweiße Haar Vater Kneipps, so daß die Einheimischen und die Fremden sogleich auf ihn aufmerksam wurden.

„Der Kreuzweg unseres Herrn und Heilands ist eine reiche Andacht und gehört auf jeden Gottesacker!" sagte er zu Frau Sebastiana, die neben ihm stand. Dann rannen ihm große Tränen über die Wangen, während die Menge unten anfing, ihm zuzujubeln.

Ganz müde schleppte er sich wieder in sein Zimmer zurück. Apathisch nahm er den Schöpfheber und gab sich neue Kniegüsse. Dr. Schmid blieb noch lange bei ihm. Später stellte sich auch der Prior Bonifaz Reile ein. –

Dienstag, den 8. Juni, Medardus! Als Dr. Baumgarten kam, bat er alsbald den Patienten, sich zu erheben, um von Schwester Benedikta das zerwühlte Bett frisch machen zu lassen. Als Kneipp auf den Beinen stand, fing er an zu schwanken und fiel auf den Boden, eh ihm Dr. Baumgarten beispringen konnte. Nun lächelte er schmerzlich, als man ihn zu dritt aufhob.

„'s ischt wie bei dem Gaul z' Grönige, wo i Knecht war. Den habe mer bei Glatteis zu viert aufghobe, aber dann hat er ganz guet weiterzoge. So täts mir a geh. Tan hats mer nix!"

Hoffte er noch immer? –

Am 9. Juni sagte er zu Schwester Sebastiana fast geheimnisvoll: „'s kommt bald der lange Tag!" Und er ließ sich noch einmal versichern, daß am 21. der Sommer begänne. „Der längschte Tag!" Das stimmte ihn ganz erwartungsvoll.

Am nächsten Tag sagte er zu Schwester Benedikta: „Gute Schweschter, was han i Euch viel kranke Leut aufbucklet all die Jahr, und etz habt Ihr mi no selber aufm Buckl! Aber net mehr lang!"

Hoffte er wirklich? Oder resignierte er? Benedikta erzählte, wie

gewissenhaft er sich die Lehmwickel auflegte, die Güsse verabreichte und den Hagebuttentee trank. –
Am 11. Juni nahmen die Kräfte plötzlich sichtbar ab.
„In mir wächst was!" schrie er gegen Abend wie im Delirium. Dann schlief er schnell ein. Nach einer Stunde erwachte er wieder, verlangte nach Sebastiana und Benedikta.
Dr. Baumgarten hatte die Kurgäste und Ortsbewohner schon vor einiger Zeit über den ernsten Zustand Vater Kneipps aufgeklärt. Es kamen Briefe in großer Zahl, aus denen der gute Stückle tausend Ratschläge für den herauslesen konnte, dem nicht mehr zu helfen war. Denn wenn ein operativer Eingriff bei Kneipps vorgerücktem Alter schon im ersten Stadium der Krankheit ein Wagnis gewesen wäre, jetzt kam dieser Eingriff mit Sicherheit zu spät. –
Am 12. Juni erschien Prior Reile wieder bei Kneipp. Es galt, eine Fahnenweihe des Josephsvereins besonders festlich zu begehen, schon um den hämischen Stimmen im Land draußen Einhalt zu gebieten, die die Behauptung verbreiteten, schon jetzt durch die Erkrankung des Herrn Prälaten zeige sich ein rascher Rückgang des Wörishofener Kurbetriebes.
Es war der Dreifaltigkeitssonntag! Pater Zimmermann las das Evangelium Matthäi: „Mir ist alle Gewalt gegeben!" und brachte das heilige Meßopfer dar. Zu Mittag erhob sich Sebastian Kneipp, aß eine Brennsuppe und eine halbe Krautnudel und blieb dann auf dem Sofa sitzen, bis der Festverein unter der Führung Monsignore Hausers unter dem Fenster erschien. Dann sprach Kneipp ein paar Worte zu den Versammelten.
Am Spätnachmittag ließ er sich von Aloys Stückle in die Südseite des Klosters führen und zeigte ihm vom Fenster aus den Platz im Friedhof, wo er begraben sein wollte.

Dienstag, den 15., aß er seine Brennsuppe im Bett. Dann schenkte er Dr. Baumgarten seine silberne Schnupftabaksdose: „I schnupf do nimmer!"
Baumgarten untersuchte ihn auf dem Sofa. Trotz der großen Schwäche, die die Krankheit seit einem Vierteljahr in diesem Körper verursacht hatte, schien die Widerstandskraft immer

noch außerordentlich. Diesen Baum fällte kein erster Streich. Ein Vampir, fast dreißig Pfund schwer, umkrallte diesen Leib, streckte seine Fänge immer gieriger, immer zahlreicher aus, schob seine Eiterbeulen immer näher an dieses Herz ...
„Da ischt au der Merkle glege!" sagte nun Kneipp und dachte zurück ... „Marasmus hat 's gut Herrle ghabt! Ganz zammgschrumpft war er in drei Woche! Und mi? Mi treibts auf!"
Baumgarten wollte ihn trösten; aber er schüttelte müde den Kopf. Das war also der Tod. Gegen den gab es kein Kräutlein mehr.
„Gschtorbe mueß sei, und es ischt recht guet, daß ma die Sach lieged abmacha ka!" Wer sagte das? Vater Kneipp.
Pater Zimmermann hielt das Meßopfer in Anwesenheit Dr. Baumgartens.
„Etz han i gwiß nimme weit!" hörte man Sebastian Kneipp murmeln. Frau Sebastiana und die Priorin standen am Bett und beteten mit ihm. Auch die drei Nichten des Herrn Prälaten, seine drei „Badgrazien", waren zugegen und drückten sich in eine Ecke. –
Am nächsten Abend, den 16. Juni, erschien auf telegraphischen Ruf Baumgartens Dr. Andreas Schmid aus München. Man kam überein, die Öffentlichkeit nicht mehr mit neuen Mitteilungen zu beunruhigen und dem Dahinscheidenden die Stille der letzten Stunden nicht mehr zu entweihen.
Die drei Schwestern Sebastiana, Benedikta und Karolina teilten sich in die Nachtwache. Um Mitternacht betete Frau Sebastiana im Krankenzimmer den ersten Rosenkranz des anbrechenden Fronleichnamstages.
Der Kranke schien zu schlafen.
Um zwei Uhr morgens kam Schwester Benedikta an die Reihe. Sie weckte noch vor ihrer Ablösung Dr. Baumgarten, der wie Andreas Schmid ebenfalls im Kloster verblieben war. Baumgarten fand seinen Patienten mit äußerst geschwächtem Puls und kaum bemerkbarem Atem.
Das Ende schien zu nahen.
Gegen vier Uhr wurde der Atem heftiger. Die Priorin, Frau Sebastiana, Frau Benedikta, Schwester Karolina, Dr. Schmid

und Dr. Baumgarten umstanden mit gefalteten Händen das Bett.
Halb fünf Uhr! Nun dämmerte der Tag. Über die stumpfen Züge Vater Kneipps, der breit auf dem Rücken lag und das Antlitz starr zur Decke reckte, huschte ein heller Schein.
Die Augen schienen geöffnet unter den unwirschen Brauen; Dr. Baumgarten drückte sie zu.
Eine Uhr tickte: Ta tak ... ta tak! ...
Nun holte man eiligst die drei weinenden Nichten und den Kaplan aus dem Pfarrhaus. Dann brachte Dr. Schmid im Sterbezimmer die erste Totenmesse dar. Und Kaplan Gernlein eilte, die „Scheidung" zu läuten. –
Dreimal kurz hintereinander geläutet, das heißt in Schwaben: „Da ist einer gestorben!" Die Menschen rannten durch die leeren Dorfstraßen. Kurgäste erwachten. Einer fragte den andern: „Was ist?"
„Fronleichnam!" dachten die meisten, und gar mancher wollte sich wieder auf die Seite legen.
Da kam die Todesnachricht, die Dr. Baumgarten mit dem Läuten hinausgegeben hatte. Nun läutete es von allen Türmen der Pfarrei, des Klosters und des Kinderasyls.
„Vater Kneipp!" Nun wußten es alle; das war sein Tod! –
Der Tote war inzwischen von Frau Sebastiana und Frau Benedikta in sein rotes Festgewand gekleidet worden. Nun trugen ihn Dr. Schmid, Dr. Baumgarten und Pater Zimmermann aus dem Sterbezimmer, um ihn im nördlichen Kreuzgang des Klosters aufzubahren.
Da lag er nun, der Kneipp, die starken Hände auf dem Talar gefaltet, das rote Birett auf dem blitzweißen Haar, und verzog die linke Oberlippe leicht brummig über dem breiten Mund, als wollte er sagen: „'s ischt Juni! Etz wirds aber Zeit, ihr Leut!" ...
Weiße Gestalten von Klosterfrauen schwebten durch den Morgen mit Blumen in den Händen und näherten sich dem, der da ruhig auf der Bahre lag. Vor dem Kloster aber standen die Menschen, zweitausend an Zahl.
„Vater Kneipp ist tot!" In allen Sprachen Europas erklang die

gleiche Kunde. Prinzessin von Wales, Prinzessin Adelgunde von Bayern ließen ihre Kutschen in der Hauptstraße halten. Fürst Lubecki, der Herzog von Calabrien waren geradewegs vom Tennisplatz herbeigeeilt. Und doch stand jetzt das Volk, das einfache, zunächst dem Tor.
Um einhalbzehn Uhr verfügte die ehrwürdige Mutter Priorin Alberta Hermann, die Pforte für alle zu öffnen, die da kamen, ihrem guten Vater Kneipp noch ein Lebewohl zu sagen.

Tags darauf sprach in Wien in der Sitzung des Stadtrates Bürgermeister Dr. Carl Lueger folgende Worte:
„Wenn ich nicht irre, ist in den heutigen Zeitungen die Nachricht gestanden, daß in einem kleinen bayerischen Gebirgsdörfchen ein schlichter Dorfpfarrer gestorben ist. Dieser schlichte Dorfpfarrer hat sein ganzes Leben dem Dienst an der Menschheit gewidmet; er gehört geradezu zu den Bahnbrechern auf dem Gebiet der Heilkunst. Wenn er auch nicht graduierter Arzt gewesen ist, so hat er doch das Leben erkannt. Und man muß ihm das Zeugnis ausstellen, daß er die Heilkunst wieder auf natürliche Wege gewiesen hat. Er ist in seiner Bescheidenheit daher eine Zierde der gesamten deutschen Nation, und deswegen halte ich mich verpflichtet, auch hier in Wien seiner zu gedenken und zu sagen:
Das Andenken an Vater Kneipp wird in der Menschheit fortleben, solange es Kranke geben wird und solange Menschen leben, die seiner dankend gedenken."

Meine Quellen

Es war meine Absicht, in der Darstellung der Persönlichkeit Sebastian Kneipps zuerst und vor allem auf seine eigenen Werke zurückzugreifen und besonders auch die köstlichen „Kneippkalender der Jahrgänge 1891 bis 1897" durchzusehen, um aus den Werken selbst Wesen und Entwicklung des Menschen Kneipp zu ergründen und zu erfassen. Auch alle Schilderungen über Krankheiten und deren Behandlungen habe ich aus den Werken Kneipps selbst entnommen, möglichst mit seinen eigenen Worten.

Auch war mir Herr Wendelin Waibel, Augsburg, Sebastian Kneipps ehemaliger Ministrant, Bruder der anmutigen Vera Waibel, ein treuer, sachkundiger Begleiter meiner Arbeit.

Den von mir benützten Büchern steht allen voran als Hauptwerk die „Biographie Sebastian Kneipps" von Dr. med. Alfred Baumgarten, in Berlin ein Jahr nach dem Tode Kneipps 1898 erschienen. Baumgarten war nicht nur der langjährige Mithelfer Kneipps, sondern auch Freund und Berater bis in seine Sterbestunde.

Joseph Okic, Redakteur der „Kneippblätter", schilderte in seinem Buch „Sieben Jahre Wörishofen" (1898) die Anfänge der Entwicklung des Dorfes zum Weltkurort.

Vera Waibel, die Vorkämpferin ihres Beichtvaters Kneipp und ihres Heimatdorfes Wörishofen, hat durch ihre „Anekdotensammlung des Pfarrers Kneipp" (Wörishofen 1897) viel zu einer lebendigen Erinnerung an Vater Kneipp beigetragen. –

Nun die übrigen Werke in chronologischer Reihe: Pfarrer Loevenbruck: „Licht- und Schattenseiten". München 1890.

Alfons Rhein: „Das Buch vom Pfarrer Kneipp". Kempten 1891.

Ludwig Geromiller: „Kurz gefaßte Anleitung zur richtigen Ausführung der Güsse etc.". Kaufbeuren 1891.

Friedrich Oertel: „Pfarrer Kneipps Kraftnährmittel". 1891.

Johann Gruber: „Kneipps Heilerfolge auf brieflichem Weg". Brixen 1892.

Josef Speyer: „Der berühmte Pfarrer Kneipp". 1894.

Quidam: „Die lustige Station". Nürnberg 1896.

Justus Verus: „Vater Kneipp". Kempten 1897.
Festschrift „Zur Jahrhundertfeier Kneipps". München 1921.
Dr. Paul Diepgen: „Geschichte der Medizin". Berlin 1928.

Die von Kneipp selbst geschriebenen Werke waren die besten und zuverlässigsten Quellen für meine Schilderungen der Krankheitsfälle und ihrer Behandlung durch Kneipp.

Meine Wasserkur
Durch mehr als vierzig Jahre erprobt und geschrieben zur Heilung der Krankheiten und Erhaltung der Gesundheit.
Erstauflage 1886, neu bearbeitete Ausgabe 655. Tausend 1974 Ehrenwirth Verlag München.
Kneipps erstes und erfolgreichstes Buch seiner Gesundheitspflege und Heillehre.

So sollt ihr leben!
Winke und Ratschläge für Gesunde und Kranke zu einer einfachen, vernünftigen Lebensweise und einer naturgemäßen Heilmethode.
Erstauflage 1889, neu bearbeitete Ausgabe 250. Tausend 1974 Ehrenwirth Verlag München.
Kneipps weltberühmter Gesundheitsweiser neu bearbeitet.

Mein Testament
Erstauflage 1894.

Codizill zu meinem Testament
Erstauflage 1896.

Unter dem neuen Titel
Mein Testament und Codizill
neu herausgegeben 66. Tausend Ehrenwirth Verlag München 1965. Kneipps letztes Werk. Das Vermächtnis seiner Heillehre.

Für wertvolle Berichtigungen zur Neuauflage bedanken wir uns sehr bei Schwester Sr. Bernarda aus dem Dominikanerinnenkloster in Bad Wörishofen.